Demenz ist vermeidbar

Ulrich Scheuerl · Peter Rieckmann

Demenz ist vermeidbar

Mit vielseitiger und koordinativ anspruchsvoller Bewegung geistig vital bleiben

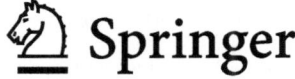

Ulrich Scheuerl
Bad Reichenhall, Deutschland

Peter Rieckmann
Bad Reichenhall, Deutschland

ISBN 978-3-662-70253-6   ISBN 978-3-662-70254-3   (eBook)
https://doi.org/10.1007/978-3-662-70254-3

Die Deutsche Nationalbibliothek verzeichnet diese Publikation in der Deutschen Nationalbibliografie; detaillierte bibliografische Daten sind im Internet über https://portal.dnb.de abrufbar.

© Der/die Herausgeber bzw. der/die Autor(en), exklusiv lizenziert an Springer-Verlag GmbH, DE, ein Teil von Springer Nature 2025

Das Werk einschließlich aller seiner Teile ist urheberrechtlich geschützt. Jede Verwertung, die nicht ausdrücklich vom Urheberrechtsgesetz zugelassen ist, bedarf der vorherigen Zustimmung des Verlags. Das gilt insbesondere für Vervielfältigungen, Bearbeitungen, Übersetzungen, Mikroverfilmungen und die Einspeicherung und Verarbeitung in elektronischen Systemen.

Die Wiedergabe von allgemein beschreibenden Bezeichnungen, Marken, Unternehmensnamen etc. in diesem Werk bedeutet nicht, dass diese frei durch jede Person benutzt werden dürfen. Die Berechtigung zur Benutzung unterliegt, auch ohne gesonderten Hinweis hierzu, den Regeln des Markenrechts. Die Rechte des/der jeweiligen Zeicheninhaber*in sind zu beachten.

Der Verlag, die Autor*innen und die Herausgeber*innen gehen davon aus, dass die Angaben und Informationen in diesem Werk zum Zeitpunkt der Veröffentlichung vollständig und korrekt sind. Weder der Verlag noch die Autor*innen oder die Herausgeber*innen übernehmen, ausdrücklich oder implizit, Gewähr für den Inhalt des Werkes, etwaige Fehler oder Äußerungen. Der Verlag bleibt im Hinblick auf geografische Zuordnungen und Gebietsbezeichnungen in veröffentlichten Karten und Institutionsadressen neutral.

© Adobe Stock, deagreez
Bildnachweise: Die Mehrzahl der Bilder wurde von der Bilddatenbank Adobe Stocks erworben. Weitere Bilder wurden von den Autoren selbst gemacht. Bei einigen anderen Bildern wurde von den Urhebern die Urheberrechte erworben oder unentgeltlich zur Verfügung gestellt. Die Herkunft der Bilder und die jeweiligen Urheberrechte sind auf jedem Bild entsprechend gekennzeichnet.
Die Ausarbeitung „Demenz ist vermeidbar" ist unter www.LobderBewegung.de einsehbar und die einzelnen Beiträge können dort kommentiert werden.

Planung/Lektorat: Renate Eichhorn
Springer ist ein Imprint der eingetragenen Gesellschaft Springer-Verlag GmbH, DE und ist ein Teil von Springer Nature.
Die Anschrift der Gesellschaft ist: Heidelberger Platz 3, 14197 Berlin, Germany

Wenn Sie dieses Produkt entsorgen, geben Sie das Papier bitte zum Recycling.

Ein Praktiker der Bewegung und ein Kenner des Gehirns haben zusammen ausformuliert, wie man durch Bewegung geistig gesund bleiben kann, selbst wenn man seinem Gehirn im Leben einiges zugemutet hat.

Vorwort

Kann man das Thema Demenz verbunden mit Optimismus und Gelassenheit ansprechen? Man kann! In diesem Buch, für das wir den Titel „Demenz ist vermeidbar" gewählt haben, wollen wir darstellen, dass all jene, die Demenz als eine unvermeidliche Alterskrankheit bezeichnen, Unrecht haben.

Alzheimer, wie die altersbedingte Form der Demenz bezeichnet wird, zu vermeiden ist zugegeben eine Herausforderung, der man sich stellen muss. Nur wenn man bereit ist, sich umfassend zu informieren und sich täglich motiviert, körperlich aktiv zu bleiben, dann ist es möglich, der gefürchteten Krankheit etwas entgegenzusetzen. Immerhin zeigen neueste wissenschaftliche Erkenntnisse, dass durch Lebensstilanpassungen bis zu 50 % der Demenzen vermeidbar sind!

Bislang gilt Demenz weder als ursächlich behandelbar noch als heilbar. Trotzdem will der vorliegende Ratgeber das Thema mit Zuversicht darstellen und dafür auch die notwendigen Informationen liefern. Im Alter geistig gesund bleiben ist möglich!

Ulrich Scheuerl
Prof. Dr. Peter Rieckmann

Danksagung

Wenn man Sport betreibt, für den es von Vorteil ist, geführt und angeleitet zu werden, braucht es in der Regel sachkundige Trainerinnen und Trainer. Um die Wirkung von Bewegung auf Körper und Geist zu erfahren und korrekt zu formulieren, braucht es ausgebildete Therapeuten und wissenschaftliche Beratung. Viele haben mitgeholfen, dieses Buch zu schreiben und allen schulde ich Dank:

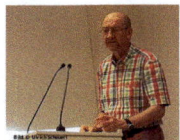

Für den Abschnitt Philosophie: Univ. Prof. Dr. Rolf Darge, Dozent an der Katholisch-Theologischen Fakultät in Salzburg

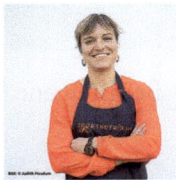

Für den Beitrag Sport und Ernährung: MMag. Dr. Judith Haudum, Ernährungswissenschaftlerin Uni Salzburg

Danksagung

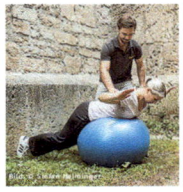

Für den Beitrag Aquatraining: Stefan Helminger Dipl. Sportwissenschaftler (Univ.)

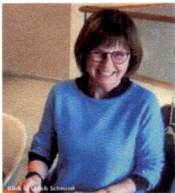

Für den Beitrag Tanzen auf der Fläche: Irmgard Steib: geprüfte Tanzlehrerin

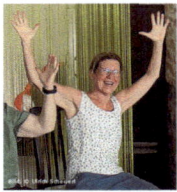

Für den Beitrag Tanzen im Sitzen: Anette Peters: geprüfte Sitztanzlehrerin

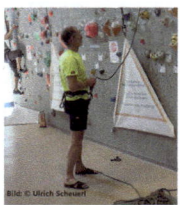

Für die Beiträge Klettern und Bergsteigen: Ulli Fagerer: geprüfter Polizei- und Bergführer

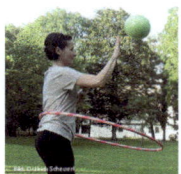

Danksagung **XI**

Für den Beitrag Hula Hoop: Daniela Schröfl: Gesundheitscoach - Heilpraktikerin für Physiotherapie Physiotherapeutin – Ernährungsberaterin – Kursleiterin

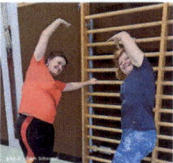

Übungen für die Balance und den Gleichgewichtssinn: Sissi und Erika, die Vorturnerinnen unserer Sportgruppe in Bad Reichenhall.

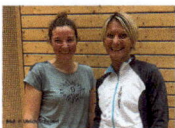

Für den Abschnitt Übungen für zu Hause: Barbara und Nicole: Gymnastik- und Koordinationstrainerinnen beim DAV in Bad Reichenhall

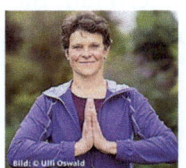

Für den Abschnitt Im Alter fit bleiben: Ulrike Oswald (Mental- und Vital Coaching) Ausbildung in Vinyasa Yoga, Kursleiterin QiGong, Zertifikate in Functional Fitness und Rückenfitness, Entspannungstrainerin, Übungsleiterin „Sport für Ältere"

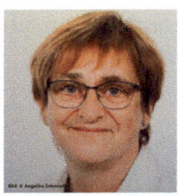

Für die Beiträge Musizieren und Singen im Chor Dr. Angelika Schmiedl

XII   Danksagung

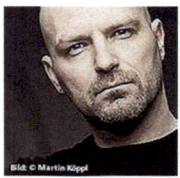

Für die Übersicht in der Darstellung des Inhalts und für die graphische Gestaltung der Website (www.LobderBewegung.de): Martin Köppl, Graphik und Design

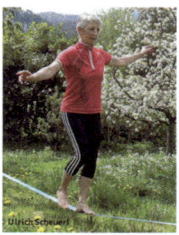

U. S.: Besonderer Dank gilt meiner Frau, die mich bei der Ausformulierung des Manuskripts stets kritisch begleitet hat.

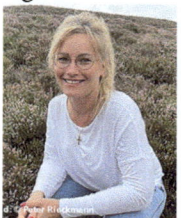

P. R.: Einen herzlichen Dank an meine Frau Magdalena, die mir immer wieder zeigt, wie wichtig in allem Streben die ruhigen Momente der Entspannung, Rückbesinnung und Kontemplation sind.

Inhaltsverzeichnis

1	**Einleitung**	1
2	**Die Bedeutung von Bewegung für die Entstehung und Entwicklung des Geistes**	5
	2.1 Alles geistige Leben entstand mit einer ersten Bewegung	6
	2.2 Kognition: die Herausbildung des rein Geistigen	7
	2.3 Die Evolution des Geistes durch zunehmend komplexere Bewegung	9
	2.4 Mit dem aufrechten Gang in eine neue Dimension	12
	2.5 Die Entwicklung des Denkens bei Kindern	15
	2.6 Die Bedeutung des Unterbewusstseins für die Bewegung	17
	2.7 Die kognitiven Fähigkeiten des Menschen	20
	2.8 Die Hilfsfunktionen gelingender Kognition	22
	2.9 Demenz – der Niedergang des Kognitiven	24
	Literatur	35
3	**Die Bedeutung von koordinativer Bewegung für die Erneuerung des geschädigten Gehirns**	37
	3.1 Was schädigt das Gehirn?	38
	3.2 Wie tickt das Gehirn?	40
	3.3 Erneuerung durch gesunde Ernährung?	43
	3.4 Erneuerung aus der Apotheke?	49
	3.5 Die Kategorien der Bewegung nach ihrer Wirkung im Gehirn	51

3.6	Der Schlaganfall: Zerstörtes kann durch zielgerichtete Bewegung ersetzt werden	55
3.7	Was ist Neuroplastizität?	56
3.8	Dem Gehirn durch Regelmäßigkeit eine Richtung vorgeben	64
3.9	Wann ist Bewegung koordinativ anspruchsvoll?	66
3.10	Gehirnerneuerung, wenn die Sinne schlafen	68
3.11	Wie aus Bewegung ein Schlafmittel wird	71
3.12	Einwände und Gegenbeispiele	73
Literatur		76

4 Die Forschungsstudien — 79

4.1	Die Nonnenstudie: Meilenstein in der Demenzforschung	80
4.2	Die Ausdauerstudie der Sporthochschule Köln	83
4.3	Die FINGER-Studie aus Helsinki	85
4.4	Die Agewell-Studie der Uni Leipzig	86
4.5	Die Studien im Überblick	89
4.6	Das Fazit aus den Studien	90
4.7	Forschung und WHO gemeinsam in der Pflicht	94
4.8	Forschungsansatz: das Daten-Kreislauf-System	97
Literatur		101

5 Das Verhältnis von Körper und Geist in der Philosophie — 103

5.1	Hippokrates: ganzheitliches Denken	104
5.2	Orpheus: Mystiker der Seele	107
5.3	Platon: die Philosophie der Trennung von Leib und Seele	108
5.4	Aristoteles: Kritik an Platons Philosophie des Dualismus	110
5.5	Christentum: das Fleisch ist sündig, der Geist heilig	113
5.6	Descartes: Philosoph im Bann der Kirche	116
5.7	Nietzsche: Attacke gegen die Verächter des Leibes	118
5.8	Platon oder Hippokrates?	120
Literatur		121

6 Erneuerung durch koordinativ anspruchsvolle Bewegung — 123

6.1	Es besteht Handlungsbedarf für die graue Masse!	124
6.2	Bewegung, das sagen alle, doch wie sagt keiner	127
6.3	Zwanzig Jahre „Ruhestand" gefährden die geistige Gesundheit	129

6.4	Der koordinative „Spaziergang"	131
6.5	Waldbaden für die Seele und den Geist	134
6.6	Der Geländelauf sollte ein Trendsport werden	137
6.7	Eine Bergtour beginnt erst jenseits der Forststraße	139
6.8	Tanzen: ein gesunder Spaß nach schnellem Rhythmus	140
6.9	Tischtennis: Netzerneuerung im Sekundentakt	142
6.10	Klettern: die Königsdisziplin für geistige Gesundheit	144
6.11	Langlauf-Skating: Tanzen im Schnee	147
6.12	Demenzvermeidung, auch wenn Bewegung schwerfällt	148
6.13	Sitzgymnastik, Demenzprophylaxe auf dem Hocker	150
6.14	Tanzen im Sitzen: eine unterschätzte Herausforderung	152
6.15	Wassergymnastik und Aquafit	154
6.16	Hula Hoop: die Hüfte kreisen lassen	156
6.17	Musik spielen und singen im Chor	159
6.18	Schnelle Finger: Stricken, häkeln, sticken	160
6.19	Jonglieren: Fitness für die Stammstrecken	162
6.20	Life Kinetik: Multi-Tasking für das gesamte Netz	164
6.21	Das Zehn-Punkte-Programm für geistige Fitness im Alter	166
6.22	So macht Bewegung dauerhaft Spaß	168
6.23	Mit Motivation und Ausdauer zurück ins Leben	174
Literatur		177
7	**Geistig gesund bleiben beginnt im Wohnzimmer**	**179**
7.1	Die Bedeutung des Gleichgewichtssinns	180
7.2	Übungen für den Gleichgewichtssinn	185
7.3	Die Bedeutung der Geschicklichkeit der Hände	199
7.4	Die Übungen für die Geschicklichkeit der Hände	201
7.5	Anhang 1: Die körperlichen Säulen für die Netzerneuerung	206
7.6	Anhang 2: Die koordinativen Fähigkeiten für gelingende Bewegung	210
7.7	Was zu tun bleibt – das Fazit	215
Literatur		217

Über die Autoren

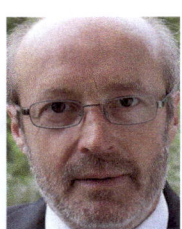

Ulrich Scheuerl, Bad Reichenhall „Gemäßigter Ausdauersport kann Demenz vermeiden!" Mit dem Zweifel daran, dass dieser Ratschlag stimmt, begannen die Arbeiten zu dem vorliegenden Buch. Radeln, Laufen und Wandern sollten reichen, wenn man nach einem sorglos geführten Leben geistig gesund bleiben will? Wo bleibt da das Gehirn? Die Antwort auf die Frage, wie das Gehirn gesund bleiben kann, will das vorliegende Buch liefern.

Ulrich Scheuerl begann im Alter von 65 Jahren seine sportlichen Aktivitäten von Ausdauersport auf Koordinativsport umzustellen. Gleichzeitig begann er Studien dahingehend zu lesen, wie man im Alter durch Bewegung Demenz vermeiden könne. In all' den Studien wurde einheitlich untersucht, ob man durch „altersgerecht" ausgeübten Ausdauersport Demenz verzögern kann. In keiner der Studien wird ausgeführt oder auch nur untersucht, ob man sich im Alter mit vielfältiger und koordinativ fordernder Bewegung geistig fit halten kann.

Genau das war der Ansatz, den Ulrich Scheuerl vor rund fünf Jahren gewählt hat, und seine praktischen Erfahrungen mit jenen Aktivitäten, von denen er sich Gehirngesundheit erwartet, wurden für den vorliegenden

Erfahrungsbericht aufgeschrieben. „Wenn ich Menschen motivieren kann, solchermaßen aktiv zu werden, wäre das ein erfreuliches Ergebnis", so der Autor.

1953 in Bad Reichenhall geboren, hat er zeitlebens hier gewohnt und gearbeitet. Beruflich war er 40 Jahre lang stets am Schreibtisch einer Bank tätig. Da er „normal", also eher ungesund, gelebt hat und die neuronalen Schaltkreise vermutlich geschädigt sind, beschäftigt er sich seit Jahren mit dem Thema „Alzheimer" und hat sich vorgenommen, durch sportliche Aktivitäten, möglichst zusammen mit Gleichgesinnten, geistig vital zu bleiben.

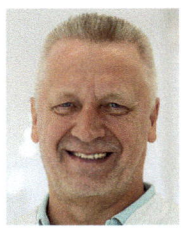

Prof. Dr. Peter Rieckmann, Bad Reichenhall Prof. Dr. Peter Rieckmann ist Jahrgang 1961, verheiratet und dreifacher Vater. Nach dem Medizinstudium in Göttingen mit Studienaufenthalten in Bombay und London erfolgte 1988 seine Approbation als Arzt und 1995 als Facharzt für Neurologie. Weitere Stationen seines beruflichen Werdegangs sind eine Postdoktorandenzeit am National Institut of Health (NIH) in den USA in der Arbeitsgruppe des früheren Präsidenten-Arztes Dr. Antony Fauci sowie seine Spezialisierung in der Neuroimmunologie als Oberarzt in der Neurologie des Universitätsklinikums Würzburg bei Prof. Dr. Klaus Toyka.

Er arbeitete am Aufbau des „Center for Brain Health" an der Universität von British Columbia in Vancouver/Kanada mit sowie am Aufbau des ersten Deutschen Herz-Hirn-Zentrums in Bamberg, welches er auch leitete. Aufbauarbeit leistete Prof. Dr. Peter Rieckmann auch beim Zentrum für klinische Neuroplastizität mit der Einführung der digitalen Erfassung funktionell relevanter Erfolgsparameter in Kooperation mit der Technischen Universität München. Prof. Dr. Rieckmann wurden im bisherigen Verlauf seines Werdegangs zahlreiche Preise und Auszeichnungen verliehen und es sind von ihm 294 medizinische Publikationen erschienen. Zuletzt war er als Chefarzt in einer Fachklinik für Neurologie im Berchtesgadener Land tätig. Aktuell ist er Chefarzt der Neurologischen Klinik am Innklinikum Altötting und widmet sich dort dem Aufbau eines Zentrums für Gehirngesundheit.

In seiner Freizeit genießt er das Zusammensein mit seiner Familie unter anderem beim Sport und Kochen. Entspannung findet er bei guter Musik.

1

Einleitung
Millionen von MCI betroffen!

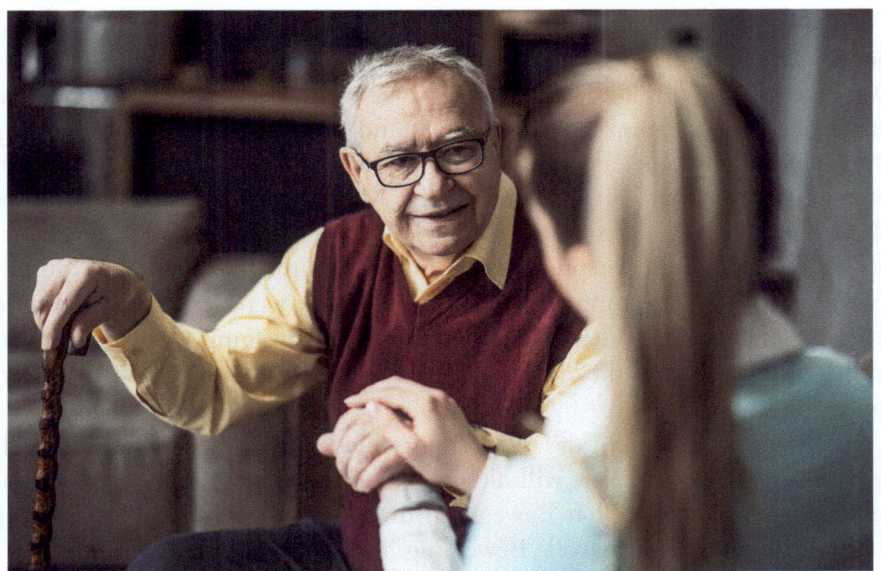

© djoronimo/stock.adobe.com

MCI (Mild Cognitive Impairment) ist der Fachbegriff für „leichte kognitive Störungen" und meint nichts anderes als erste Anzeichen von Demenz. Eine Ursache dafür ist oft ein jahrzehntelang sorglos geführtes Leben und typische Anzeichen sind **Orientierungsschwierigkeiten, häufige Schwindelgefühle, verminderte Beweglichkeit** oder **Wortfindungsstörungen.**

Bei den über 60-Jährigen ist MCI weit verbreitet und viele davon werden, wie die Statistik zeigt, früher oder später dement sein. Die Frage für die Menschen im Alter ist, was man nach so vielen Jahren tun kann, die unvermeidlichen Folgen noch abzuwenden. Praktisch alle Ratgeber empfehlen, gesund zu leben. **Aber was heißt das genau? In den letzten Jahren konnte in großen Untersuchungen übereinstimmend gezeigt werden, dass altersabhängig bis zu 50 % der Demenzen vermeidbar wären, wenn bestimmte Lebensstilfaktoren beachtet und entsprechend angepasst werden würden** (Livingstone et al. 2024 Lancet. 2024; 404(10.452):572–628). Im Alter von 60 Jahren und mehr ist es längst noch nicht zu spät, aber es ist erforderlich, konsequent den Empfehlungen zur Lebensstilmodifikation zu folgen. Hier rangiert, neben sozialer Interaktion ganz weit vorne intensive Bewegung und Sport. Damit könnten dann noch weit mehr als 50 % der Demenzen vermieden werden.

Beweg' Dich!

Die Erkenntnisse aus all den Untersuchungen sind für Menschen mit ersten Anzeichen von Demenz also unmissverständlich: „Beweg' Dich!". „Beweg' Dich" meint für jene, deren Gehirne geschädigt sind, die Möglichkeiten der „Neuroplastizität" für ihre sportlichen Aktivitäten zu nutzen. Neuronale Plastizität, das ist die erstaunliche Fähigkeit des Gehirns, sich ständig zu erneuern, wenn es die entsprechenden Impulse durch Bewegung bekommt. Zwei Arten von Bewegung sind zu unterscheiden, wenn es um Erneuerung geht: Erstens, die den Geist belebende Art der Bewegung (koordinativ fordernd) und zweitens, die den Geist nur wenig fordernde Art (Ausdauersport).

Nicht das **Ob**, sondern das **Wie** ist entscheidend für die geistige Gesundheit im Alter. Über das Wie will diese Arbeit informieren und stellt zwei Fragen: Welche Bedeutung hat Bewegung für das Ge-hirn? Welche Bedeutung hat koordinativ anspruchsvolle Bewegung für das geschädigte Gehirn?

Demenz vermeiden, ist das möglich?

Wenn man als Titel „Demenz vermeiden" wählt, setzt man sich dem Risiko aus, belächelt zu werden. Bis heute gilt die Krankheit als ein Schicksal, das mit im Alter jeden treffen kann und nicht zu vermeiden ist. Vor einigen Jahrzehnten war man auch beim Schlaganfall noch überzeugt, seine Folgen nicht überwinden zu können. Heute gelingt dies durchaus, auch wenn es oft lange dauert und nicht immer gelingt. Auch bei der Vorstufe (MCI) und nach einer Diagnose von Demenz kann es noch gelingen, geistig fit zu bleiben. Wie, das will der vorliegende Ratgeber darstellen. Dass auch das mit viel Ausdauer verbunden ist, versteht sich, aber bei der Ausarbeitung dieses Hefts galt es nicht, herauszufinden wie es leicht geht, Demenz zu vermeiden, sondern wie es geht.

2

Die Bedeutung von Bewegung für die Entstehung und Entwicklung des Geistes

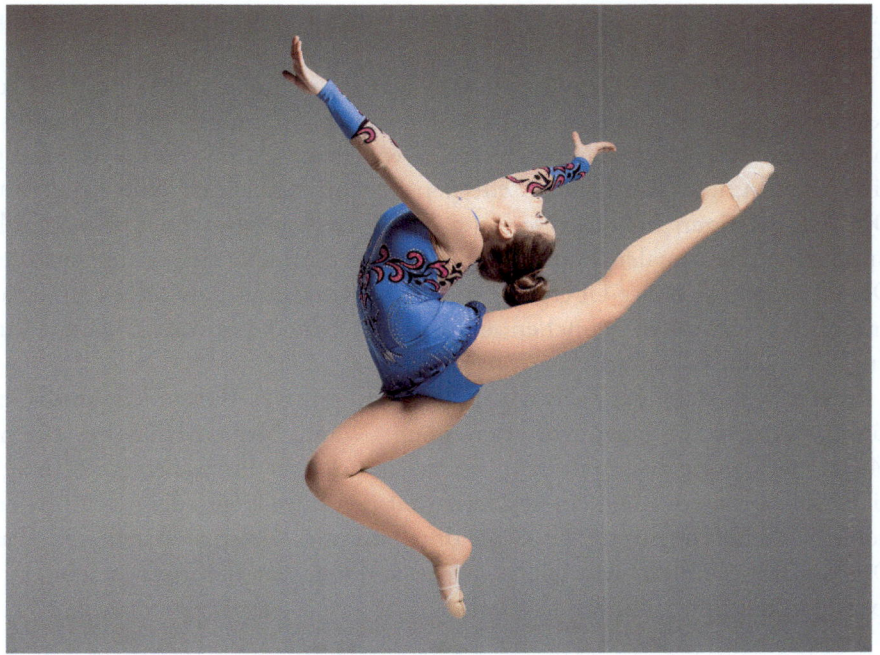

Inhalt zweiter Abschnitt

Im Abschnitt „Der Geist" wird die besondere Bedeutung von Bewegung für die Entstehung und die Entwicklung des Geistes dargestellt. Wie Bewegung in der Evolution von Art zu Art vielfältiger wurde und parallel dazu die geistigen Möglichkeiten sich ständig erweiterten. Zuletzt hat der Mensch mit seinen besonders ausgeprägten körperlichen Fähigkeiten dann erneut die Grenzen des geistig möglichen in dem Maße verschoben, dass er über „Gott und die Welt" reflektieren kann.

Die Grenzen der körperlichen Fähigkeiten sind die Grenzen der geistigen Möglichkeiten.
© master1305 / Stock.adobe.com

2.1 Alles geistige Leben entstand mit einer ersten Bewegung

Urknall der Bewegung und des Denkens
Im Urknall, einem spektakulären Vorgang vor 13,8 Mrd. Jahren entstand das Universum und mit ihm gleichzeitig **Raum und Zeit.** Völlig unspektakulär, aber in einem ebenso einzigartigen Vorgang entstanden vor gerade mal einigen 100 Mio. Jahren gleichzeitig **Bewegung und Geist.**

Zwei singuläre Vorgänge, von denen der eine Raum und Zeit, der andere Bewegung und Geist hervorbrachte. Und beide Male entstand etwas, das sich gegenseitig bedingt: ohne Raum gibt es keine Zeit und ohne Bewegung keinen Geist.

In den 13 Mrd. Jahren zwischen den beiden Ereignissen bestand der Planet nur aus toter Materie und Mikroorganismen. In einigen dieser Organismen existierten Muskelfasern und Nervenzellen. Durch eine Verbindung dieser ganz unterschiedlichen Zelltypen begann schließlich eine neue Ära. **Die Ära geistigen Lebens.** Gestartet wurde sie irgendwo im Ozean durch einen feinen neuronalen Impuls, der eine erste minimale Bewegung auslöste. Damit vollzog sich der Übergang von den Pflanzen zu den Tieren und das Fraunhofer Institut in München, das diesen Übergang erforscht, datiert ihn rund 700 Mio. Jahre zurück.

In die Welt kam das Geistige nicht als Kognitives (Gedanken und Gefühle), sondern in Form von Bewegung. Wenn Nervenzellen bei einem Muskel Bewegung auslösen, dann findet ein geistiger Prozess statt. „Geistig" nicht im Sinne von denken, sondern weil der Impuls aus dem neuronalen Bereich (Gehirn) stammt, also von dort, wo alles Geistige stattfindet. Das Denken und Fühlen, wie wir es heute kennen, hat demnach seinen Ursprung in der Bewegung.

Die Erschaffung des geistigen Lebens
Michelangelos Fresco von der Erschaffung des Adam wird oft als Vorlage verwendet um damit anderes auszudrücken. So könnte man es auch abändern und als den Funken Gottes zur „Erschaffung des geistigen Lebens" verwenden (Bild), als zum ersten Mal in einem Mikroorganismus ein neuronaler Impuls eine Bewegung auslöste.

2 Die Bedeutung von Bewegung für die Entstehung und Entwicklung …

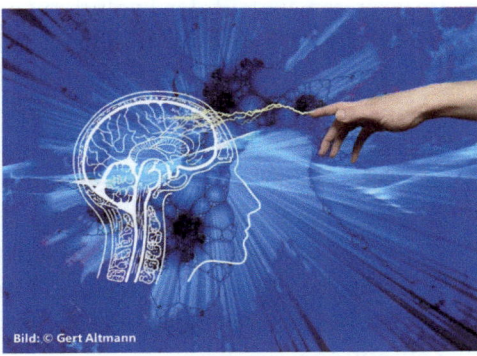

Die Erschaffung des geistigen Lebens

Michelangelos Fresco von der Erschaffung des Adam wird oft als Vorlage verwendet, um anderes auszudrücken. So könnte man es, wie hier auf dem Bild abändern und als den Funken Gottes zur „Erschaffung des geistigen Lebens" verwenden, als zum ersten mal in einem Mikroorganismus ein neuronaler Impuls eine Bewegung auslöste.

Ein Ereignis, das Hunderte Millionen Jahre vor der „Erschaffung des Adam" stattgefunden hat, aber ebenso von „göttlicher" Bedeutung war.

Mit diesem Funken ereigneten sich in grauer Urzeit zwei entscheidende Begebenheiten: zum einen war es der Ursprung unseres Denkens und zum anderen konnte sich erstmals ein Lebewesen aus eigenem Antrieb bewegen. Damit verschaffte sich dieses Wesen einen wertvollen Vorteil: es konnte sich sein Umfeld nach vorteilhaften Kriterien aussuchen.

> » So wie vor Millionen von Jahren das Geistige durch Bewegung entstand, so vergeht es beim Menschen im Alter durch *mangelnde* Bewegung.

2.2 Kognition: die Herausbildung des rein Geistigen

War der Paarungstrieb der erste rein kognitive Vorgang?
Zuerst hatten die Nervenzellen nur *eine* Funktion. Ihre Aufgabe war es, die entsprechenden Impulse auszulösen, um Bewegung anzustoßen, zu erhalten und nach Bedarf zu beenden. Dafür waren erst nur wenige Nervenzellen nötig, aber mit der Bildung weiterer Muskeln wurde es erforderlich, mehr und mehr dieser Zellen zu bilden. Aus heutiger Sicht war ihre Anzahl aber nur sehr bescheiden. Das änderte sich, als Lebewesen sich durch zunehmende Wahrnehmung ihrer Umgebung koordinativ sinnvoll und

lebenserhaltend zu bewegen lernten. Im weiteren Verlauf der Evolution kam dann zur Koordination der Bewegung noch eine weitere Funktion hinzu: die Kognition. Auf welche Weise kam das Kognitive in die Welt?

Der erste Schritt zur Kognition (Gedanken und Gefühle), also zu einem rein geistigen Vorgang, war auf dem Weg zur Menschheit von großer Bedeutung. Es musste ein bereits höher entwickeltes Wesen sein, das über ein zentrales Gehirn verfügte, denn es waren keine Impulse hin zu einem Muskel, sondern (nur) ein Prozess innerhalb des Gehirns. Dieser Vorgang ereignete sich erst lang nach dem ersten Impuls zur Auslösung einer Bewegung. Dass es so lang dauerte, liegt daran, dass jene Urtierchen, die sich zuerst entwickelten, solche waren, die sich durch **Zellteilung** vermehren.

Zur Vermehrung durch Zellteilung braucht es keinen Geist
Mit der Entstehung der Nervenzellen war die Grundlage für das Kognitive entstanden. Bis sich aber ein solcher rein geistiger Vorgang ereignete, dauerte es sehr lange und das lag an der Art der Fortpflanzung der Urtierchen: Zellteilung (Bild).

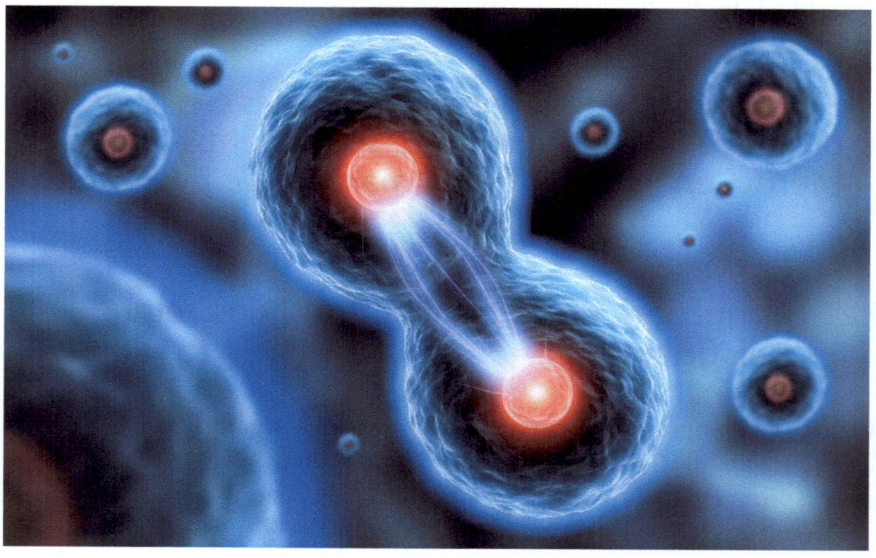

© psdesign1 / stock.adobe.com

War der Trieb der Ursprung des Kognitiven?
Dann gab es erneut eine entscheidende Wendung, weg von der asexuellen Vermehrung durch Zellteilung hin zur geschlechtlichen Vermehrung. Mit diesem Schritt bekamen die Nervenzellen neben der Koordination eine zweite Aufgabe, den Trieb. In den Lebewesen mussten erste ganz feine neuronale Impulse entstehen, für einen Vorgang, den man heute mit dem Begriff „Paarung" bezeichnet. Es war nur so eine Art Triebhaftigkeit, nicht das, was Menschen heute darunter verstehen. Ein Schritt, unmerklich, aber es war in der Evolution der Start des kognitiven Geistes und somit der Ausgangspunkt höheren Lebens.

Wikipedia war dabei!
Unter dem Stichwort „Evolution der Sexualität" wird in Wikipedia eingehend dargestellt, dass in der Evolution die Sexualität eine entscheidende Rolle für die Entstehung des kognitiven Denkens hat.

> **„Unterschiedliche Geschlechter"**
> „Die Entstehung von unterschiedlichen Geschlechtern und Paarungstypen gilt als ***Ausgangspunkt für die Entwicklung höherer Lebewesen*** aus ursprünglich geschlechtslosen Einzellern, die sich nur asexuell (vegetativ) fortpflanzten."
> **Wikipedia: Evolution der Sexualität**

2.3 Die Evolution des Geistes durch zunehmend komplexere Bewegung

Viele Muskeln, großer Geist?
Nachdem sich mit dem Paarungstrieb in einem Lebewesen etwas kognitives ereignete, wurde in der Evolution vieles möglich, wie es sich erstmals in der kambrischen Explosion darstellte, die vor ca. 500 Mio. Jahren zu einer rapiden Zunahme der Artenvielfalt und der Entstehung vieler neuer Tierstämme in relativ kurzer Zeit führte. Dies zeichnete sich auch in der Evolution des Geistes ab, bei der die Muskeln des Körpers immer mehr wurden und gleichzeitig auch das Vermögen des Gehirns zunahm, komplexe koordinative

Bewegungen und Leistungen durchzuführen. Anfangs war es ein Muskel, den zu steuern es keines geistigen Aufwands bedurfte.

Mit jedem Evolutionsschritt kamen weitere Muskeln und Muskelgruppen hinzu und das Gehirn wurde mehr und mehr gefordert, diese zu koordinieren. Beim Menschen sind es zwar nur 656 Muskeln, aber durch die Evolution des aufrechten Ganges wurden bei gleichzeitigem Einsatz der Hände als Werkzeuge die Kombinationsmöglichkeiten schier unendlich groß und so wurde zuletzt der Schritt zu den Verstandesleistungen des Menschen möglich. Nicht umsonst sprechen wir von „begreifen", das nichts anderes meint, als mit der Hand berühren, ertasten, verstehen lernen.

Konfuzius, der alte chinesische Philosoph, hat dies in einem wundervollen Spruch so treffend ausgedrückt

> „Was du mir sagst, vergesse ich. Was du mir zeigst, daran erinnere ich mich. Was du mich tun lässt, das verstehe ich."

Die drei Stufen der Evolution des Geistes
Drei entscheidende Entwicklungsstufen führten in der Evolution von den ersten Anfängen des Geistes bis hin zu den Verstandesleistungen des Menschen von heute:

1. **Stufe:** Mit einer ersten Bewegung kam vor 700 Mio. Jahren mit der Koordination erstmals das Geistige in die Welt. Es war nur ein kleiner Schritt, eine ganz kleine Bewegung, die jedoch die Evolution alles Geistigen einleitete.
2. **Stufe:** Millionen Jahre später war es der Paarungstrieb mit dem sich erstmals in Form einer Kombination von Aufmerksamkeit und Wahrnehmung die Grundprozesse der Kognition herausbildeten. In der nachfolgenden Evolution im Tierreich bildeten sich parallel zur Entwicklung der geistigen Herausforderungen für die Koordination weitere Emotionen und Gefühle (Überlebenstrieb, Jagdtrieb, Freude, Traurigkeit und über 20 weitere Gefühle) heraus und verfeinerten sich mit jeder Tierart.

Das reiche Seelenleben der Tiere
Lange Zeit wurde von den Menschen den Tieren ein eigenes Seelenleben abgesprochen. Längst wissen wir es besser und den Tieren werden heute eine

Vielzahl von Gefühlen zugeschrieben. Die Entwicklung der Arten im Tierreich von einfachen zu höheren Lebewesen verlief parallel zur Entwicklung von immer komplexer zu koordinierenden Bewegungsabläufen und zunehmend reicherem und tieferem Seelenleben der Tiere.

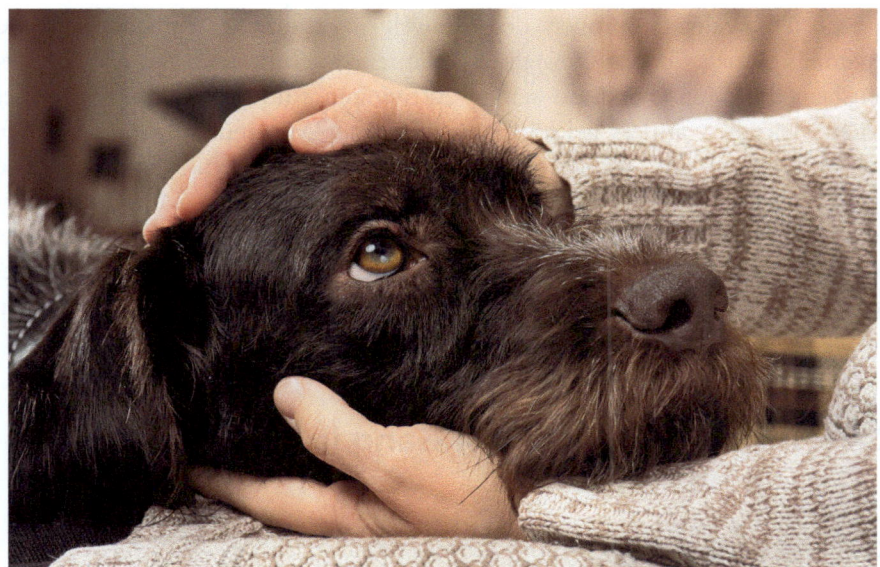

© rodimovpavel / Stock.adobe.com

3. **Stufe**: Zuletzt war es schließlich der Mensch, der den entscheidenden Schritt zum Denken, Reflektieren und zur Sprache vollzog. Durch vielfältige Bewegungen bilden sich eine Vielzahl neuronaler Schaltkreise, und mit jedem dieser neuen Schaltkreise wurden die Möglichkeiten Geistiges zu leisten vielfältiger. Schließlich brachte die Evolution mit dem Menschen ein Lebewesen hervor, das sich auf zwei Beinen über weite Strecken fortbewegen konnte, seine Umwelt durch Werkzeuggebrauch der Hände gestalten lernte und mit der Möglichkeit zu kommunizieren, Wörter zu bilden, diese zu speichern und mehr oder weniger sinnvoll zu kombinieren, entscheidende Vorteile gegenüber den anderen Lebewesen im Tierreich hatte.

Jeder Mensch hat ein anderes neuronales Netzwerk
Unser Gehirn besteht aus ca. 80 Mrd. Nervenzellen, von denen jede einzelne Zelle mit über 10.000 weiteren Neuronen Verbindungen (sog. Synapsen) ausbilden kann. Diese unvorstellbar fein gesponnenen Netze sind kein bloßes Gewirr ohne jede Systematik. Die Netzbildung ist stets eine Folge von komplexen Wahrnehmungen der Umwelt über unsere Sinnesorgane und regelmäßig ausgeführten Bewegungsabläufen des Individuums. Je nach Lebenslage des Menschen und seinen Aktivitäten sind die Schaltkreise eines jeden Menschen anders geknüpft als die seiner Mitmenschen und können sich individuell den wandelnden Bedürfnissen anpassen. Man kann also sagen, dass jeder Mensch ein anderes Netz hat, weil seine Muskeln tagtäglich ein individuelles Zusammenwirken vollführen, welches z. B. in der eigenen Mimik, Gestik, Stimmfall oder Gangbild zum Ausdruck kommt. Dieses ganz eigene Zusammenwirken der Muskeln spiegelt sich in seinem Gehirn wieder – jedes Gehirn ist anders und jeden Tag neu.

2.4 Mit dem aufrechten Gang in eine neue Dimension

Kein bloßes Gewirr
Wenn es heißt „Interaktionen des Muskelapparates", dann meint das nicht, dass im Gehirn eines jeden Menschen spiegelbildlich die Muskeln abgebildet sind, sondern **deren Zusammenwirken.** Wenn für einen Bewegungsablauf sehr viele Muskeln zusammenwirken, dann sorgen für deren Koordination entsprechend große Schaltkreise im Kopf. Je vielzähliger die regelmäßig ausgeübten sportlichen Aktivitäten sind und je größer die Zahl der dabei beteiligten Muskeln ist, desto weiter und feiner gesponnene Netze sind im Gehirn spiegelbildlich abgebildet.

Schaltkreise gibt es im Gehirn in großer Zahl, da praktisch jede Bewegung, die regelmäßig ausgeübt wird, von einer anderen Muskelkombination ausgeführt wird und deshalb von einem anderen Netzwerk zu koordinieren ist. Alle Netze für alle Arten von Bewegung zusammengenommen, ergeben zuletzt ein Großteil der Gehirnfunktionen eines Menschen. Ergebnis: Vielseitige Bewegung, soziale Interaktionen und Kommunikation schaffen viele intakte Schaltkreise und tragen zur Gesunderhaltung unseres Gehirn ganz wesentlich bei. Die Wissenschaft spricht auch von der „sensomotorischen Interaktion mit unserer Umwelt".

Drei Beispiele für: „Spiegelbildliche Abbildung der Interaktion des Muskelapparates"

1. Lächeln
Für ein freundliches Lächeln müssen mehr als ein Dutzend Gesichtsmuskeln zusammenwirken. Bewerkstelligt wird diese Interaktion im für die Bewegung zuständigen Bereich in der Großhirnrinde (motorischen Cortex) durch ein kleines neuronales Netz von vielleicht gerade mal ein paar Millionen Nervenzellen.

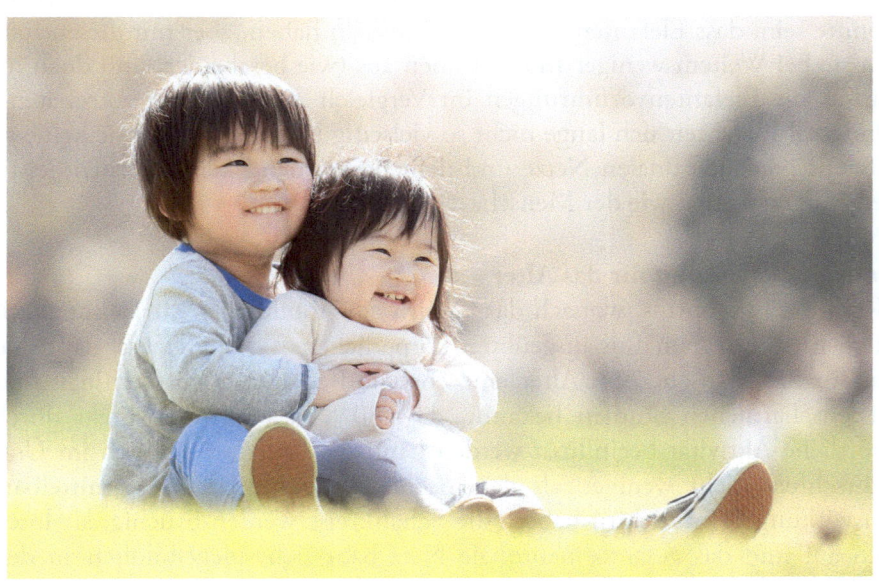

© yamasan / Stock.adobe.com

2. Lächeln und Gehen
Jemandem im Vorübergehen ein freundliches Gesicht zu zeigen, bedarf schon des Zusammenwirkens von Dutzenden von Muskeln. Muskeln für das Gehen in den Beinen **und** Muskeln für das Lächeln im Gesicht. Natürlich sind auch die dafür erforderlichen Netze erheblich größer, mit sicher mehr als zehnmal so vielen gemeinsam agierenden Neuronen, wie nur beim Lächeln.

3. Langlauf-Skating
Wer Langlauf-Skating lernen will, benötigt dafür einen Schaltkreis, der sich über alle Areale des Gehirns erstreckt. Das erforderliche Netz muss beim Skaten beinahe alle 656 Muskeln koordinieren und besteht demnach aus vielen Milliarden von zusammenwirkenden Nervenzellen. Und diese Interaktion des gesamten Muskelapparates spiegelt sich, wenn man das Skaten schließlich kann, auch durch ein entsprechend großes Netz über das gesamte Gehirnareal wider.

Tiere: Mehr Muskeln, weniger Interaktionen
Der Mensch ist im Übrigen nicht das Lebewesen mit den meisten Muskeln. Elefanten zum Beispiel haben allein im Rüssel 40.000 Muskeln. Warum ist der Mensch dann den Elefanten trotzdem geistig überlegen? Die Antwort könnte sein, dass Elefanten zwar mehr Muskeln haben, aber mit diesen führen sie bei Weitem weniger Interaktionen aus (wie bescheiden sind doch im Zirkus die Elefantenvorführungen im Vergleich zu denen der Akrobaten). Und weil Elefanten sich lange nicht so vielseitig bewegen, haben sie keine so ausgeprägten neuronalen Netze und dementsprechend keine solchen geistigen Möglichkeiten wie der Mensch.

Enorme Bedeutung für das Alter
Wenn die Erkenntnis, wonach das Gehirn ein Abbild aller Muskelinteraktionen für die regelmäßig ausgeübten körperlichen Aktivitäten ist, dann hat das für die Menschen im Alter eine enorme Bedeutung. Immerhin ist aus wissenschaftlichen Studien bekannt, dass 80 % des Gehirns direkt durch sportliche Aktivität beeinflusst werden kann. Es bedeutet nämlich im Umkehrschluss nicht weniger, als dass nachlassende Aktivitäten unmittelbare Auswirkungen im Gehirn haben: die Schaltkreise werden brüchig, sie lösen sich auf und das gesamte neuronale Netz baut sich spiegelbildlich zu den nachlassenden Muskelaktivitäten ab.

Für die geistige Vielfalt hat das in letzter Konsequenz zur Folge, dass es nicht einer sportlichen Aktivität sondern derer vieler bedarf. Mit jeder ehedem ausgeübten Sportart, die im Alter aufgegeben wird, geht nämlich ein Teil des Netzes verloren und damit verliert sich auch das Potenzial für geistige Vielfalt, eine blühende Phantasie und einen großen Horizont.

> **Mit jeder ehedem ausgeübten Sportart, die im Alter aufgegeben wird, geht ein Teil des Netzes verloren.**

2.5 Die Entwicklung des Denkens bei Kindern

„Surfen" auf den Netzen der Bewegung
Die Evolutionsgeschichte zeigt, das Denken ist ein zufälliges Nebenprodukt. Die komplexen Schaltkreise haben sich bei den Lebewesen ausschließlich für die Koordination der körperlichen Aktivitäten gebildet. Je feiner die Bewegungen wurden, desto verzweigter bildeten sich die Schaltkreise der Steuerungszentrale.

Augen und Hände im Zusammenspiel
Mit dem aufrechten Gang wurden beim Menschen die Hände frei. Das Zusammenspiel der geschickten Hände mit den Augen, verknüpft durch das Gehirn, machte alles möglich, den Faustkeil, das Tongefäß und das Jagen mit dem Speer (Fig).

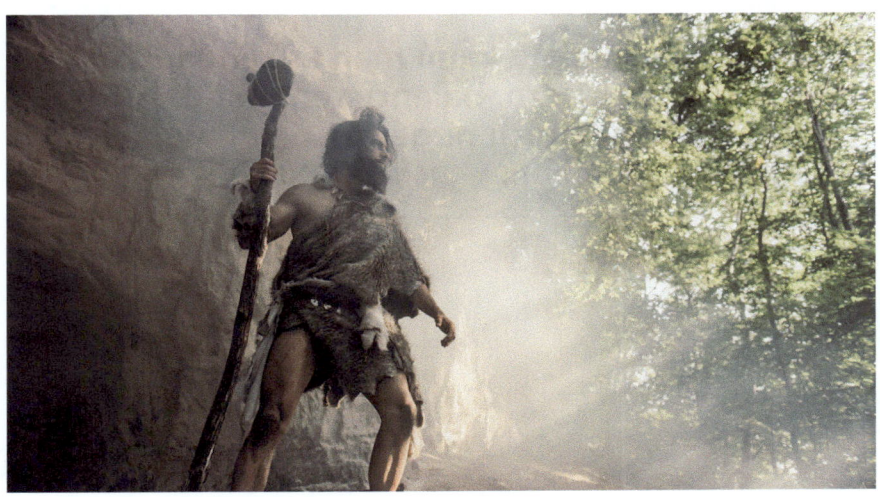

© Gorodenkoff / Stock.adobe.com

Schließlich war es in der Evolution dann so weit, das Bewusstsein, die Sprache und das Denken konnten entstehen. Der Verstand lernte die für die Bewegung gebildeten komplexen Schaltkreise zu nutzen, sozusagen auf den neuronalen Netzen regelrecht zu „surfen". Zuerst war das Laufen, Jagen und komplexe Hantieren und danach alles Kognitive, die Wörter, das Denken, das Lernen und „Begreifen"!

Vorbereitung für die Schule
Der gleiche Vorgang, für den die Evolution sehr lang gebraucht hat, spielt sich bei jedem Kleinkind rasend schnell ab. Durch die zunehmenden körperlichen Aktivitäten bilden und verfeinern sich die Schaltkreise des Kindes, bis sie dann für die Verstandesleistungen bereit sind.

Bewegungsstress, die Kinder leben ihn
Nach der Geburt vergehen in der Regel sechs Jahre bis zum Schulbeginn. Diese Zeit der frühen Kindheit ist davon geprägt, dass sich jene Netze im Gehirn bilden, die den Anforderungen der Schule dann genügen sollten. Bei der Netzbildung ist jeder neu zu erlernende Bewegungsablauf zur Erweiterung der Schaltkreise von Nutzen. Allein beim Erlernen des aufrechten Ganges fallen die Kinder oft hundert-, tausendmal hin und stehen immer wieder auf. Sie spielen damit und können endlich laufen.

» **An jedem Spielplatz kann man es sehen: Die Kinder hüpfen, klettern, balancieren und die Eltern sitzen am Rand, noch nirgendwo hat man es umgekehrt gesehen.**

2.6 Die Bedeutung des Unterbewusstseins für die Bewegung

Bewegungsdrang und innerer Schweinehund

2.6.1 Die „Sehnsucht" des Neurons sich zu verbinden

Schon bei der Geburt sind die knapp 100 Mrd. Nervenzellen im Gehirn fertig angelegt. Allerdings sind sie noch nicht richtig verbunden. In jeder einzelnen dieser Zellen ist von Natur aus vorgegeben, Verbindungen bedarfsangepasst zu anderen Nervenzellen einzugehen, weil erst im Verbund sinnvoll koordinierte Bewegung möglich wird. Diese von Natur aus festgelegte Anlage der Neuronen, nach allen Seiten auszugreifen, ist wahrscheinlich der Hintergrund für das, was man den natürlichen Bewegungsdrang nennt, erst recht, wenn man bedenkt, dass beim Kleinkind Abermilliarden von Neuronen verbunden werden wollen.

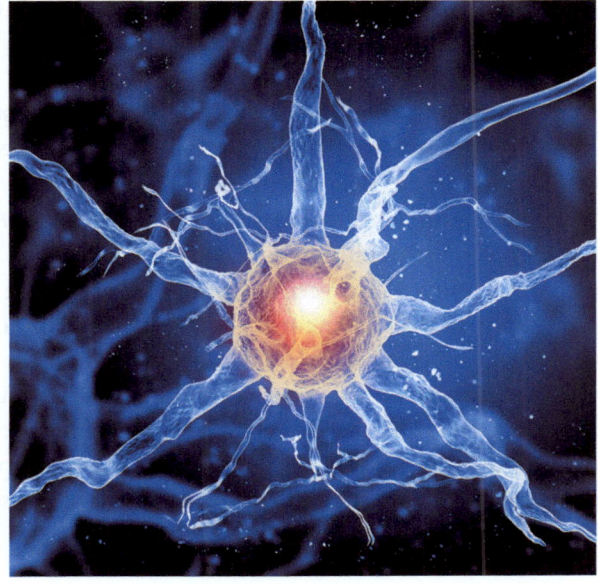

© Sergey Nivens / Stock.adobe.com

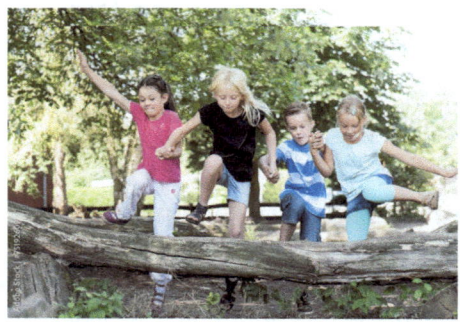

Lassen wir sie toben, klettern, raufen

Als Babys noch gänzlich unbeholfen, wollen sie es schon bald instinktiv den anderen Kindern gleichtun. Wenn man aufzählt, was sie sich in der Krabbelgruppe und später auf den Spielplätzen alles aneignen, kommt man schnell auf viele, typische Aktivitäten.

© Christian Schwier / Fotolia

Aufstehen, Gehen, Fallen, Aufstehen, Laufen, Steigen, Rutschen, Schaukeln, Trampolin springen, Klettern, Balancieren, Radeln, Skaten, Hula Hoop, Fußball, Purzelbaum schlagen und was noch alles mehr. Alles wollen sie unbedingt können und machen es so lange, bis sie es beherrschen.

2.6.2 Die Vorsicht des geschädigten neuronalen Netzes vor komplexer Bewegung

Im Alter lässt der Bewegungsdrang bekanntlich nach, und es stellt sich die Frage, gibt es neben dem Bewegungsdrang des Kindes auch einen Drang zur Vermeidung von Bewegung bei den Alten? Wenn also aus dem inneren Gehirn nicht jene Signale ausgesandt werden, die das Kind zur Aktivität antreibt, sondern solche zur Vermeidung von Bewegung.

Als Ursache dieses Dranges zur Vermeidung von Bewegung ist vorstellbar, dass im Alter von geschädigten neuronalen Netzen, verbunden mit dem nachlassenden Gleichgewichtssinn und schwindenden Muskeln dem Körper aufgegeben wird, Bewegung im Allgemeinen und komplex zu koordinierende Bewegungen im Besonderen tunlichst zu vermeiden. Demnach wird im Alter, wenn die neuronalen Netze geschädigt sind, dem Körper instinktiv gemeldet, jene Aktivitäten zu meiden, die nicht mehr sicher ausgeführt werden können.

> » **Rein bewegungstechnisch gesehen ist das Leben eine schleichende Transformation, ausgehend vom Bewegungsdrang des Kindes bis hin zum inneren Schweinehund im Alter.**

Das Unterbewusstsein im Konflikt
Im Alter ist es oft eine Überwindung, sich sportlich zu betätigen und es stellt sich die Frage, warum das eigentlich so ist. Eine Antwort auf diese Frage kann man in unserem Unterbewusstsein finden, denn, ob und wie wir uns bewegen, hängt sehr von ihm ab.

Im Zweifel für die Unversehrtheit des Körpers
Das Unterbewusstsein ist im Alter sozusagen im Konflikt zwischen dem Erhalt körperlicher und dem Erhalt geistiger Gesundheit und in der Regel entscheidet man sich im Alter – oft bedingt durch beginnende Abnutzungserscheinungen an den Gelenken und damit verbundenen Schmerzen – für die „Ruhe" im Körper (Sturzvermeidung) und gegen den Geist. Doch dies ist ein Trugschluss und führt nicht selten zu einer Abwärtsspirale von körperlicher Schonung, Muskelabbau, Unsicherheit bei komplexen Bewegungen – häufig unterstützt durch Schmerzmedikamente.

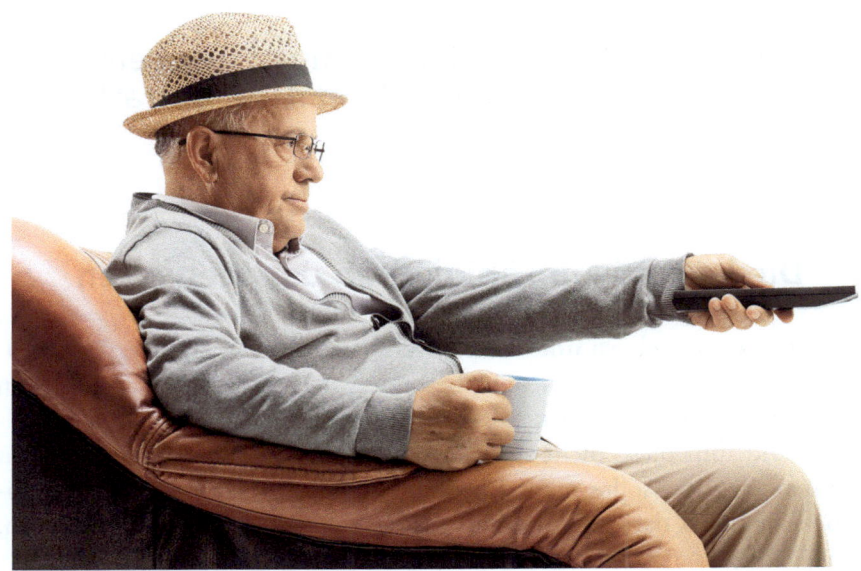

© Ljupco Smokovski / Stock.adobe.com

Die Folgen sind bekannt: nur wenige alte Menschen betätigen sich körperlich anspruchsvoll und die steigenden Zahlen pflegebedürftiger alter Menschen sprechen Bände.

Um geistige Gesundheit im Alter zu erhalten, bedarf es also nichts weniger als sich täglich gegen sein Unterbewusstsein aufzuraffen und aktiv zu werden. Für den inneren Schweinehund gilt nämlich umgekehrt, dass durch Bewegung die Muskeln so gestärkt werden und der Gleichgewichtssinn so erhalten bleibt, dass im Alter viele noch gerne Sport treiben.

» Lasst uns gehen – statt uns gehen zu lassen!

Nichts wollen **Kinder** weniger als Stabilität und ein Leben in festen Bahnen. Schon um gehen zu lernen, bringen sie sich aus dem Gleichgewicht und dann geht es erst richtig los.
   Nichts wollen Alte mehr als Stabilität im Leben. Stabilität ist das Gebot des Alters und keinesfalls will man mehr aus dem Gleichgewicht geraten. Wollte man aber geistig fit bleiben, bleibt nichts anderes übrig, als wieder zum Kind zu werden, zu gehen statt sich gehen zu lassen.

» So, wie man Kinder anhalten muss, auch einmal still zu sitzen, muss man sich im Alter aufraffen, sich zu bewegen.

2.7 Die kognitiven Fähigkeiten des Menschen

Informationen speichern und verarbeiten, um die Welt zu interpretieren
Der Mensch verweist stets auf seine besonders hervorstechenden kognitiven Fähigkeiten, wenn es ihm darum geht, sich von den Tieren abzugrenzen. Allerdings sind ihm diese nicht ohne eigenes Zutun dauerhaft gegeben. Mit zunehmenden Alter sollte man sich deshalb näher mit dem Thema Kognition befassen, sich darüber informieren und zuletzt auch darum kümmern, dass die Fähigkeiten erhalten bleiben.

Schier unbegrenzte körperliche Möglichkeiten
Dass der Mensch angeblich zwanzig höhere kognitive Fähigkeiten habe, ist umstritten. Experimente mit Tieren zeigen, Tiere können zumindest in Ansätzen viel mehr, als ihnen zugetraut wird und der Abstand bei den kognitiven Fähigkeiten wird von Mal zu Mal geringer.

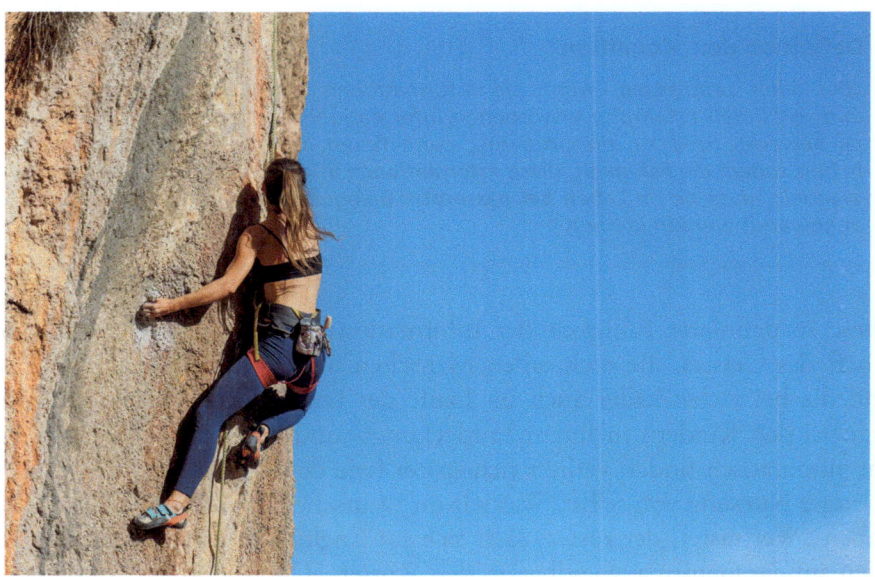

© zhukovvvlad / Stock.adobe.com

Trotzdem bleibt zwischen Tieren und Menschen eine Lücke und diese ist ohne Zweifel den besonders ausgeprägten neuronalen Netzen für unsere schier unbegrenzten körperlichen Fähigkeiten zuzuschreiben.

Bewegung bildet die Netze, der Geist benutzt sie
Für die Ausübung kognitiver Fähigkeiten bildet das Gehirn keine eigenen neuronalen Netze aus, sondern verwendet dafür jene, die es für die Koordination der Bewegungen geknüpft hat. Wenn es aber nur ein gemeinsames Netz für Koordination *und* Kognition gibt, dann gilt es, dieses durch vielseitige und anspruchsvolle Bewegung zu bewahren, um für das Geistige möglichst große und fein gesponnene Netze zur Verfügung zu haben.

> **Definition der „Kognition"**
>
> *„Bei allen Lebewesen, wenn sie Informationen wahrnehmen, verarbeiten und mit durch Erfahrung erworbenen Informationen verbinden, um die Welt zu bewerten und zu interpretieren, dann findet Kognition statt.* **Menschen haben zudem die Fähigkeit, diese Informationen in geeigneter Weise so umzuwandeln, dass sie im Leben bei passender Gelegenheit möglichst folgerichtig angewandt werden können."**

Diese so definierte Fähigkeit der Informationsverarbeitung ist eine Eigenschaft des Geistes, die nicht allen Menschen in gleicher Weise gegeben ist und die bei vielen leider auch im Laufe des Lebens wieder nachlässt. Was sich bei den Kindern in ihrem Entdeckungs- und Bewegungsdrang scheinbar automatisch findet, verliert sich später (wie der Bewegungsdrang) bei zu geringer Nutzung von selbst. Was wir im Deutschen für die Gelenke gereimt haben „Wer rastet, der rostet" lässt sich im Englischen umfassender, gerade auch auf das Gehirn anwendbar, in den Worten „Use it or lose it" finden.

2.8 Die Hilfsfunktionen gelingender Kognition

Vom Glück, sich die Neugier bewahren zu können
Die kognitiven Fähigkeiten sind von Mensch zu Mensch verschieden. Das liegt weniger an den unterschiedlichen Leistungsfähigkeiten des Gehirns, sondern am individuellen Charakter und der Einstellung zum Leben. Wenn man im Leben genügend motiviert ist, kann man durch die folgenden sechs Hilfsfunktionen, wenn sie geschult sind und bewusst angewandt werden, seine geistigen Fähigkeiten in optimaler Weise nutzen:

Aufmerksamkeit: Allgemein stellt Aufmerksamkeit die Konzentration der Wahrnehmung auf bestimmte Stimuli unserer Umwelt dar. Ein wesentlicher Bestandteil von Aufmerksamkeit ist die Auswahl von Informationen (Selektion), um sie dem Bewusstsein zugänglich zu machen und das Denken und Handeln zu steuern. Aufmerksam leben ist eine Bedingung für einen leistungsfähigen Geist.

2 Die Bedeutung von Bewegung für die Entstehung und Entwicklung …

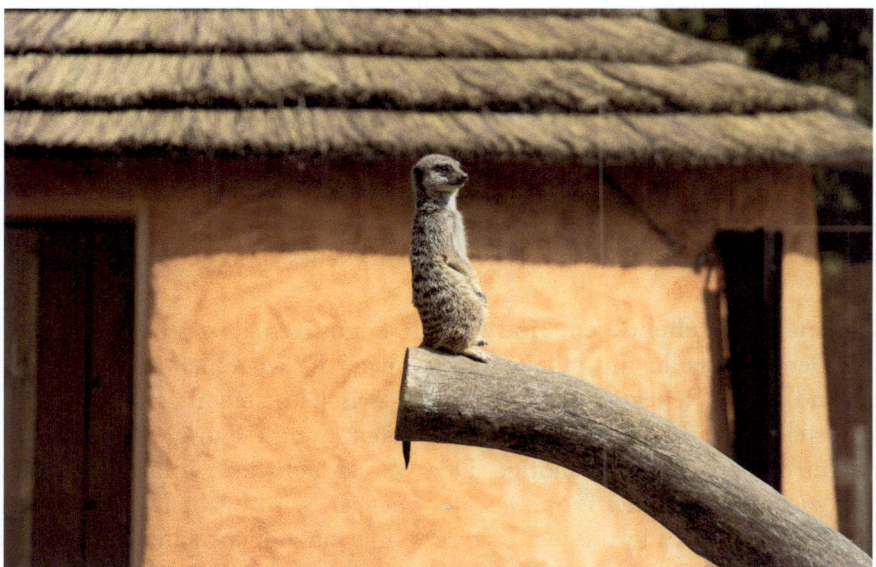

© Paul / Stock.adobe.com

Wahrnehmung: Sie kann als die Fähigkeit definiert werden, Information über die Sinne aktiv aufzunehmen, zu verarbeiten und ihr Sinn zu verleihen. Dies gelingt natürlich nur, wenn unsere Sinne optimal funktionieren bzw. adäquat genutzt werden. Leider nimmt der für die menschliche Kommunikation so wichtige Hörsinn im Alter rapide ab und wird nur selten rechtzeitig durch entsprechende Hörgeräte verbessert, doch dazu später mehr.

Gedächtnis: Das Gedächtnis bezeichnet die Fähigkeit, aufgenommene Informationen umzuwandeln, zu speichern und wieder abzurufen. Unterschieden wird in das Ultrakurzzeitgedächtnis, das Kurzzeitgedächtnis und das Langzeitgedächtnis, welche an verschiedenen Orten im Gehirn in sehr komplexen Netzwerken lokalisiert sind (J.Kim et al; Nature 2025; 637: 663-672).

Sprache: Sprache ist die Fähigkeit, Gedanken und Gefühle durch gesprochene Worte auszudrücken. Sie ist ein Instrument der Kognition, das uns ermöglicht, zu kommunizieren und Informationen über uns selbst oder die Welt zu organisieren und Dritten zu übermitteln. Die Kunst der Rede (Rhetorik) gilt seit der Antike als wichtige Disziplin, die insbesondere in den meinungsbildenden Prozessen eine Rolle spielt. Nicht zu unterschätzen ist hierbei die Stimmgebung oder Sprachmelodie (Prosodie), die eine hoch komplexe koordinative Leistung darstellt und eine wichtige Verbindung zur Musik darstellt.

Lernen: Lernen ist ein Prozess, bei dem Informationen in den Verstand aufgenommen und dabei verändert werden. Diese Informationen wiederum werden dazu verwendet, sie in unser früheres Wissen zu integrieren und es zu erweitern und natürlich sollte das Lernen nicht auf die Kindheit beschränkt sein. Im Alter lässt die Bereitschaft, Neues zu lernen häufig nach.

Denken und Reflektieren: sind für alle kognitiven Prozesse grundlegend. Das Denken erlaubt uns, alle Informationen, die wir erhalten, zu integrieren und durch Reflektieren Beziehungen zwischen Ereignissen und Wissen herzustellen. Dafür werden logisches Denken, Synthese und Problemlösung (exekutive Funktionen) benötigt. *Der Wahlspruch der Aufklärung, „Habe Mut, dich deines eigenen Verstandes zu bedienen!"* wird bis heute sehr oft vernachlässigt, obwohl in unserer Zeit der schier unendlichen Informationsflut gerade dieser Fähigkeit für die Evolution des Menschen eine ganz besondere Bedeutung zukommt. Im Alter bedeutet Reflektieren auch die Bereitschaft, **seine eigenen Überzeugungen („das war schon immer so")** zu hinterfragen. Wer möchte schon gerne seine liebgewordenen Überzeugungen erschüttern und im Alter fällt das besonders schwer.

Neugier, kein Privileg der Jugend!
Eigentlich sollte es nicht schwer sein, sich die Hilfsfunktionen der Kognition zu bewahren. Aufmerksam durchs Leben gehen macht dieses überhaupt erst interessant, und zur Aufmerksamkeit gehört es, die Menschen um sich herum und die Geschehnisse in der Welt bewusst wahrzunehmen. Neugier und Interesse am Leben sind ein hohes Gut. Sie sollten kein Privileg der Jugend sein und dazu gehören die Bereitschaft, Neues lernen zu wollen und alle Dinge zu reflektieren, für die es sich lohnt, zu leben.

2.9 Demenz – der Niedergang des Kognitiven

Unterscheidung nach Arten und Verlauf der Demenz
Wenn man sich vor Augen führt, welche Bedeutung der Bewegung bei der Entstehung und Entwicklung des Geistigen zukommt, dann liegt der Schluss nahe, es ist nicht das hohe Alter, das die Demenz fortschreiten lässt, sondern die von Jahr zu Jahr nachlassende Bewegung, mangelnde Neugier,

soziale Isolation und die nachlassende Bereitschaft, sich zu wandeln. Alzheimer ist demnach keine schicksalsgegebene Alterskrankheit, sondern auch eine Folge eines ungesunden Lebensstils, welcher viel mit eingeschränkter Bewegung zu tun hat, was in zahlreichen wissenschaftlichen Studien belegt werden konnte (G. Livingston et al. Lancet 2024; 404: 572-628).

Einteilen lassen sich die Demenzen nach ihrer Art im Wesentlichen in **drei Gruppen** und nach ihrem zeitlichen Verlauf in **drei Phasen**. Die Art der Demenz bezieht sich auf die unterschiedlichen krankhaften Veränderungen im Gehirn der Betroffenen, der Verlauf dagegen bezieht sich auf die körperlichen und geistigen Auswirkungen der Krankheit.

Die drei Arten der Demenz
Die häufigste Form der Demenz ist die Alzheimer-Krankheit. Alois Alzheimer fand vor mehr als 100 Jahren im Gehirn einer Patientin Eiweißablagerungen und mittlerweile weiß man, dass sich die schädlichen Eiweiße in den Nervenzellen selbst und an den Verbindungen zwischen den Nervenzellen anlagern. Diesem Prozess wird die Mehrzahl (65 %) der Demenzfälle zugeordnet und er ist eine Folge des Abbauprozesses des Gehirns im Alter. Diese Eiweißablagerungen (sog. Amyloid-Plaques und Tau-Fibrillen) im Gehirn finden sich aber auch bei Menschen, die während ihres Lebens nie Anzeichen einer Demenz hatten, so dass wahrscheinlich weitere, noch nicht genau bekannte Kofaktoren eine wichtige Rolle beim Zustandekommen der Erkrankung spielen. Hier spielen neben den klassischen Gefäßrisikofaktoren (Bluthochdruck, Diabetes, Fettstoffwechselstörungen und Rauchen) auch chronische Entzündungsprozesse, die Ernährung und eben auch die mangelnde körperliche Aktivität eine wichtige Rolle.

Bei der zweiten Gruppe, der gefäßbedingten, sog. vaskulären Demenz, mit rund 30 % Anteil an den Demenzformen ist die Krankheit nicht die Folge speziell des Alters, sondern zahlreicher, meist kleiner Durchblutungsstörungen im Gehirn, die zu kleinen Mini-Schlaganfällen (Infarkten) führen können. In der Mehrzahl ist die vaskuläre Demenz eine Folge der unkontrollierten Gefäßrisiko-faktoren, die man auch als „Demenzbeschleuniger" bezeichnen könnte. Was man dagegen tun kann ist klar: gesünder leben.

Die Gruppe drei sind die 5 % der Demenzen, die durch andere, potenziell behandelbare Erkrankungen verursacht werden. Hierzu zählen Gehirntumore, Schilddrüsenunterfunktion, Vitamin-B-12-Mangel, Gehirnentzündungen, chronischer Gehirndruck, Schlaganfälle oder erblich bedingte Erkrankungen. Aus diesen Gründen gehört zu jeder Demenzabklärung eine gründliche internistische und neurologische Untersuchung.

Die drei Phasen des Verlaufs einer Demenz
Wenn man die Diagnose Demenz zur Kenntnis nehmen muss, bringt das Ängste, Unsicherheit und Sorgen mit sich. Besonders auch deshalb, weil die Krankheit immer noch nicht heilbar ist und allenfalls der Verlauf verzögert werden kann. In der Medizin spricht man dann von Sekundärprophylaxe, also davon, bei bereits bestehender Diagnose den Verlauf der Erkrankung zu verzögern bzw. positiv zu beeinflussen. Auch hierbei spielen viele Lebensstilfaktoren eine wichtige Rolle, wie wir später noch detaillierter ausführen werden.

» Alle geistigen Bereiche sind betroffen.

Die Beeinträchtigungen durch die Altersdemenz umfassen alle geistigen Bereiche: das Denken, die Emotionen und die sozialen Fähigkeiten. Gestört sind die Sprache, die Motorik, das Identifizieren und schließlich die Exekutivfunktionen, also Planen, Organisieren und Reihenfolgen einhalten.

Am Anfang der Erkrankung stehen Störungen des Kurzzeitgedächtnisses und der Merkfähigkeit. Es beginnt mit Defiziten bei der Aufmerksamkeit, Konzentration und dem Lernen, beim Merken und dem Sprachfluss. Auch die Feinmotorik lässt in dieser Phase schon etwas nach. Man vergisst Termine, fühlt sich leicht reizbar und an unbekannten Orten allein unsicher. Auf einem Bein stehen oder balancieren sind oft schon kaum mehr möglich.

Im mittleren Stadium ist das Gedächtnis schon deutlich betroffen und es folgen Störungen in der Orientierungsfähigkeit oder bekannte Personen werden nicht mehr erkannt. Immer weniger können die Betroffenen auf das Langzeitgedächtnis zurückgreifen, so dass man auch die im Leben erworbenen Kenntnisse, Fähigkeiten und Fertigkeiten verliert. Sie leben vermehrt in der eigenen Realität und wenn sie in Situationen kommen, die sie nicht einschätzen können, reagieren sie zuweilen aggressiv oder mit unbegründeten Ängsten. Die betroffenen Menschen sind in sich gekehrt und häufig kommt es zu Verhaltens- und Wesensveränderungen.

Im fortgeschrittenen Stadium **verlernen die Patienten altbekannte Fertigkeiten und erkennen auch nahestehende Personen und alltägliche Gegenstände nicht mehr wieder.** Im Alltag findet man sich nicht mehr allein zurecht, auch Bewegungsabläufe werden unsicher, so dass selbst einfache Tätigkeiten, wie Waschen, Anziehen und Essen kaum noch gelingen. Als Folge benötigen die Patienten jetzt zunehmend pflegerische Unterstützung. **Da auch die Gefühle ein Produkt des Geistes sind, sind auch diese von der Krankheit betroffen.** Patienten, die vorher friedfertig waren, geraten für Außenstehende scheinbar unbegründet in Wutausbrüche. Schuldgefühle und Selbstreflexion nehmen mehr und mehr ab.

Verlust der Beweglichkeit
Bei der senilen Demenz richtet sich die Aufmerksamkeit meist auf den Verfall der geistigen Fähigkeiten. Doch es gibt auch den Verfall der Beweglichkeit durch Demenz. Weil es viele körperliche Ursachen gibt, warum im Alter die Beweglichkeit abnimmt, wird er als eine natürliche Begleiterscheinung angesehen und zu wenig in Zusammenhang mit der geistigen Ursache Demenz gebracht.

Ein Grund für den Verfall der Beweglichkeit im Alter ist die Kombination von Eiweißablagerungen im Gehirn (sog. Amyloid-Plaques), verminderter Neuroplastizität und mangelnder sportlicher Betätigung. Demenz und Unbeweglichkeit verstärken sich wechselseitig und wenn die neuronalen Netze des Gehirns im Alter gestört werden, ist die Beweglichkeit das nächste Opfer.

> » **Die Fähigkeit zur Bewegung geht in drei Stufen verloren.**

Die zentrale Aufgabe der neuronalen Schaltkreise ist die Koordination unserer Bewegungsabläufe. Wenn diese Netze im Gehirn brüchig werden, dann werden unsere Bewegungen unsicher und zögerlich. Mit fortschreitender Demenz gehen mehr und mehr Fähigkeiten, sich wie gewohnt zu bewegen, verloren. Der Verlust der Beweglichkeit erfolgt dabei in zwei Stufen: zuerst verliert sich Fähigkeit zu koordinativ fordernden Bewegungsabläufen und erst viel später der zu Bewegungsmustern, die das Gehirn nur wenig fordern.

Den Verlust der Beweglichkeit im Rahmen der Demenz kann man in drei Phasen einteilen
Am Anfang der Erkrankung geht die Balance verloren. Die Bewegungsabläufe werden zögerlich und sobald es uneben ist, wird auch das Gehen unsicher. Schon kleinere Stolperer können zu Stürzen führen und es wird immer schwieriger, einen stabilen Rhythmus zu finden und ihn dann länger zu halten.

Im weiteren Verlauf werden Hilfen benötigt, Geländer für das Treppensteigen, ein Stock für das bloße Spazierengehen und ein Gehwagen fürs Einkaufen. Die Geschicklichkeit im Haushalt, bei der Gartenarbeit oder beim Handwerken geht verloren, bis man diese Dinge gar nicht mehr beherrscht.

Zuletzt führen die senilen Plaques zum vollkommenen Verlust, Bewegung zu steuern und die Muskeln zu koordinieren. Fortbewegung ist nur noch mit dem Rollstuhl möglich, selbstständig essen, waschen und anziehen wird zunehmend schwierig.

2.9.1 Bin ich krank oder nur vergesslich?

Vergesslichkeit, nur ein Mangel an Neugier?
Viele ältere Menschen sehen in der Vergesslichkeit schon die Vorboten einer Alzheimer-Erkrankung. Aber Vergesslichkeit ist im Alter normal. Also Entwarnung? Leider nein! Bei der Hälfte der „vergesslichen Alten" findet man die Ursache im Gehirn und sie sind später auch von Demenz betroffen. Erst einmal abwarten und unbesorgt sein ist also keine Option.

Problematisch wird es, wenn zur Vergesslichkeit hinzu kommt, dass auch die alltäglichen Bewegungen zögerlich und unsicher werden oder die Orientierung nachlässt. Dann sollte der Hausarzt bemüht werden. Es gibt Untersuchungsmöglichkeiten, mit deren Hilfe sich feststellen lässt, ob es tatsächlich eine beginnende Demenz ist.

Was sind die Ursachen der Vergesslichkeit?
Erforscht wird alles und natürlich gibt es auch Studien zur Vergesslichkeit im Alter. Es gibt auch Theorien, die in komplizierten Worten erklären, wie es sein *könnte*. Zuletzt muss die Forschung aber eingestehen: die genauen Ursachen für Altersvergesslichkeit sind nicht bekannt.

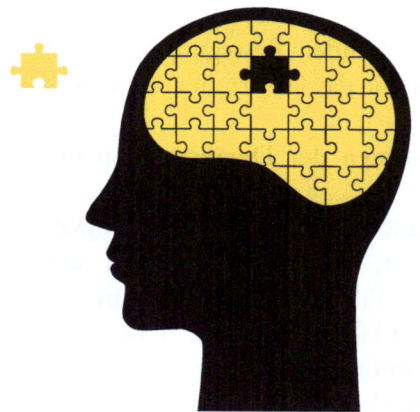 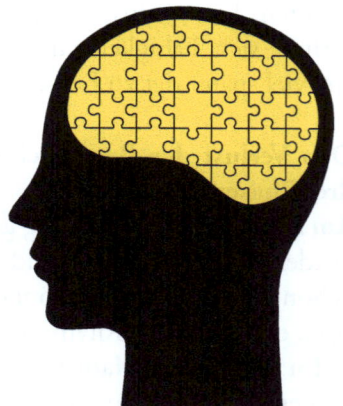

© DragonTiger8 / Stock.adobe.com

Wollte man wissen, warum im Alter so viele Menschen nur vergesslich, nicht aber dement werden, dann müsste man wohl an anderer Stelle als dem Gehirn nach den Ursachen suchen. Vielleicht ist es nicht das Gehirn, sondern die Einstellung alter Menschen zum Leben: mangelnde Aufmerksamkeit, fehlende Neugierde, wenig Interesse an den Mitmenschen und ihren Geschichten, bis hin zu einem gewissen Überdruss an der Welt. Hinzu kommen oft Einschränkungen der Seh- und Hörfähigkeit, die oft verminderte soziale Kontakte und konsekutiv Vereinsamung zur Folge haben.

Begeisterungsfähigkeit des Kindes
Kinder dagegen platzen vor Neugier! Sie wollen alles wissen und das Wort „warum" können viele Eltern nicht mehr hören. Dabei gibt es bei Kindern kein zu viel an Neugier, eher ein zu wenig bei den Älteren. Leider ist uns im Alter abhandengekommen, nach dem Warum zu fragen, wie Kinder neugierig zu sein und die Welt jeden Tag wieder mit Staunen zu betrachten. Alexis Sorbas ist jene berühmte literarische Figur von Nikos Kazantzakis, die sich noch als alter Mann die Neugierde und Begeisterungsfähigkeit des Kindes bewahren konnte:

> *„Er besaß alles ... die schöpferische, jeden Morgen sich erneuernde Naivität, unaufhörlich alles zum ersten Mal zu sehen und den ewigen alltäglichen Elementen Jungfräulichkeit zu geben – dem Wind, dem Meer, dem Feuer, der Frau, dem Brot, die Sicherheit der Hand, die Frische des Herzens und die Tapferkeit, seine eigene Seele zu verlachen ..."*
> (Nikos Kazantzakis: „Alexis Sorbas")

Nur ein Mangel an Neugier?
Vergesslichkeit also ist ein Mangel, ein Mangel an Neugier und Aufmerksamkeit und stattdessen eine zunehmende Interesselosigkeit an den Vorgängen der Welt. Man entfernt sich sozusagen in Trippelschritten langsam von einer Welt, in der man sich auskannte, die aber Jahr für Jahr weniger zu bieten hat.

Demenz dagegen ist eine Krankheit, die dem Menschen Plaque für Plaque das Gedächtnis und die Beweglichkeit nimmt, also Dinge, die im Leben selbstverständlich waren.

Wann ist es Zeit, zum Arzt zu gehen?
Wenn z. B. eine Person, die immer Spaß am Kochen hatte, in die Küche geht und dort nicht mehr weiß, was sie holen wollte, dann ist es Vergesslichkeit. Wenn die Person aber in der Küche steht und nicht mehr kochen kann,

weil ihr die Küchengeräte fremd geworden sind und es auch nicht mehr schafft, gedanklich ein Menü voraus zu planen, dann wird es bedenklich.

Oder wenn man als begeisterter Handwerker in die Werkstatt geht und sich mit den Werkzeugen nicht mehr zurecht findet und im Kopf nicht mehr den Bau eines Vogelhäuschen planen kann, spätestens dann wird es Zeit zum Arzt zu gehen.

Wie bereits oben ausgeführt, könnten eine Vielzahl von Demenzerkrankungen vermieden werden, wenn Einschränkungen der Sinnesfähigkeiten z. B. durch Hörgerät und/oder Brille frühzeitig korrigiert werden, die allgemeinen Gefäßrisikofaktoren, wie Blutdruck, Cholesterin und Blutzucker gut eingestellt werden. Daher hat es Sinn, bereits bei einsetzender Vergesslichkeit im Alter, einen Check der Gehirngesundheit beim Arzt durchführen zu lassen (S.D. Singh, et al. Front. Neurol. 2023; 1291020. https://doi.org/10.3389/fneur.2023.1291020).

Die sicheren Anzeichen einer Demenz
Aus den Beispielen mit dem Küchenfan und dem Hobbybastler, die sich in ihrer gewohnten Umgebung nicht mehr zu Recht finden, lässt sich gut auch eine allgemeine Formel entwickeln, wann es nicht mehr Vergesslichkeit ist, sondern der Beginn der gefährlichen Alterskrankheit:

Wenn aus den Signalen, die aus den Sinnen in die Steuerungszentrale Gehirn kommen, keine planvollen Handlungsanweisungen mehr entwickelt werden und sie in keine sinnvolle Vorgehensweise mehr umgesetzt werden können, dann sollte man sich ernsthafte Gedanken über seinen gesundheitlichen Zustand machen.

Dies lässt sich auch am praktischen Beispiel der Orientierung darstellen. Nach dem Einkauf steht man vor dem Geschäft und weiß plötzlich nicht mehr, wie man nach Hause kommt. Um jetzt einen kurzen und zu Fuß sicheren Heimweg zu finden, ist es notwendig, die „innere Landkarte" zu öffnen. **Wenn auch dies nicht mehr gelingt, ist es wirklich „höchste Eisenbahn".**

2.9.2 Parkinson: intakte Kognition–gestörte Koordination

Kontrollverlust bei der Bewegung
Die Substantia nigra ist eine sehr kleine Region im Gehirn, hat aber große Bedeutung für die Koordination der Bewegung. Sie ist etwa so groß wie ein Schusser und heißt „Schwarze Substanz", weil sie im Gehirn sehr leicht

durch ihre dunkle Einfärbung (Neuromelanin) erkennbar ist. **Von großer Bedeutung ist sie, weil sie nach Bedarf Bewegung anstößt, erhält oder beendet. Bei der Parkinsonerkrankung sterben in der Substantia nigra die Neuronen ab** und die Folge ist der zunehmende Verlust der Kontrolle über willkürliche Bewegungen.

Kontrollverlust bei der Bewegung
Morbus Parkinson ist wie die Demenz eine neurodegenerative Erkrankung, aber im Gegensatz zur Demenz finden sich Eiweißablagerungen in einem wesentlich begrenzteren Maße – eben in Gehirnregionen, die die Bewegungsabläufe kontrollieren. Die Ursachen für die Krankheit sind, wie bei der Demenz, abgestorbene Neuronen und deshalb nicht mehr funktionierende Schaltverbindungen.

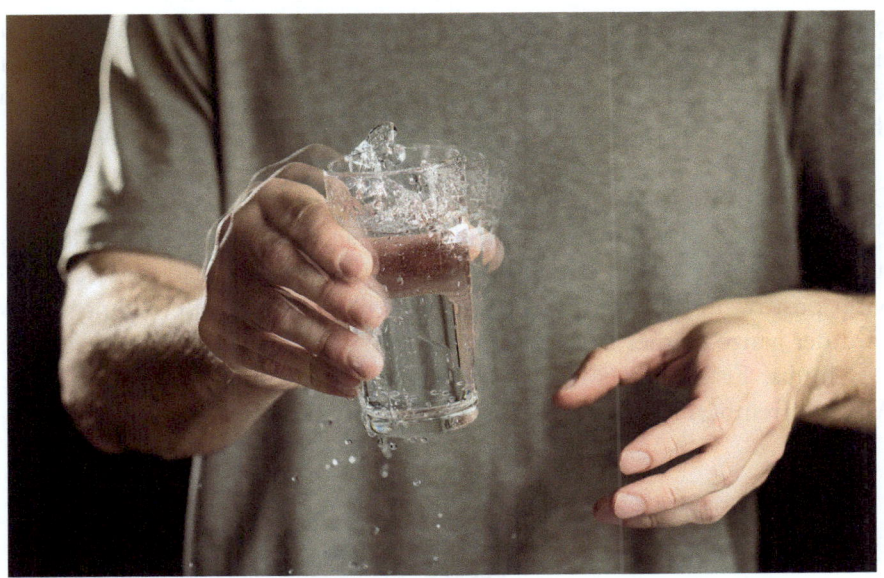

© Алексей Коза / Stock.adobe.com

Gestört werden die neuronalen Netze durch die sog. Lewy-Körperchen, eine besondere Form von Eiweißverklebungen (hier das Eiweiß Synuclein), die speziell dort das Gehirn schädigen. Nur wenige abgestorbene Neuronen in der Substantia nigra und anderen umschriebenen Hirnarealen (im Verhältnis zu den 100 Mrd. des Gesamtgehirns) sind es, aber in der Folge dieser Schädigungen wird der Botenstoff Dopamin nicht mehr ausreichend produziert, und es können die Signalübertragungen im Gehirn zur Kontrolle der weichen Bewegungsabläufe nicht mehr störungsfrei ablaufen.

Das führt dann zu den typischen Symptomen: Zittern (Tremor), verlangsamte Bewegungen (Hypokinese), Muskelsteifigkeit (Rigor) und eine gestörte Haltungsstabilität. Interessanterweise gibt es oft schon Jahre vorher Hinweise auf die Erkrankung, die in der Summe ernst genommen werden und zur Vorstellung beim Neurologen führen sollten. Wenn es zu nicht erklärbaren Einschränkungen des Geruchs, vermehrter Neigung zur Verstopfung und Zunahme unruhiger Träume in der Nacht kommt, können das bereits Jahre vor dem Auftreten motorischer Symptome erste Hinweise auf eine Parkinsonerkrankung sein.

Will man Parkinson in Schach halten, braucht es daher neben der medikamentösen Ergänzung des Botenstoffes Dopamin äußere Gegebenheiten, die dem Gehirn für einen gewünschten Bewegungsablauf in rascher Abfolge gezielte Bewegungskorrekturen abverlangen. Drei erfolgreiche Ansätze dafür sind ein wackliger Untergrund (Balance) ein kleiner schneller Ball (Tischtennis) und Musik mit einem schnellen Rhythmus (Tanzen). Parkinson zu therapieren ist also keine Einzeldisziplin sondern eher ein „Dreikampf".

Der Takt gibt die Bewegung vor
Freude an der Bewegung zu haben und gleichzeitig die körperliche Leistungsfähigkeit zu verbessern, ist das Ziel. Dafür ist Tanzen ideal. Die Musik wirkt positiv auf die Stimmung und gibt den Takt für die Bewegung vor. So wird der ganze Körper beansprucht und die Wirkung im Gehirn macht der Rhythmus. Er erlaubt es, für die einzelnen Bewegungsschritte in schneller Abfolge Tremor, Hypokinese und Rigor zu unterdrücken.

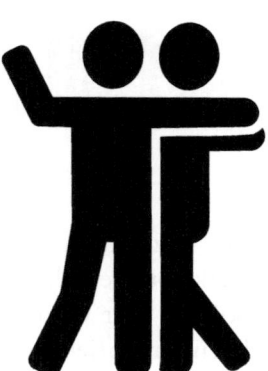

© Miceking / Stock.adobe.com

So bekommt das Gehirn die nötigen Impulse, um den Dopamin-Verlust in der Substantia nigra zu kompensieren. Um positive Effekte zu erreichen, braucht es allerdings Regelmäßigkeit und Wiederholung. Zu empfehlen ist pro Woche ein Tanztraining von mindestens einer Stunde und tägliche praktische Übungen von mindestens 15 min.

Balancieren, wo immer möglich

Heilsamer Stress im Gehirn
Jeder sollte zur Aufrechterhaltung der Mobilität und Vermeidung von Stürzen bei Parkinson regelmäßig balancieren. Wenn der Einbeinstand noch möglich ist, können sie auf dem Wackelbrett im Wohnzimmer, einem Balken im Garten auf dem Rasen, auf jedem Baumstamm am Wegrand oder auf einer Slackline in Abstiegshöhe dieses Training machen. Hierzu wird übrigens auch Tai-Chi gezählt – eine Bewegungsform, die besonders in China praktiziert wird, die nachweislich ebenfalls einen positiven Effekt auf den Verlauf der Parkinsonerkrankung hat (**F. Li. et al.: N Engl J Med. 2012;366:511–9**).

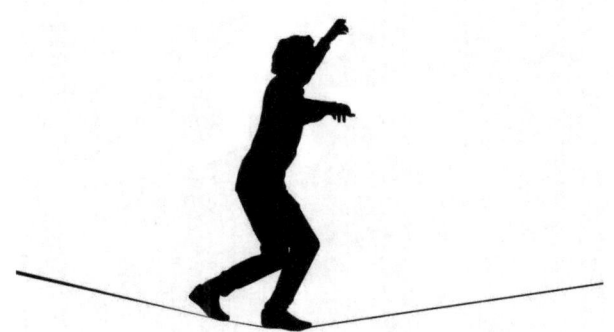

© vouvraysan /Stock.adobe.com

Wichtig ist nur, dass sie mit einfachen, sicher durchzuführenden Übungen beginnen und sich dann langsam steigern. Regelmäßiges Üben, schon ein paar Minuten, dafür aber täglich, ist nötig. Die Wirkung im Gehirn ist die gleiche wie die beim Tanzen. Um nicht zu fallen, müssen die Ausgleichsbewegungen sehr schnell erfolgen und das geht nur, wenn sie vom Gehirn automatisch blitzschnell gestartet und gestoppt werden.

Damit wird jener heilsame Stress ausgelöst, der das Gehirn zwingt, die Bewegungen in Sekundenbruchteilen zu starten und zu stoppen. So werden mit der Zeit Kompensations-mechanismen durch Neuverschaltungen im Gehirn etabliert, und mit viel Fleiß erhält man auch die gewünschte Bewegungskontrolle für den Alltag zurück.

PPP – PingPongParkinson, ein sportliches Gemeinschaftserlebnis
Die Idee, Tischtennis zu spielen, um Parkinson in den Griff zu bekommen, stammt aus Amerika. Dort wurde es als eine Form der Therapie nachweislich erfolgreich eingesetzt. Im Jahr 2017 gelangte die Idee nach Deutschland. Etwa in Dachau, wo sich eine Selbsthilfegruppe gründete, die an den Sportverein TSV 1865 Dachau angebunden ist. Ihre erfolgreiche Arbeit mit Tipps für Betroffene findet man im Netz (parkinsontreff-karlsfeld.jimdofree.com).

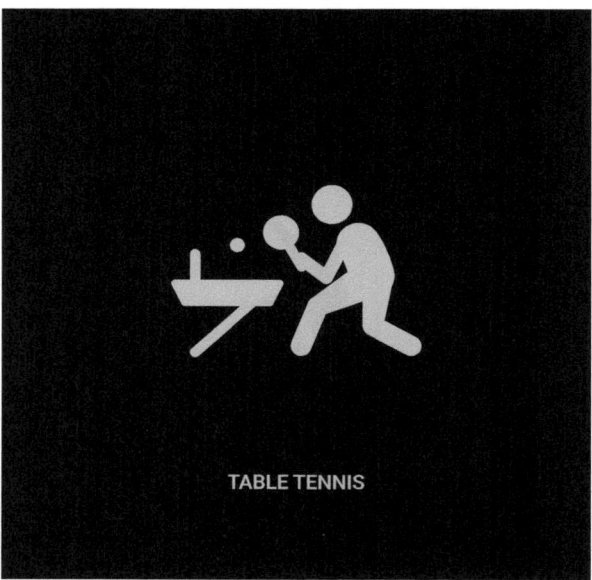

© Meth Mehr / Stock.adobe.com

Das Ziel der Organisation ist, durch das sportliche Gemeinschaftserlebnis an Parkinson Erkrankte aus der Selbstisolation zu holen. So steht das Gruppenerlebnis, der Spaß und nicht zuletzt die Stärkung des Selbstwertgefühls gleichberechtigt neben dem mittlerweile durch Studien bestätigten Therapieerfolg. Schließlich werde in den regelmäßigen Trainingsstunden „Ausdauer, gute Beinarbeit, schnelle Reaktionen und viel Balance" gefordert. Und für das Gehirn ist Tischtennisspielen deshalb so bedeutend, weil der schnelle Ballwechsel gleichsam als Trigger für rasche Bewegungskorrekturen dient. Nach jeder Stunde Training werden die neuronalen Netze im Gehirn ausgebessert oder dort ganz neue Verbindungen geschaffen.

Es gibt begründete Hoffnung
Parkinson gilt bis heute als unheilbare Krankheit. Die Hoffnung, die Krankheit durch gezieltes Bewegungstraining besser in den Griff zu bekommen, gibt es aber mittlerweile. Dies konnte auch in klinischen Studien belegt werden. Für Betroffene mindestens ebenso wichtig sind die Selbsthilfegruppen, die sich mittlerweile lokal, regional und auch bundesweit etabliert haben. Die gesammelten Erfahrungen von Parkinson-Betroffenen, wie man etwa den Krankheitsverlauf zugunsten des Erhalts von Lebensqualität beeinflussen kann, haben mittlerweile auch ihren Weg in die Forschung und den klinischen Alltag gefunden.

> **Tanzen, Balancieren, Tischtennis sind drei Arten von Bewegung, die das Gehirn förmlich zwingen, den Körper unter Kontrolle zu halten.**

Literatur

Weblinks

Vorbemerkung des Autors: https://www.bundesgesundheitsministerium.de/fileadmin/Dateien/5_Publikationen/Pflege/Broschueren/BMG_Ratgeber_Demenz_bf.pdf
Urknall der Bewegung: https://www.mpg.de/12791000/schwamm-evolution
Neuronen Reizweiterleitung: https://www.gehirnlernen.de/gehirn/nervenzelle-reizweiterleitung-und-reizverarbeitung/
Evolution der Sexualität: https://de.wikipedia.org/wiki/Sexualit%C3%A4t
Kognition: https://de.wikipedia.org/wiki/Kognition
Kognition: https://www.medien.ifi.lmu.de/lehre/ws0506/mmi1/kognitive-faehigkeiten.xhtml
Ratgeber Demenz (BGM): https://www.bundesgesundheitsministerium.de/fileadmin/Dateien/5_Publikationen/Pflege/Broschueren/BMG_Ratgeber_Demenz_bf.pdf

Vergesslichkeit: https://www.alzheimer-bw.de/grundwissen-demenz/demenz-oder-normale-vergesslichkeit/

Parkinson: https://www.apotheken-umschau.de/krankheiten-symptome/neurologische-erkrankungen/parkinson-krankheit-symptome-ursachen-therapie-733737.html

Parkinsontreff Karlsfeld: https://parkinsontreff-karlsfeld.jimdofree.com/

3

Die Bedeutung von koordinativer Bewegung für die Erneuerung des geschädigten Gehirns

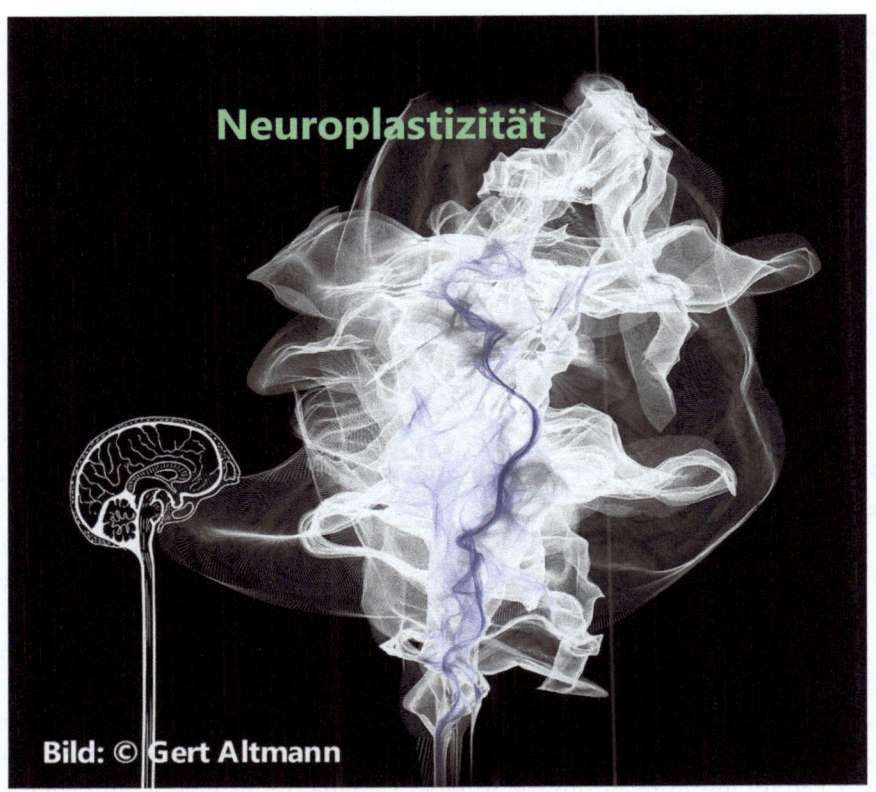

Bild: © Gert Altmann

Inhalt dritter Abschnitt

Im Abschnitt „Das Gehirn" wird dargestellt, wie durch ein sorglos geführtes Leben das Gehirn geschädigt und wie durch zielgerichtete Bewegung einzelne Bereiche wieder erneuert werden können. Im Besonderen wird erläutert, was „Neuroplastizität" ist und wie sie gezielt durch vielfältige und koordinativ anspruchsvolle Bewegung ihre heilsame Wirkung im geschädigten Gehirn entfalten kann, damit es im Alter gesund bleibt.

3.1 Was schädigt das Gehirn?

Die Folgen sorglosen Lebens

Mäßiger Alkoholkonsum, Stress, Nikotin und ungesundes Essen schaden dem Gehirn meist nicht sofort. Aber sie wirken indirekt. Sie verursachen unterschiedlichste gesundheitliche Probleme im Blut, in den Organen oder beim Stoffwechsel. Diese führen dann, wenn sie chronisch werden, zu den Schädigungen in den neuronalen Netzen des Gehirns. Von der Lancet Commission, der weltweit anerkannten Institution zu den Fragen um Demenzvermeidung wurden im Juli 2024 vierzehn vermeidbare Gründe für die Ursache der Alters-Demenz (Alzheimer) genannt:

> **„14 Ursachen"**
>
> Die *Lancet*-Kommission schätzt, dass 45 % der weltweiten Demenzerkrankungen auf 14 Faktoren zurückzuführen sind: mangelnde Bildung, Hörverlust, Sehverlust, Bluthochdruck, Rauchen, Fettleibigkeit, Depression, körperliche Inaktivität, Diabetes, übermäßiger Alkoholkonsum, traumatische Gehirnverletzungen, Luftverschmutzung, soziale Isolation und hoher LDL-Cholesterinspiegel (Zitat aus dem Bericht der Lancet Commission; G. Livingston, et al. 2024 The Lancet Lancet 404:572-628).

Die vierzehn Gründe der Schädigungen des Gehirns und was man dagegen tun kann

Bluthochdruck etwa gilt als Risikofaktor für Demenz, weshalb man die Werte regelmäßig kontrollieren und einstellen lassen sollte. Das Ziel sind regelmäßige Blutdruckwerte unter 140/90 mmHg.

Gleiches gilt für **Cholesterin**. Zu hohe Werte sind unbedingt zu vermeiden und können durch Bewegung und/oder Medikamente gesenkt werden.

Übergewicht schädigt und besonders gilt es, die Fettleibigkeit am Stamm (z. B. den Bierbauch) zu verhindern. Da bei dieser Fettverteilungsform meist auch Fettansammlungen um die inneren Organe durch Freisetzung entzündungsfördernder Botenstoffe (sog. Adipokine) deren Funktion deutlich beeinträchtigen können.

Die **Blutzuckerwerte** sind unbedingt zu beachten. Man sollte sie regelmäßig kontrollieren und Diabeteserkrankungen nach Möglichkeit verhindern.

Durch **Herzrhythmusstörungen** wird das Gehirn nicht ausreichend mit Nährstoffen und Sauerstoff versorgt. Sie gelten deshalb als ebenfalls Demenz-Risikofaktor.

Gegen **Infektionen** wie die Gürtelrose kann man sich impfen lassen. Chronische Entzündungen – oft eine Folge von nicht ausgeheilten Infektionen – können den Körper ebenfalls mit Zytokinen überschütten, die sich negativ auf die Organe auswirken. Sie gelten daher ebenso als Risikofaktor für die Demenz.

Gegen **Bewegungsarmut hilft Sport treiben. Er** regt die Muskelzellen zur Produktion von neuroprotektiven Substanzen (Myokine) an und schützt so die Nervenzellen vor Beschädigungen.

Chronischer Schlafmangel ist gefährlich, denn vor allem im Schlaf werden die für Demenz verantwortlichen Eiweißablagerungen im Gehirn abtransportiert.

Einsamkeit ist ein großes Problem im Alter und gilt als Demenzbeschleuniger. Unbedingt gilt es, mit anderen Menschen in Kontakt zu bleiben und seine Beziehungen zu pflegen. Um Einsamkeit zu verhindern, sollten auch so einfache Dinge, wie seine **Brille und das Hörgerät einstellen** zu lassen, nicht vernachlässigt werden. Nur so kann man vernünftig am sozialen Leben teilnehmen.

Mangelnde Bildung: natürlich kann Versäumtes in der Kindheit nicht nachgeholt werden, aber Bildung ist eine Lebensaufgabe.

Alkohol und Nikotin: dagegen gibts nur eins: aufhören!

Depression und traumatische Gehirnverletzungen: Hier gilt es, **professionelle Hilfe zu suchen.** Der erste Schritt ist oft, einen Arzt oder Therapeuten aufzusuchen. Psychotherapie und Medikamente (Antidepressiva) sind bewährte Behandlungsmethoden.

Hirnverletzungen: Wiederkehrende, kleine Verletzungen (z. B. Gehirnerschütterung oder Commotio) erhöhen das Risiko für krankhafte Eiweißablagerungen im Gehirn. Dies konnte auch für bestimmte Kontaktsportarten, wie *American football* gezeigt werden. Also denken Sie an den Helm, wenn Sie Fahrrad fahren.

3.2 Wie tickt das Gehirn?

Koordination, Kognition, Erneuerung

Zumeist wird das Gehirn in **Regionen** eingeteilt, denen unterschiedliche Funktionen zugeordnet werden. Für die Fragen nach geistiger Gesundheit im Alter und zur Vorbeugung von Alzheimer ist eine Einteilung in **Arbeitsweisen des Gehirns** hilfreich. Arbeitsweisen kennt das Gehirn genau drei: Koordination, Kognition (die Arbeitsweisen des Tages) und Organisation (die Arbeitsweise der Nacht).

Koordination: was ich körperlich zu leisten vermag

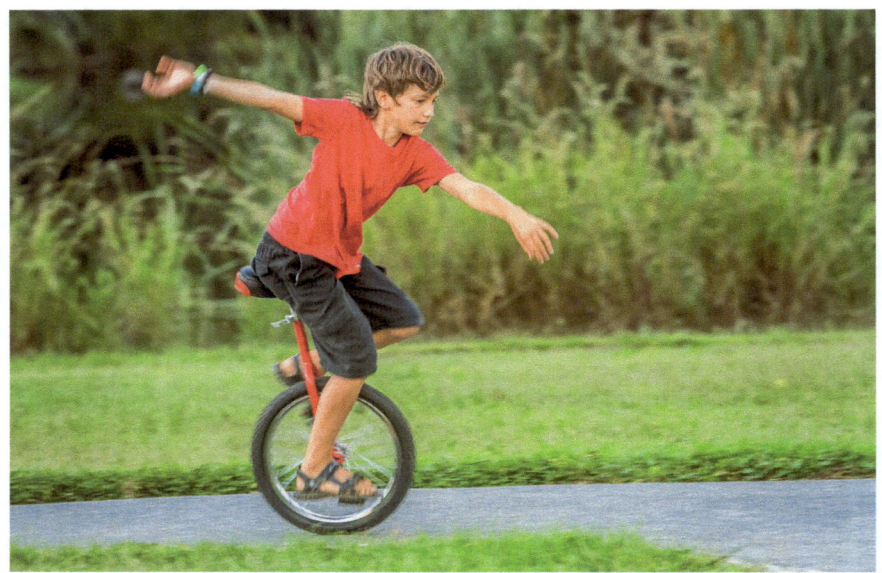

© Alena Yakusheva/Stock.adobe.com

Die Arbeitsweise **Koordination** ist jene, für die das Gehirn aller Lebewesen entstanden ist. Sie ermöglicht ihm, die unzähligen Muskeln so zu koordinieren, dass sich der Körper in der gewünschten Weise bewegt. Dazu braucht es die Netze innerhalb des Gehirns selbst und die Verbindungen hinaus zu allen Muskeln. Koordination ist also ein Produkt des gesamten neuronalen Netzwerks. Und je nach Koordinationsvermögen ergibt sich, was man körperlich zu leisten vermag.

3 Die Bedeutung von koordinativer Bewegung für die Erneuerung …

> **Definition der Koordination**
>
> „Unter Bewegungskoordination verstehen die Bewegungs- und die Trainingswissenschaft den Prozess und das Ergebnis des Zusammenwirkens verschiedener Wahrnehmungs-, Steuerungs-, Regelungs- und Motorik-Elemente zu einem geordneten, zielgerichteten Bewegungsablauf. Koordinierte Bewegungen sind gleichzeitig oder in geordneter Folge auftretende Muskelaktionen." (Wikipedia: Koordination)

Kognition: was ich geistig zu leisten vermag

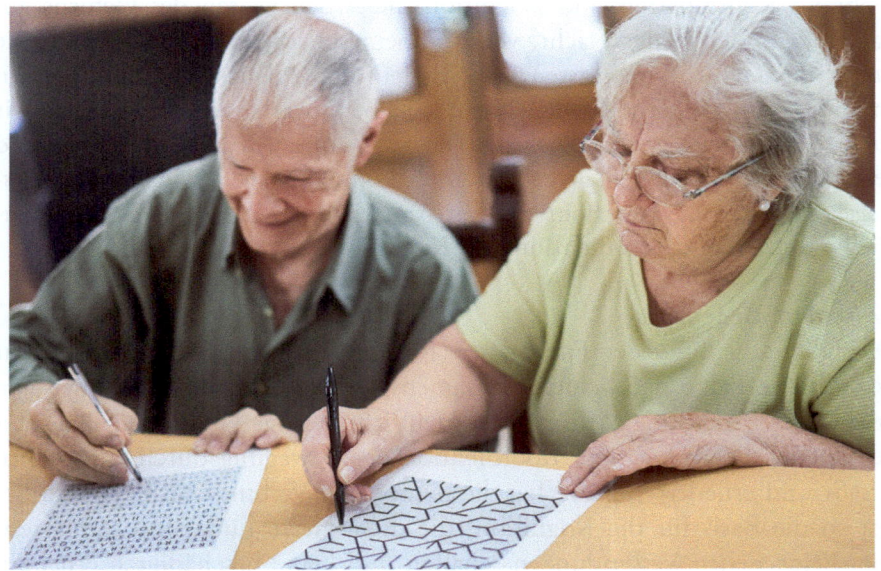

© Robert Kneschke/Stock.adobe.com

Die Arbeitsweise Kognition ist die zweite, in der Evolution viel später entstandene Funktion des Gehirns. Sie hat sich entwickelt, um den Bereich des Geistigen, also der kognitiven Fähigkeiten, auszuführen. Dafür bedarf es „nur" des Austausches zwischen den verschiedenen Gehirnarealen. Das ganze findet also nur im Kopf statt und je nachdem, wie weiträumig, fein und stabil gesponnen die Verbindungen sind, ergibt sich in der Summe, was ich geistig zu leisten vermag.

> **Definition der Kognition**
>
> *„Die Bezeichnung Kognition ist abgeleitet von lateinisch cognoscere (,erkennen' oder ,erfahren') bzw. lateinisch cognitio (,Erkennen') und über das Englische in die deutsche Sprache gelangt. Sehr allgemein kann man Kognition als geistige Aktivität oder Denken verstehen, wobei diese Denkprozesse nicht bewusst ablaufen und nicht rational sein müssen. Viele derzeit übliche Definitionen setzen Kognition mit Informationsverarbeitung gleich."* (Wikipedia: Kognition)

Erneuerung: wie das Gehirn sich funktionsfähig erhält

Während Koordination und Kognition die Arbeitsweisen des Gehirns am Tag sind, findet in der Nacht, völlig unbemerkt, die Erneuerung statt. Sie ist für das Gehirn von existenzieller Bedeutung. All das, was dem Gehirn an koordinativ fordernden Aktivitäten tagsüber abverlangt wird oder was wir lernen, wird so verarbeitet, dass die Netze den zukünftigen körperlichen und geistigen Anforderungen gerecht werden können. Näher wird die Arbeitsweise „Erneuerung" im Beitrag „Was ist Neuroplastizität" dargestellt. Zunächst werden nur Koordination und Kognition gegenüber gestellt.

Besondere Bedeutung

Die Unterscheidung der Funktionen Koordination und Kognition ist zur Lösung der Frage nach einer wirksamen Vorbeugung von Alzheimer von besonderer Bedeutung. Mit ihr wird deutlich, geistige Gesundheit im Alter beginnt bei der Bewegung. Koordination der Bewegung durch das Gehirn schafft und erneuert Tag für Tag die neuronalen Verbindungsnetze und liefert so die Basis für die Kognition, die diese Netze nutzt und stabilisiert, aber keine neuen Verbindungen schaffen und keine beschädigten erneuern kann.

Tägliche Erneuerung der Netze

Wagen wir die Feststellung: Der Mensch besitzt einen Reparaturbetrieb für das Gehirn! Mehr noch, das Gehirn **ist** ein Reparaturbetrieb, vergleichbar mit einem Auto, das sich nach jeder Fahrt, wenn nötig, selbst wartet, innen und außen reinigt und jeden Morgen wieder wie neu in der Garage steht.

Täglich, besonders im Alter, werden Gehirnzellen, Synapsen und Verbindungen zerstört, das ist aber egal. Der Abbau findet ganz langsam statt, jeden Tag werden immer nur ganz punktuell einzelne Nervenzellen zerstört. Das Gehirn hat jedoch viele Milliarden davon und diese können sich in bestimmten Regionen des Gehirns auch noch im hohen Alter erneuern. Sowohl Synapsen- als auch Nervenzellenerneuerung werden durch körperliche Aktivität gefördert.

Die Alzheimer-Demenz ist als das Ergebnis eines langen und kontinuierlichen Abbauprozesses der Nervenzellverbindungen im Gehirn. Der eine neigt mehr dazu, ein anderer weniger, ganz aufhalten kann diesen Prozess aber niemand. Der Abbauprozess, und das ist bei der Demenz so heimtückisch, erfolgt schleichend über viele Jahre.

Aber die gute Nachricht ist, die Folgen der gestern zerstörten Nervenzellen kann das Gehirn, wenn es die entsprechenden Impulse bekommt, zum Teil wieder beheben. Es kann für jede zerstörte Verbindung einen „Minibypass" in die bisher ungenutzten Nachbarregionen bauen und so den neuronalen Schaltkreis für die Koordination der Bewegung und die kognitiven geistigen Aktivitäten intakt halten.

3.3 Erneuerung durch gesunde Ernährung?

Wie Bewegung und Ernährung zusammenspielen
Gleich vorweg: auch eine noch so gesunde Ernährung kann gestörte neuronale Netze im Gehirn nicht wiederherstellen. Für das Reparieren der Schäden ist Bewegung der entscheidende Ansatz, aber durch Ernährung können wir Unterstützung für die optimale Funktion des Gehirns leisten Welche Funktion hat dann die **Ernährung** im Zusammenhang mit geistiger Gesundheit? Dazu stellt sich zuerst die Frage, welche Funktion die Ernährung bei den Vorgängen im Gehirn hat.

Die Nervenzellen in unserer Schaltzentrale kommunizieren über die Synapsen miteinander. Bei jeder Muskelbewegung und jedem Denkvorgang findet zwischen den Gehirnzellen ein intensiver Austausch statt. Zuerst ist es ein elektrischer Stromimpuls, mit dem die Nervenzelle einen Botenstoff (Neurotransmitter) aussendet. Damit wird der synaptische Spalt zur nächsten Nervenzelle überwunden und in rasender Geschwindigkeit werden ganze Netzwerke in Erregung versetzt. Am Ende ergibt das einen Gedanken im Kopf oder eine Bewegung des Körpers.

Da die Botenstoffe aus Aminosäuren - den Grundbausteinen der Eiweiße - aufgebaut werden, die mit der Ernährung zugeführt werden, sollten wir uns möglichst so ernähren, dass die Depots der Botenstoffe immer gut gefüllt sind, aber das Gehirn durch das Essen keinen Schaden erleidet. Weil das Gehirn nur 2 % unserer Körpermasse ausmacht, aber 20 % unserer Nahrungsenergie verbraucht, kommt es darauf an, möglichst *die* Nahrung aufzunehmen, die ausreichend Energie auf gesunde Weise zur Verfügung stellt.

Drei Möglichkeiten der Energieaufnahme: Kohlenhydrate, Eiweiß und Fett

Die drei Möglichkeiten dem Körper Energie zuzuführen sind Kohlenhydrate, Eiweiß und Fett. Eine möglichst ausgewogene Ernährung bedeutet zuerst einmal, diese in geeigneter Weise zusammenzusetzen. Die ideale Zusammensetzung ist nicht bei jedem gleich: wer viel Sport treibt, benötigt eine andere als jemand, der sich wenig bewegt, und wieder eine andere als jemand, der abnehmen will. Sobald man für sich die Mischung der täglichen Energiezufuhr gefunden hat, ergibt sich die Frage, in welcher Form die Kohlenhydrate, Eiweiße und Fette aufgenommen werden.

Kohlenhydrate: Hauptenergielieferant

Kohlenhydrate sind die weitest verbreitete Energiequelle. Sie sind lange haltbar, nährstoffreich (Mikronährstoffe) und der wichtigste Energielieferant in der menschlichen Ernährung. Pro Gramm werden dem Körper 4 kcal zugeführt. Bezüglich der Qualität stehen sich raffinierter Zucker und vollwertige, komplexe Kohlenhydrate gegenüber. Eine vollwertige Mischkost sollte, so die Österreichische Gesellschaft für Ernährung (ÖGE), mehr als 50 % der Energiezufuhr in Form von komplexen Kohlenhydraten enthalten. Zu beachten ist, dass Kohlenhydrate täglich aufgenommen werden müssen, weil der Körper sie nicht länger speichern kann.

Energie für die Regsamkeit

Auswählen kann man aus einer Vielzahl an Getreidesorten und bevorzugen sollte man Brot, Nudeln und Reis aus Vollkorn. Kartoffeln spielen bei uns eine große Rolle. Bei Kohlenhydraten in Form von Zucker ist der Fruchtzucker im Obst dem raffinierten Zucker der Ernährungsindustrie vorzuziehen.

Mit einem gesunden Müsli, mit Hafer, Dinkel- und Buchweizenflocken, mit Nüssen, einem Naturjoghurt und frischem Obst ist für den Tag schon sehr viel gewonnen.

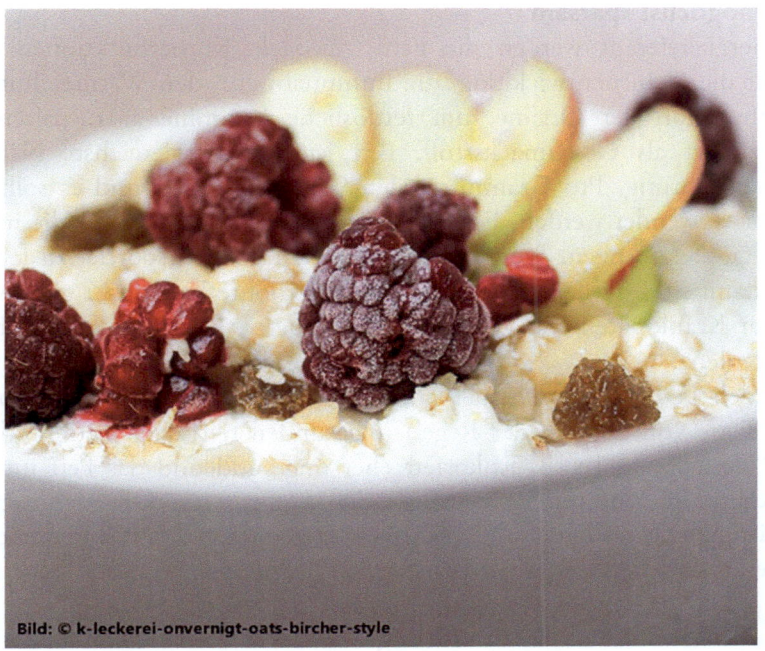
Bild: © k-leckerei-onvernigt-oats-bircher-style

Eiweiß: für Knochen, Muskulatur, Haut und Haare
Eiweiß ist nach Wasser der zweithäufigste Nährstoff im Körper. Pro Gramm Eiweiß werden 4 kcal Energie aufgenommen. Zuständig ist Eiweiß für die Bildung von Knochen, Muskulatur, Haut, Nägeln, Haaren, Transportproteinen, Blutkörperchen, das Wachstum und für ein stabiles Immunsystem. Auch beim Eiweiß ist die tägliche Zufuhr notwendig, weil es im Körper ständig auf-, ab- und umgebaut wird. 10–15 % der täglichen Energiezufuhr sollten bei Erwachsenen vom Eiweiß kommen und hier ist auch wieder zwischen der gesunden und der ungesunden Form zu unterscheiden.

Zur Auswahl für die Eiweißaufnahme stehen tierische und pflanzliche Quellen. Fisch, Geflügel und Eier sind dem roten Fleisch vorzuziehen und magere Eiweißsorten sind besser als fettreiche. Bei den pflanzlichen Quellen für Eiweiß sind besonders die Hülsenfrüchte zu erwähnen. Sie sind die Klassiker unter den pflanzlichen Eiweißquellen: Bohnen, Erbsen, Linsen und Lupinen.

Fette: möglichst sparsam

Als Energielieferant werden die Fette für viele Körperfunktionen benötigt: für die Gehirnentwicklung, die Immunabwehr, den Wärmeschutz, zur Schutzfunktion der Organe, um fettlösliche Vitamine aufzuspalten und nicht zuletzt als Geschmacksstoff. Fett ist der energiereichste Nährstoff in der Ernährung. Pro Gramm werden 9 kcal zugeführt und es sollte nur sparsam verwendet werden. Fette sind deshalb eher geeignet für die intensiven Alltagsbelastungen. Wenn Sportler oder auch Nichtsportler zu fettreich essen, dann sind die Folgen oft gravierend. Erhöhte Fettzufuhr gilt als Auslöser für Krankheiten wie Übergewicht, Diabetes, Herzkrankheiten, Krebs, Altersdemenz.

Bei den Fetten unterscheidet man die (in der Regel) gesunden pflanzlichen Fette von den (in der Regel) ungesunden tierischen Fetten. „In der Regel" deshalb, weil z. B. Kokosfett eher ungesund und das Fett im Fisch eher gesund ist. Und unterschieden werden die Fette und Öle auch nach den ungesättigten, gesättigten und mehrfach ungesättigten Fettsäuren. Letztere sind gesättigten Fettsäuren vorzuziehen.

Deutsche Gesellschaft für Ernährung

- „**Getränke**" stehen als größte Lebensmittelgruppe mit einer täglichen Trinkmenge von rund 1,5 Litern im Zentrum des DGE-Ernährungskreises
- Pflanzliche Lebensmittel wie „**Obst und Gemüse**", „**Hülsenfrüchte und Nüsse**" und „**Getreide, Getreideprodukte und Kartoffeln**" liefern Kohlenhydrate, Eiweiß, Vitamine, Mineralstoffe, Ballaststoffe und sekundäre Pflanzenstoffe. Sie sind die Basis einer gesunden Lebensmittelauswahl.
- Bei der Gruppe „**Öle und Fette**" ist vor allem die Qualität entscheidend. Pflanzliche Öle liefern wertvolle ungesättigte Fettsäuren und Vitamin E.
- Tierische Lebensmittel aus der Gruppe „**Milch und Milchprodukte**" sowie der Gruppe „**Fleisch, Wurst, Fisch und Eier**" ergänzen in kleinen Portionen den Speiseplan.

3 Die Bedeutung von koordinativer Bewegung für die Erneuerung ...

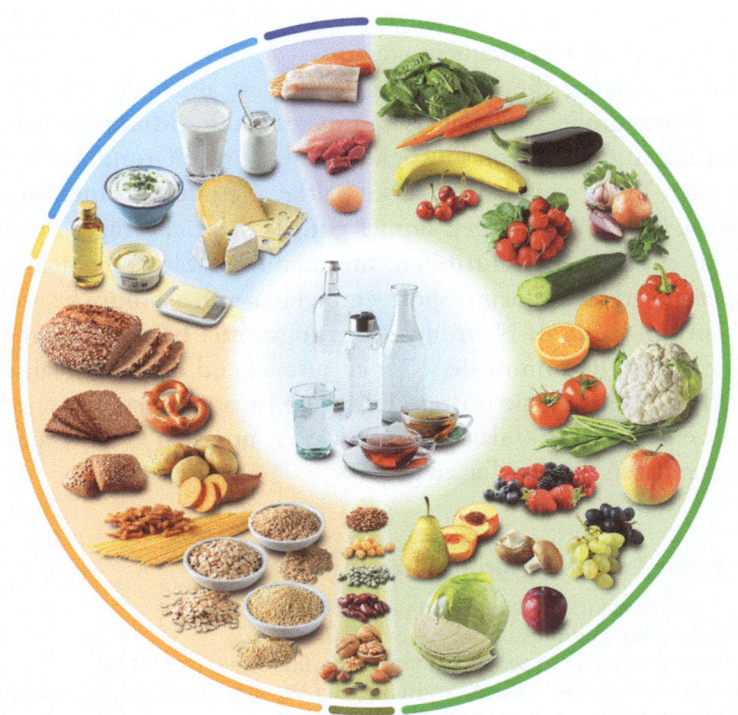

Bild: © Deutsche Gesellschaft für Ernährung

Flüssigkeit: möglichst Leitungswasser
Wasser (H_2O) ist für den Körper ein wichtiger Nährstoff, denn er besteht selbst zu zwei Dritteln aus Wasser. Zu viel Wasser zu verlieren ist gefährlich für die Gesundheit und beeinträchtigt die Leistung - auch die Hirnleistung. Ausreichend trinken ist wichtig für das Elektrolytgleichgewicht. Bei den Elektrolyten unterscheidet man zwischen den Kationen (Natrium, Kalium, Kalzium, Magnesium) und Anionen (Chlor, Bikarbonat, Phosphat, Protein).

Das Wasser im Körper transportiert die Nährstoffe, reguliert die Temperatur, reinigt den Körper und sorgt für genügend Blutvolumen. Auf der anderen Seite leidet der Körper bei zu viel Wasserverlust (Dehydrierung) unter Leistungsverlust, verminderter Erholungsfähigkeit und bezüglich der Gesundheit können Gallen- oder Nierensteine und Harnleiterinfektionen entstehen sowie der Darm geschädigt werden. Im Weiteren lässt die Konzentration nach und die Herzfrequenz steigt.

Die Mindestmenge die man trinken sollte, ist abhängig von Alter, Geschlecht, Körpergröße und der Zusammensetzung (Muskeln, Fett, Knochen). Bei der Aufnahme von Flüssigkeit gilt es, einige Grundsätze zu beachten. Vor allen Dingen sind stark zuckerhaltige Getränke zu meiden, ebenso der Alkohol. Wasser ist dagegen immer gut. Es dient als Träger für die Aufnahme von essenziellen Nährstoffen, um damit das Elektrolytgleichgewicht im Körper zu erhalten. Beim Sport empfehlen sich isotonische Getränke. Einzig Natrium kann als Nahrungsergänzungsmittel beigefügt werden. Alle anderen Zusatzstoffe nimmt der Körper ausreichend über die Nahrung auf und sie schaden eher als sie nützen. Eine gute Faustregel ist: starte jeden Tag gleich mit einem großen Glas (500ml) Wasser, um dem Gehirn ideale Ausgangsbedingungen für dne Tag zu geben.

> **Ergänzende Ernährungsgrundsätze**
> - **Weniger essen:** in der Regel sind wir zu dick
> - **Mehr trinken:** Leitungswasser bevorzugen
> - **Selbst kochen:** zu Hause isst man meist gesünder als im Wirtshaus
> - **Bewusst einkaufen:** frische Produkte vom Wochenmarkt sind den verarbeiteten vom Supermarkt vorzuziehen
> - **Essenszeit:** am Morgen mehr, dafür am Abend wenig essen
> - **Risikofaktoren meiden:** raffinierter Zucker, gehärtete Fette, künstliche Zusatzstoffe
> - **Ballaststoffreiche Kost bevorzugen:** Vollkornprodukte, Erbsen, Gemüse, Salat
> - **Essen in Ruhe einnehmen:** Mahlzeiten sollen ein Genuss sein und Freude bereiten
> - **Keine fette Belohnung:** sich nach dem Sport mit dem Burger zu belohnen ist eine Bestrafung für den Körper
> - **Gesunde Ernährung** beginnt damit, sich darüber zu informieren (z. B. Deutsche Gesellschaft für Ernährung, https://www.dge.de/)

» Gesunde Ernährung ist wichtig, damit die Schaltkreise im Gehirn nicht geschädigt werden. Sportliche Bewegung sorgt dafür, dass Schäden repariert werden.

3.4 Erneuerung aus der Apotheke?

Teuer und meist nutzlos
Mit Medikamenten ist Alzheimer bis heute nicht beizukommen und das bleibt wohl noch sehr lange so. Drei Ansätze wären denkbar: ein Mittel, das bewirkt, dass die schädlichen Stoffe erst gar nicht ins Gehirn gelangen (Vorbeugung), eines, das die körpereigene Barriere im Gehirn stärkt und eines, das die Eiweißverklebungen im Gehirn wieder auflöst (Behandlung).

Ein Mittel zur Vorbeugung?
Zur Vorbeugung gegen Alzheimer gibt es nur eine Möglichkeit: gesund leben. Möglichst so gesund, dass gehirnschädigende Krankheiten (ständiger Stress, chronischer Bluthochdruck, Fettleibigkeit, Cholesterin u. a.) vermieden werden. Wer sie nicht vermeidet, muss damit rechnen, dass Gehirnzellen und Synapsen schneller absterben. Seit Jahrzehnten wird weltweit nach einem Wirkstoff geforscht, aber bisher haben wir noch kein sicher effektives Mittel zur Verfügung.

Hoffnung Antikörper: Du kommst hier nicht rein!
Was Anlass zur Hoffnung geben könnte, wäre ein **Mittel zur Stärkung der Blut-Hirn-Schranke.** Diese Barriere verhindert ohnehin das Schlimmste. Sie filtert viele Giftstoffe heraus, die über das Blut ins Gehirn gelangen, ist aber von Natur aus bereits optimiert. Sie ohne schädliche Nebenwirkungen durch ein Medikament weiter zu verbessern, ist schwer vorstellbar. Diese natürliche Schranke im Gehirn unterscheidet heute schon genau „was darf rein und was nicht", was insbesondere für große Moleküle wie Eiweiße gilt.

Ein Mittel zur Behandlung?
Hier scheint sich nun gerade ein interessanter Ansatz zu entwickeln, denn erste Studien konnten zeigen, dass durch bestimmte Substanzen, sog. monoklonale Antikörper, die spezifisch Amyloid-Plaques auflösen, in Frühphasen der Erkrankung sich auch das Gedächtnis wieder verbessern lässt. Allerdings traten auch einige Nebenwirkungen auf, die den Einsatz nach erwarteter Zulassung wohl nur in einem sehr beschränkten Umfang möglich machen. Ausserdem ist das beschriebene Medikament Lecanemab als Antikörper ein großes Eiweißmolekül und erreicht durch die alleinige Gabe über die Vene wahrscheinlich gar nicht in ausreichendem Maße das Gehirn, Der Effekt konnte durch gezielten Ultraschall, welcher in den betreffenden Regionen vorübergehend die Blut-Hirn-Schranke für Eiweißmoleküle öffnet, verbes-

sert werden (AR Rezai, et al.: *N Engl J Med 2024;390:55–62)*. Weitere Studien werden noch klären müssen, ob sich dann ein besseres Nutzen-Risiko-Profil der Antikörper erreichen lässt.

Medikamente als Tabletten: teuer und nutzlos?

Hinzu kommen eine Vielzahl von Mitteln, die „Zellen schützen", „Durchblutung verbessern", „Gedächtniskraft stärken" und „Altern vorbeugen" sollen, deren Wirkung aber nie in großen klinischen Studien belegt wurde. Diese sind zwar rezeptfrei, aber meist teuer und können daher medizinisch nicht empfohlen werden. Auch wenn wir alle gerne „die Pille" hätten, derzeit sind die dargestellten Lebensstiländerungen eindeutig die effektivere Variante.

Rezepte oder Lebenswandel?

Schon der Naturheilkundler Sebastian Kneipp (1821–1897) wusste **„Gesundheit bekommt man nicht im Handel, sondern durch den Lebenswandel".** Auch heute noch, mehr als 100 Jahre nach Sebastian Kneipp, werden große Hoffnungen darauf gesetzt, dass die Forschung bald einen Wirk-stoff finden wird, der es uns ermöglicht, ohne eigenes Zutun im Alter geistig gesund zu bleiben. Darauf sollten wir aber nicht warten, sondern gleich ab heute unseren Lebensstil ändern.

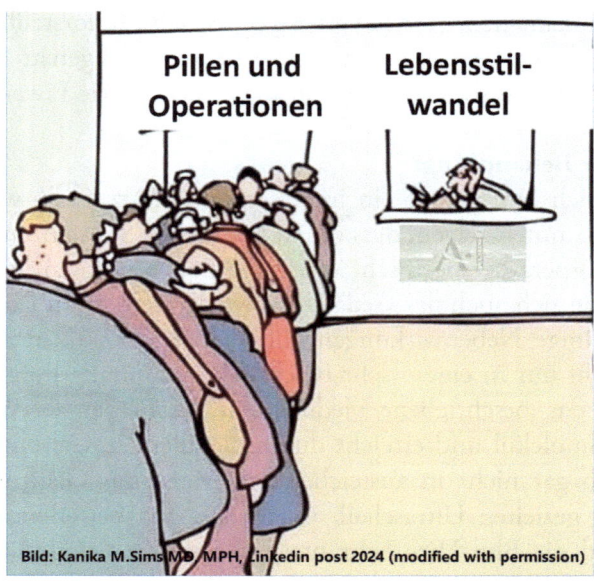

Die gute Nachricht: wir können etwas tun!
… aber es geht nicht mit Pillen oder Operationen

Bild: Kanika M.Sims MD/MPH, LinkedIn post 2024 (modified with permission)

> **Übersicht**
>
> **Die Formel für den Wirkstoff geistiger Gesundheit im Alter gibt es längst:**
> <u>R</u>egelmäßig <u>a</u>usgeführte und <u>v</u>ielseitig <u>k</u>oordinativ <u>a</u>nspruchsvolle <u>B</u>ewegung (**RAVKAB**).

3.5 Die Kategorien der Bewegung nach ihrer Wirkung im Gehirn

Netzbau – Netzerhalt – Netzerneuerung
Menschen im Alter, die ihre geistige Gesundheit nicht dem Zufall überlassen wollen, haben ein großes Interesse daran, welche Arten der Bewegung für ihre spezielle Situation besonders geeignet sind. Um als Einzelner besser verstehen zu können, wie Demenz zu verhindern ist, sollten deshalb von den Fachleuten die unzähligen Arten der Bewegung in Kategorien eingeteilt werden, in Kategorien bezüglich ihrer Wirkung im Gehirn. Dafür bieten sich exakt drei Kategorien an:

3.5.1 Netzbau: Bewegung des Kindes

Beschreibung: Die Kategorie Netzbau kann man auch als die „**Bewegung des Kindes**" bezeichnen. Es lernt alles neu und schafft sich damit die neuronalen Schaltkreise für das ganze Leben, Gehen, Radfahren, auf Bäume klettern, Balancieren, Tanzen und so vieles andere. Je mehr und je feiner die Netze gesponnen werden, desto leichter geht dann das Lernen. Im Alter ist der **Neubau** von Netzen ungemein schwieriger, aber möglich. Mit 60 Jahren mit dem Yoga anzufangen, sich auf der Slackline zu versuchen oder Tennis ganz neu zu erlernen, kostet Überwindung und viel Übung führt aber nachweislich auch dann noch zum Aufbau neuronaler Netze.

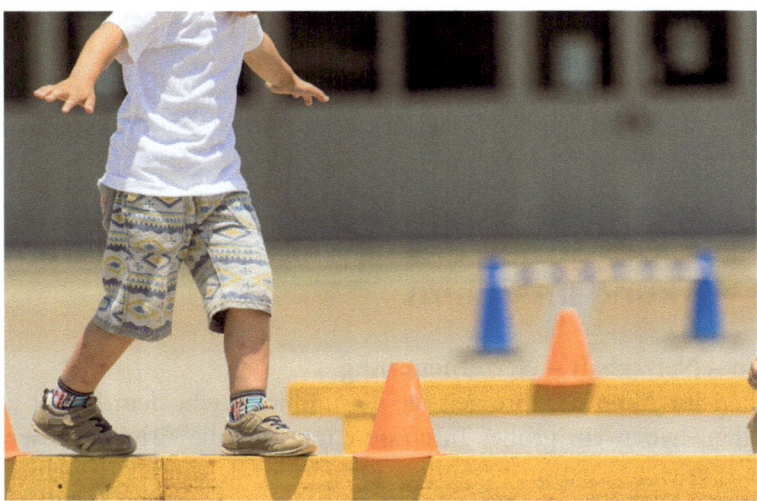

© tayukaishi/Stock.adobe.com

Wirkung: Die Wirkung von Netzbau im Gehirn ist in jedem Alter die gleiche: es werden neuronale Schaltverbindungen gebaut, die es zuvor nicht gab. Gebaut werden sie vom Gehirn, um die entsprechenden Muskeln so zu koordinieren, dass die Bewegungen wie gewünscht ausgeführt werden können. Für die kognitiven Eigenschaften bedeuten die neu geschaffenen Netze, dass der Horizont erweitert und der Geist beflügelt wird.

Anwendung: Netzbau betreiben Kinder automatisch, denn sie haben den natürlichen Drang sich zu bewegen und sich auszuprobieren. Weil dieser natürliche Drang mit zunehmenden Alter nachlässt, sollten alte Menschen sich stets die positive Wirkung der Bewegung auf Körper und Geist vergegenwärtigen. Den appellativen Charakter dieser Wechselwirkung hat schon der römische Dichter Juvenal (78 n. Chr.) in dem auch heute noch oft zitierten Spruch zusammengefasst: *Ut sit, orandum est, mens sana in corpore sano. - oder zu deutsch: man sollte darum beten, dass sich ein gesunder Geist mit einem gesunden Körper verbinden möge*

3.5.2 Netzerhalt: Bewegung des Alltags

Beschreibung: Netzerhalt ist die Bewegung, die unsere Netze im alltäglichen Leben gesund erhält. Diese Bewegung der sechs Jahrzehnte zwischen Kindheit und Alter kann man auch als Kategorie **„Bewegung des Alltags"** bezeichnen. Sie bewirkt im Detail den Erhalt und die Stabilität aller je gebauten Schaltkreise. Nur was regelmäßig genutzt wird, bleibt erhalten: „use it or lose it". Zum Netzerhalt braucht es also im Wesentlichen, dran zu bleiben und auch mit zunehmendem Alter wie bisher seinen täglichen Aktivitäten nachzugehen.

Wirkung: Die Wirkung der alltäglichen Aktivitäten im Gehirn ist eine Stabilisierung der bestehenden neuronalen Netzverbindungen. Durch die ständigen Herausforderungen für das Gehirn zur Koordination von Bewegung und auch zur Lösung von geistigen Aufgaben bleiben die Schaltkreise im Kopf intakt, bzw. werden täglich zum Erhalt der Funktion bedarfsgerecht angepasst. Nicht mehr und nicht weniger.

Anwendung: Bei der Bewegungsart Netzerhalt ist es wichtig, durch regelmäßiges Training die Verbindungen aufrechtzuerhalten. Was wir einmal gelernt haben, steht uns nur im regelhaften und angepassten Gebrauch zur Verfügung. Jeder der ein Instrument spielt, kennt das Problem: Wenn man nicht regelmäßig übt, hört sich die Musik nicht mehr so gut an.

3.5.3 Netzerneuerung: Bewegung des Alters

Beschreibung: Netzerneuerung ist die Bewegung, die unsere neuronalen Schaltkreise im Alter zu reparieren vermag. Als die Kategorie **„Bewegung des Alters"** könnte man das bezeichnen, was im Alter wichtig wird. Spätestens mit Beginn der Rente geht es um das aktive Erneuern des Gehirns.

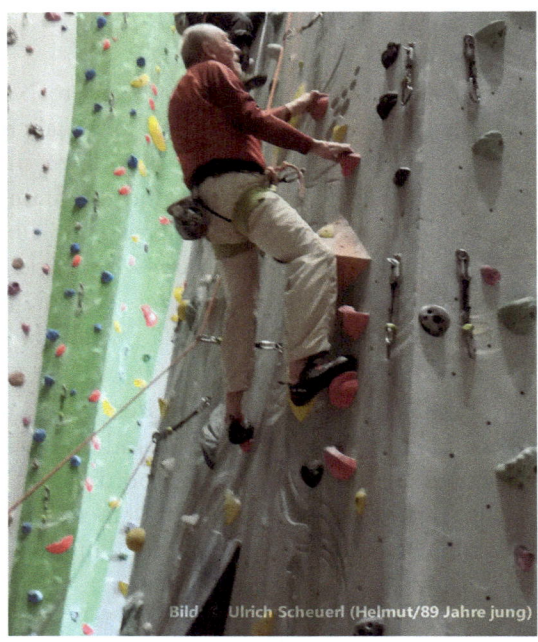
Bild: Ulrich Scheuerl (Helmut/89 Jahre jung)

Koordinativ anspruchsvoll
So sorglos, wie man all die Jahre gelebt hat, hat es Spuren im Kopf hinterlassen. Bei manchen nur ganz wenige, bei anderen aber deutliche. Damit sich diese nicht zum Problem Alters-Demenz auswachsen, gilt es, sich so zu bewegen, dass Netzerneuerung stattfindet.

Wirkung: Bei der Netzerneuerung wird das Gehirn so zur Koordination der Bewegung herausgefordert, dass es Schädigungen in den neuronalen Netzen behebt. Die bestehenden Schaltkreise werden nach Möglichkeit genutzt und überall dort, wo es Lücken gibt, wird das Gehirn gezwungen, neue Wege zu finden. Bewegung, die man auch als „heilsamen Bewegungsstress" bezeichnen könnte. Was man an sportlicher Bewegung schon einmal gekonnt hat, lässt sich in einer Mischung an Herausforderungen wieder erlernen. Manches geht erst wieder nach langem intensiven Training, manches kommt wieder, allerdings erst mit kurzen aber regelmäßigen Einheiten.

Anwendung: Netzerneuerung ist allen dringend anzuraten ist, die sorglos gelebt und damit nicht nur im Körper, sondern auch Schäden im Gehirn verursacht haben. So können auch sie im hohen Alter noch geistige Fitness erhalten. Beides geht nicht: ungesund leben und im Alter träge werden. Führen Sie sich vor Augen, dass nur sie selbst es in der Hand haben, ihr Gehirn jeden Tag neu zu formen und zu erneuern.

3.6 Der Schlaganfall: Zerstörtes kann durch zielgerichtete Bewegung ersetzt werden

Gehen lernen – anstrengend aber möglich
Schadhafte Bereiche im Gehirn zu therapieren und die Patienten wieder in die Lage zu versetzen, ihr gewohntes Leben wie vor dem Schlaganfall zu führen ist tägliche Praxis in den Reha-Einrichtungen. **Jährlich erleiden rund 270 000 Menschen in Deutschland einen Schlaganfall in Form eines Gehirninfarkts oder einer Gehirnblutung. In beiden Fällen ist die Folge, dass bestimmte Gehirnareale nicht mehr ausreichend mit Blut versorgt werden.** Ganze Bereiche von Nervenzellen und Verbindungen sterben ab und können weder geheilt noch reaktiviert werden, wenn nicht innerhalb der ersten Stunden nach dem Auftreten der Symptome eine entsprechende Behandlung durchgeführt wird, die in Krankenhäusern mit spezialisierter Schlaganfallstation zur Verfügung steht. **Da der Schlaganfall – anders als der Herzinfarkt – in der Regel keine Schmerzen verursacht, kommen viele Menschen zu spät in die Klinik.** Als Folge z. B. eines kompletten Schlaganfalls, der eine größere Gehirnregion betrifft, sind dann über 2 Mrd. Nervenzellen, 8,5 Bio. Synapsen und ca. 7200 km Nervenfasern zugrunde gegangen, was einer Alterung des Gehirns von über 25 Jahren entspricht (JL Saver; Stroke. 2006 Jan;37(1):263–6.).

> **Gehen lernen nach dem Schlaganfall – anstrengend, aber möglich.**

Wenn die geschädigten Bereiche und die unzähligen zerstörten Verbindungen nicht mehr zur Verfügung stehen und so Einfaches wie Gehen unmöglich geworden ist, dann gibt es nur eines: die ausgefallenen Funktionen müssen von anderen Gehirnarealen und neu arrangierten Netzwerken übernommen werden. Die Grundlage dafür ist also die Bildung neuer Nervenverbindungen über auswachsende Fortsätze und Synapsen in den gesunden Gehirnarealen. Dieser Prozess benötigt Trainingsfleiß, viel Zeit und verläuft erst einmal „chaotisch". Durch die täglichen Übungseinheiten bilden sich viele neue Verknüpfungen, die aber wieder verkümmern, wenn sie nicht ständig erneut aktiviert werden.

> *Idealerweise wird durch ständiges Training der gestörten Funktionen erreicht, dass die „sinnvollen" Verbindungen aktiviert und stabilisiert werden, wie es in dieser experimentellen Untersuchung mit zwei Nervenzellen in einer Zellkulturschale exemplarisch gezeigt wird.*

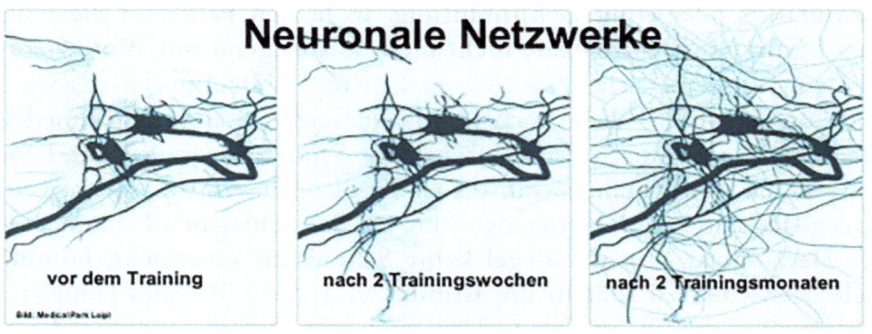

Da das Gehirn genügend gesunde Nervenzellen hat und ein Leben lang lernfähig bleibt, können die Betroffenen zumindest einen Teil der Verluste ausgleichen. Nur ein Drittel der Patienten erholt sich vollständig. Bei anderen bleiben entweder weitreichende Behinderungen oder sie sterben in der Folge des Schlaganfalls. Aber, und das ist die positive Nachricht, anders als früher kann vielen geholfen werden und heute kennen die speziell ausgebildeten Therapeuten die Methoden dafür. Dabei nutzen sie die seit einigen Jahren bekannten Erkenntnisse über die „Neuroplastizität".

3.7 Was ist Neuroplastizität?

Ist das Gehirn formbar wie Plastilin?
Neuroplastizität ist der unbedingte Wille des Gehirns, Bewegung zu ermöglichen. Sie bewirkt die Erneuerung geschädigter Netzverbindungen durch Herstellung neuer Verbindungen, um so die Funktionsfähigkeit des Schaltkreises zur Ausübung eines Bewegungsablaufs zu erhalten. Diese Wirkweise ermöglicht geistige Gesundheit im Alter, auch und besonders nach einem sorglos und oftmals ungesund geführten Leben.

3 Die Bedeutung von koordinativer Bewegung für die Erneuerung …

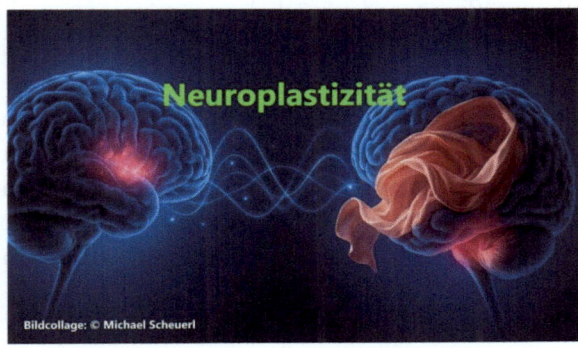

Wie ein Seidentuch

Das Gehirn ist eigentlich eine feste (gallertartige) Masse. Aber das Geistige, das darin stattfindet, gleicht eher einem luftigen Seidentuch. Und so wie ein Tuch sich mit jedem Lufthauch verändert, so verändert sich auch das Geistige, wenn es vom sich bewegenden Körper Impulse bekommt.

Der **wissenschaftliche Ausdruck** „Neuroplastizität" bezeichnet zunächst nur jenes Phänomen, das sich in den Gehirnen eines jeden Lebewesens tagtäglich beobachten lässt. Wortwörtlich könnte man es mit „Formbarkeit des Nervensystems" übersetzen. Das riesige neuronale Netzgeflecht lässt sich demnach jederzeit den erforderlichen Gegebenheiten anpassen (formen).

Und welche Erforderlichkeiten das sind, entscheidet sich anhand der Lebenssituation jedes Einzelnen. Ob das Kleinkind gehen oder der Mensch im Alter Tanzschritte lernen will, das Gehirn „formt" die Schaltkreise entsprechend. Und mehr noch „Das Gehirn ist nicht nur in der Lage, sich neu zu verdrahten, dies ist sogar seine normale Funktionsweise" (Zitat: Norman Doidge, Neustart im Kopf, Campus-Verlag).

Jahrhundertelang galt das Gehirn als ein nicht wandelbares Organ. Waren die Schaltkreise nach der Kindheit erst einmal gebildet, gab es für deren Funktionsfähigkeit nur noch eine Richtung: abwärts! Für die Wissenschaft galt es als reine Zeitverschwendung, das System und dessen Arbeitsweise auch nur zu untersuchen, bis es in den Sechzigerjahren des letzten Jahrhunderts doch einmal jemand versuchte.

Erst einmal nur belächelt

Der US-Naturwissenschaftler Paul Bach-y-Rita und andere begannen damals das Phänomen des wandelfähigen Gehirns zu erforschen und schufen dafür den Ausdruck „Neuroplastizität". Für ihre Untersuchungen und den neuen Begriff wurden sie von den Kolleginnen und Kollegen erst einmal nur belächelt.

Zwei Jahrzehnte später war das Phänomen eingehend untersucht und in der Wissenschaft so weit anerkannt, dass mit der praktischen Anwendung bei Menschen mit geschädigten Gehirnregionen begonnen werden konnte. So wurde in den Achtzigerjahren der Anwendung der Erkenntnisse aus der

Neuroplastizität Tür und Tor geöffnet, und natürlich waren es zuerst die Nachsorgeeinrichtungen von Schlaganfallpatienten, die sich der Möglichkeit bedienten, das Gehirn im positiven Sinne zu manipulieren.

Heute, also noch einmal drei bis vier Jahrzehnte später, haben die Rehaeinrichtungen aus ihrer täglichen Praxis mit den Patienten beste Erfahrungen mit der Erneuerung geschädigter Gehirne und wenn man sich als interessierter Laie mit dem Thema Alzheimer befasst, wird man früher oder später davon fasziniert sein, welche Fähigkeiten unser Gehirn hat, bedarfsangepasst weiter fit und gebrauchsfähig zu bleiben.

Was aber ist Neuroplastizität?
An dieser Stelle ist es angebracht, diese für die Frage der Demenzvermeidung so bedeutsame Frage näher auszuführen.

Beispiel

WAS IST NEUROPLASTIZITÄT?
Unter dem Begriff Neuroplastizität versteht man die Fähigkeit des Gehirns, seinen Aufbau und seine Funktionen so zu verändern, dass es optimal auf neue äußerliche Einflüsse und Anforderungen reagieren kann. Dabei werden beispielsweise neue Verbindungen zwischen einzelnen Nervenzellen (Synapsen) gebildet. Dies ermöglicht die Interaktion mit unserer Umwelt und unterstützt Lernvorgänge aller Art. Dank der Neuroplastizität des Gehirns können wir Instrumente und Sprachen erlernen oder uns neue Bewegungsabläufe antrainieren, um in sportlichen oder handwerklichen Tätigkeiten besser zu werden. Doch auch bei der Regeneration des Gehirns nach akuten Schädigungen spielt Neuroplastizität eine wichtige Rolle, nur so können verlorene Fähigkeiten wiedererlangt werden.

WIE WIRKT SICH NEUROPLASTIZITÄT AUF DIE REHABILITATION NACH EINEM SCHLAGANFALL AUS?
Das menschliche Gehirn kann nachweislich bis ins hohe Alter wandlungs- und anpassungsfähig bleiben. Diese Fähigkeit zur Neuroplastizität sorgt dafür, dass Funktionen wiedererlangt werden können, die zum Beispiel durch einen Schlaganfall oder eine Gehirnerkrankung verloren gegangen sind. Nach einer Schädigung des Gehirns wird deshalb möglichst schnell durch spezielle Therapieansätze versucht, die Neuroplastizität des Gehirns anzuregen und die Regeneration geschädigter Nervenzellen zu unterstützen.

WIE KANN NEUROPLASTIZITÄT IN DER SCHLAGANFALL-REHA GEFÖRDERT WERDEN?

Aktivierung der Neubildung von Nervenzellen
Untersuchungen ergaben, dass die Entstehung von neuen Nervenzellen im Gehirn besonders durch körperliche Betätigung gefördert werden kann. Über 80 %

3 Die Bedeutung von koordinativer Bewegung für die Erneuerung ...

der Leistungsfähigkeit des Gehirns können direkt durch sportliche Aktivitäten beeinflusst werden. Hierbei empfehlen sich regelmäßige und zielgerichtete Bewegungsübungen, mit welchen möglichst frühzeitig nach dem Schlaganfall begonnen werden sollte.

Schutz der Nervenzellen auf dem Weg in geschädigte Gehirnregionen
Bei einer akuten Gehirnschädigung machen sich neugebildete Nervenzellen auf den Weg in das betroffene Gewebe. Allerdings sterben die meisten dieser Zellen nach kurzer Zeit wieder ab. Um dies zu verhindern, werden in der Schlaganfall-Reha Medikamente eingesetzt, die für möglichst günstige Bedingungen sorgen, damit neue Nervenzellen erfolgreich in geschädigte Gehirnregionen integriert werden können.

Förderung neuer Nervenverbindungen
Die gezielte Integration von neuen Nervenzellen in geschädigte Bereiche des Gehirns kann auch durch gewissenhaftes Üben gefördert werden. Zeigt ein Patient beispielsweise Lähmungserscheinungen an einer Hand, so wirkt sich regelmäßiges Fingertraining positiv auf die Neuroplastizität aus. Dabei ist besonders die Frequenz der Übungen entscheidend. Erst ab etwa hundert Wiederholungen kann mit der Ausbildung neuer Synapsen gerechnet werden. Allerdings kann auch schon die bloße Vorstellung der auszuführenden Bewegung Effekte erzielen, was gerade bei hochgradigen Lähmungen nicht übersehen werden darf. Der Effekt des imaginativen Training der Bewegung ist wissenschaftlich nachgewiesen.

Verfestigung der neugebildeten Synapsen
Die neugebildeten Nervenverbindungen werden besonders in passiven Ruhephasen gestärkt. Deshalb tragen die Reduktion von Stress, unterschiedliche Entspannungsübungen und erholsamer Schlaf wesentlich zum Rehabilitationserfolg bei. In klinischen Studien führt auch der tägliche Hörgenuss von selbst gewählter Musik zu einer signifikanten Verbesserung der gemessenen Neuroplastizität.

Grundpfeiler dieses Konzepts sind fünf Komponenten

1. Motivation (Information und Ziele)
Entscheidend für jede Therapie ist die Motivation und aktive Mitarbeit des Patienten. Durch die Festlegung individueller Therapieziele, die digitale Erfassung des Therapiefortschritts und begleitende multimediale Informationsangebote wird dies speziell gefördert.

2. Repetition (hochfrequentes Üben)
Um die Bildung neuer Verbindungen zwischen Nervenzellen im Gehirn zu unterstützen, sollten alltagsspezifische Übungen der gestörten Funktionen

mindestens 100- bis 150-mal durchgeführt werden. Digitale Trainingsmöglichkeiten und der Einsatz von Tablets, virtueller Realität (VR) und multisensoriellem Feedback steigert die Motivation und das Durchhaltevermögen der Patienten dabei nachweislich.

3. Training (Fitness und Ausdauer)
Regelmäßiges körperliches Ausdauertraining fördert nicht nur die Fitness und Mobilität, sondern auch die Neubildung von Nervenzellen im Gehirn. Auf der Basis sportmedizinischer Diagnostik werden dafür individuelle Trainingspläne durch Sportwissenschaftler und -therapeuten entworfen und Tele-Rehabilitationsprogramme zur Fortführung des Trainings zu Hause bereitgestellt.

4. Stimulation (Vorbereitung des Gehirns)
Bestimmte Tätigkeiten, Sinneseindrücke und Nährstoffe können die Bereitschaft des Gehirns zur Neuroplastizität aktivieren. In innovativen Rehabilitationseinrichtungen werden deshalb Maßnahmen zur Stimulation des Gehirns – wie zum Beispiel spezielle Medikamente und Nahrungsmittel, Musik oder angenehme Gerüche – aktiv in die Therapie integriert.

5. Konsolidierung (Nachhaltigkeit der Wirkung)
Zur Stärkung der neugebildeten Nervenverbindungen und für die Nachhaltigkeit des Reha-Effekts ist erholsamer Schlaf essenziell. Hierfür stehen Maßnahmen zur Stressreduktion, effektive Schmerz- und Depressionsbehandlungen sowie Entspannungs- und Achtsamkeitstraining zur Verbesserung der Schlafqualität im Zentrum des Behandlungskonzepts.

Das Gehirn ist eigentlich eine feste (gallertartige) Masse, aber das Geistige, das darin stattfindet, gleicht eher einem luftigen Seidentuch. Und so wie ein Seidentuch sich mit jedem Lufthauch verändert, so verändert sich auch das Geistige, wenn es vom sich bewegenden Körper Impulse bekommt, möglichst jene Impulse, die durch regelmäßig ausgeübte, koordinativ anspruchsvolle Aktivitäten entstehen.

Ist dann die Demenz nicht ein überschaubares Problem, für jedes Plaque einen winzigen Bypass?
Für das Problem der Altersdemenz sind die Erkenntnisse aus der Praxis der Schlaganfalltherapie von besonderer Bedeutung. Die Herausforderungen, die Folgen eines Schlaganfalls zu beheben oder zumindest zu lindern, sind

riesengroß. Wie es gelingen kann, ist den Kliniken bekannt und die Therapeuten kommen zu einem eindeutigen Schluss: **nur** gezielte Bewegung und hochfrequentes Üben können helfen. Anderes, wie gesunde Ernährung, gemeinsames Singen oder Rätsellösen ist hilfreich, aber entscheidend für den Erfolg der Therapie sind die individuell zusammengestellten Trainingseinheiten mit komplexer Bewegung. Und diese Erkenntnisse bei der Schlaganfallbehandlung zeigen eindrucksvoll, wie viele Möglichkeiten der Reorganisation auch das geschädigte Gehirn noch aufbringen kann.

Demenz ist demgegenüber eigentlich ein überschaubares Problem: Während beim Schlaganfall ein relativ großer Bereich betroffen ist und ganze Areale des neuronalen Netzes zerstört sind, sind es bei Alzheimer nur winzige Eiweißablagerungen in den unterschiedlichsten Regionen, die immer nur verhältnismäßig wenige Nervenzellen zerstören. Allerdings, auch wenige Lücken im Netz können, je nachdem, in welchem Areal des Gehirns sie auftreten, schon begrenzt Schäden verursachen und in Summe im Großhirn Schwierigkeiten beim Denken, bei der Orientierung oder Handlungsplanung verursachen.

Wie findet das Gehirn die winzigen Störungen im Netz?
Für das Gehirn ist es möglich, die geschädigten Bereiche auszumachen. Hierzu gibt es eine bestimmte Zellgruppe, die sog. Mikroglia. Sie fungiert gleichsam als eine „Polizei" im Gehirn, die geschädigte Areal aufspürt, zunächst versucht sie zu isolieren und dann zu reparieren und mithilfe anderer Zellen zu erneuern. Fündig wird sie, indem man sich auf komplex zu koordinierende Arten zu bewegen versucht. Wenn man sich bewegt und es klappt ohne Weiteres, dann ist das Netz, das für den Ablauf dieser Bewegung „zuständig" ist, in Takt. Wenn es aber ein Bewegungsablauf ist, bei dessen Ablauf es nicht so gut klappen will, dann sind die Netzverbindungen lückenhaft. Ganz einfach: ein intaktes neuronales Netz im Gehirn macht einen intakten Bewegungsablauf und umgekehrt: ein gestörter, nicht intakter Bewegungsablauf zeugt von einem lückenhaften neuronalen Netz. Um ein solches wieder herzustellen, ist es erforderlich, diese Bewegungsmuster auszuüben. Und zwar so lange, bis das Netz wieder lückenlos ist. Hierbei steht Bewegung neben der körperlichen auch für die geistige Bewegung, was immer zu berücksichtigen ist, wenn kognitive Fähigkeiten beeinträchtigt sind.

Beispiel Tischtennis
Viele haben als Kinder Tischtennis gespielt, als Erwachsene aber nicht mehr. Wenn man im Alter dann die Zeit findet und es wieder einmal ausprobiert, klappt es zumeist nicht besonders. Jedenfalls nicht so, wie man es damals gekonnt hat. Zu erklären ist das eigentlich nur dadurch, dass sich im Lauf des Lebens Schädigungen im neuronalen Netz angesammelt haben und mit ihnen die Fertigkeiten beim Tischtennis zum Teil verloren gegangen sind. Jetzt kommt es darauf an, dran zu bleiben und dem Gehirn regelmäßig die Impulse zu liefern, diese Schäden zu ersetzen und das neuronale Netz, das den Bewegungsablauf für das Tischtennisspielen koordiniert, zu erneuern.

Zeit für die Anwendung in der Demenzvorsorge
Wenn die Erkenntnisse über die Wirkweise der Neuroplastizität nicht nur in den Kliniken sondern zu Hause und bei jedem zur praktischen Anwendung kommen, dann könnte das nichts weniger als eine Wende zu einem Neustart im Kopf bedeuten. Alles, was man vor der Erforschung der Neuroplastizität über Verlauf und Vermeidung von Demenz zu wissen glaubte, wird Makulatur. Dies zu Ende gedacht hat das Potenzial, die Entwicklung der Alterskrankheit des Geistes in der Gesellschaft bereits in der Frühphase zu stoppen.

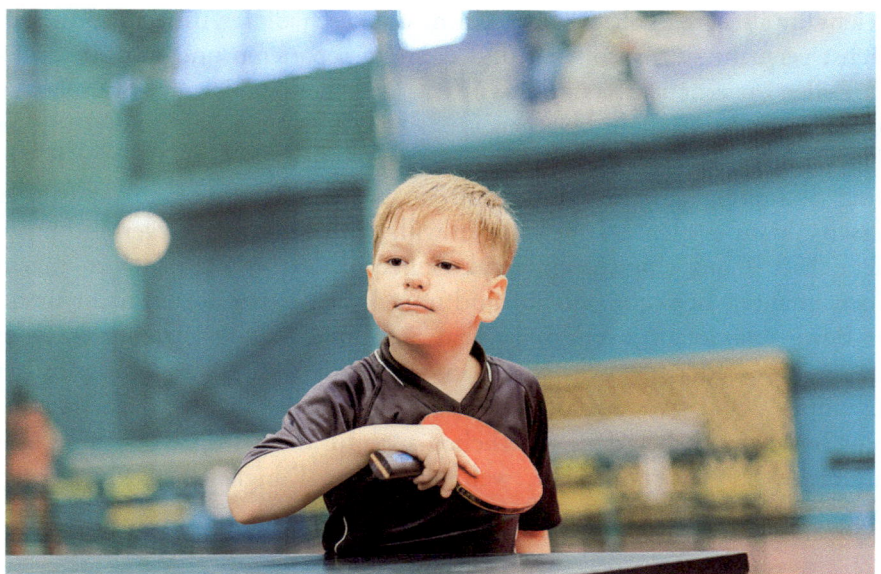

© Alyona/Stock.adobe.com

Schritt für Schritt

Im Therapieraum einer Klinik zur Nachsorge von Schlaganfällen kann man die Wirkweise der Neuroplastizität beobachten und sehen, wie die Patienten im „Anti-Schwerkraft-Laufband" Schritt für Schritt wieder gehen lernen. Und je nachdem, welche Fähigkeit durch einen geschädigten Bereich im Gehirn gestört ist, gibt es spezielle Stationen, um diese wiederzuerlangen.

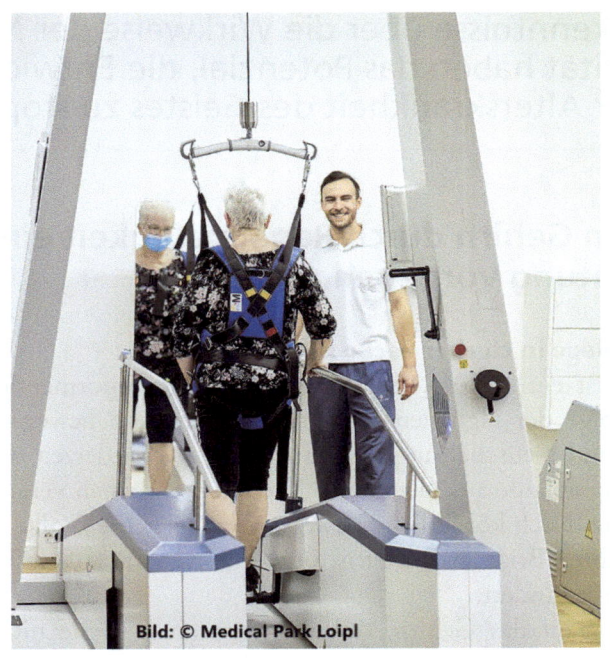

Bild: © Medical Park Loipl

Um von der Praxis der Behandlung von Schlaganfallpatienten zu erfolgreichen Ansätzen bei der individuellen Demenzprophylaxe zu gelangen, ist es nur ein Schritt. Statt einen relativ großen geschädigten Bereich zu ersetzen, müssen bei der Demenz unzählige winzige weit verstreute Plaques „repariert" werden. Aber auch wenn es sich um zwei ganz unterschiedliche Arten von Schäden im Gehirn handelt, der Ansatz sie auszubessern ist beide Male der gleiche: Gehirnerneuerung durch zielgerichtete Bewegung! Für die Menschen wäre es von großem Nutzen, wenn Forschung die vielfältigen Möglichkeiten des stets wandlungsfähigen Gehirns zur Vermeidung von Alzheimer untersuchte.

Nach den Kenntnissen über die Wirkweise der Neuroplastizität, die inzwischen einen hohen Grad an Gewissheit erreicht haben, und nach den Erfahrungen aus der Schlaganfallbehandlung ist es an der Zeit, diese auch zur

Vermeidung der Altersdemenz anzuwenden. Dazu muss man sich aber im Detail ansehen, mit welchen Mitteln den Patienten dazu verholfen wird, wieder gehen zu lernen (siehe oben im Bild), und sich Gedanken zu machen, wie man sich diese Art der Gehirnerneuerung persönlich zunutze machen könnte.

> » Die Erkenntnisse über die Wirkweise der Neuroplastizität haben das Potenzial, die Entwicklung bei der Alterskrankheit des Geistes zu stoppen.

3.8 Dem Gehirn durch Regelmäßigkeit eine Richtung vorgeben

Neuroplastologe in eigener Sache werden
Das Gehirn ist ein äußerst flexibles, sich ständig umformendes Netzwerk, das sich infolge der täglichen Impulse aus dem sich bewegenden Körper durch Um- und Neuschaltungen so anpasst, dass es jederzeit die gewünschten Bewegungsabläufe ausüben kann. Bildlich gesprochen verändert das Gehirn sein Netz durch körperliche Bewegung, so wie eine Wolke am Himmel, die einer leichten Brise ausgesetzt ist und dadurch ihre äußere Form und innere Struktur verändert.

Jeden Tag baut das Gehirn Verbindungen ab, weil sie nicht gebraucht werden oder weil sie infolge eines ungesunden Lebens zerstört werden. Jeden Tag schafft es aber auch neue Verbindungen und erneuert zerstörte. In welche Richtung es geht, wird ihm vom sich bewegenden Organismus vorgegeben, das Gehirn führt es nur aus. Ob dabei das neuronale Netz langsam schwindet oder sich vergrößert und feiner gesponnen wird, ist nicht seine Sache, sondern ganz besonders die seines Körpers.

Neuroplastologen sind Menschen, die dem Gehirn eines anderen Menschen eine Richtung vorgeben wollen. Es sind Wissenschaftler und Therapeuten, die Möglichkeiten der Neuroplastizität kennen und sie gezielt zur Erneuerung des Gehirns von Patienten einsetzen. Wollte man von ihnen lernen, um für sich selbst dem Gehirn eine Richtung vorzugeben, muss man sich seiner Vorlieben bewusst werden: was kann ich, welche sportlichen

Aktivitäten mache ich gerne und welche Bewegung macht mir Freude? Gleichzeitig werden aber auch die Defizite definiert: wo habe ich Schwierigkeiten, welche Aktivitäten und Übungen fallen mir schwer und was kann ich nicht mehr rhythmisch und fließend ausführen?

Stimmt die Richtung?
Demenzvermeidung nach einem sorglos geführten Leben ist möglich. Es sind jene sportlichen Aktivitäten, die das Balancevermögen bis an die per-

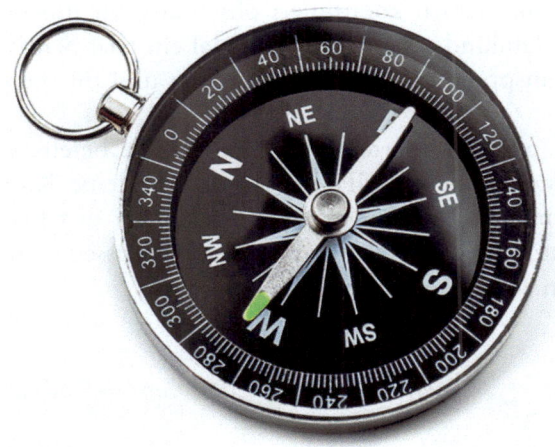

© kasarp/Stock.adobe.com

sönliche Grenze so herausfordern, dass sich ein starkes neuronales Netz herausbildet. So stark, dass körperliche Bewegung sicherer wird und gleichzeitig geistige Gesundheit langfristig erhalten bleibt.

Um sich ein anspruchsvolles persönliches Bewegungsprogramm zusammenzustellen, ist es unerlässlich, sich fachlich unterstützen zu lassen. Idealerweise sollte der Hausarzt behilflich sein können, einen geeigneten Bewegungstherapeuten zu finden. Oder man wendet sich an ein Zentrum für klinische Neuroplastizität (ZKNP). Dort in den Therapieräumen sind die Spezialisten für „Gehirnerneuerung durch Bewegung" zu finden. Wohin man sich wendet, ist das eine, das andere ist, man muss motiviert sein, motiviert, ab sofort regelmäßig dran zu bleiben.

3.9 Wann ist Bewegung koordinativ anspruchsvoll?

Heilsame Anstrengung für jedes Alter

Ein Ereignis
Die Frage, wann Bewegung koordinativ anspruchsvoll ist, ist einfach zu beantworten: je nachdem! Erst einmal, jede Bewegung ist vom Gehirn zu koordinieren und in der Regel macht es das automatisch. So wird das Gehen ein Leben lang vom Gehirn koordiniert ohne dass wir uns dessen bewusst sind. Wenn das Kleinkind aber zum ersten Mal ein paar Schritte gehen will, ist das eine sehr anspruchsvolle Herausforderung und für die ganze Familie ein Ereignis.
Vorab hat es das aber Hunderte bis Tausende Male bereits versucht: Aufstehen-fallen-aufstehen-fallen-AUFSTEHEN. Was kleine Kinder mit einer Engelsgeduld immer wieder neu beginnen, führt bei uns Erwachsenen oft schon zu Frustration, die wir dann überwinden müssen, um unsere Ziele wirklich erreichen zu können.

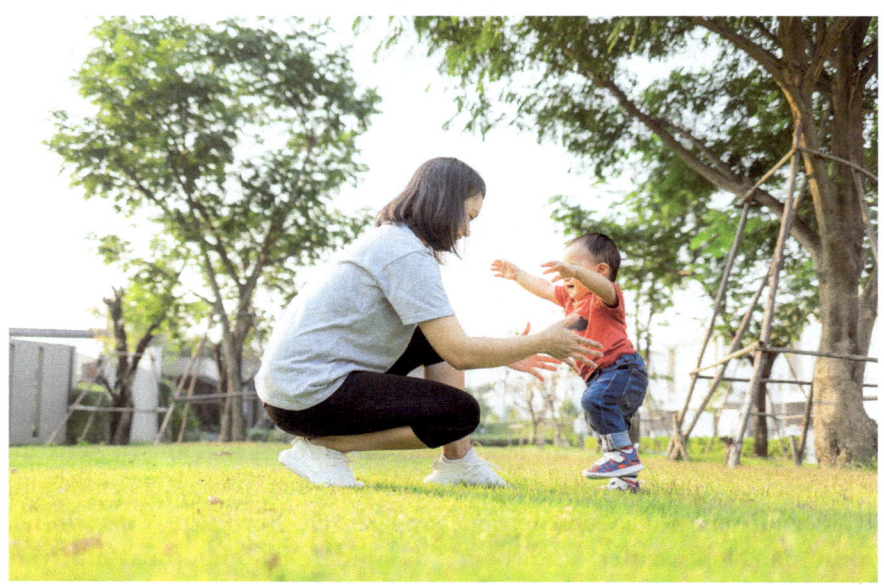

© Teerawat/Stock.adobe.com

> **Definition**
>
> Allgemein formuliert kann man sagen: Bewegung ist anspruchsvoll, wenn sie Koordination erfordert, für die es im Gehirn kein oder kein gut ausgebildetes neuronales Netz gibt. Im Kindesalter ist erst einmal jeder Bewegungsablauf herausfordernd, aber einmal gelernt, dann für Jahrzehnte wenig anspruchsvoll. Wenn nach einem langen Leben die für das Alter typischen Schädigungen im Gehirn eintreten, dann werden, Jahr für Jahr mehr, diese einmal gelernten Abläufe erneut koordinativ anspruchsvoll.

Gleichzeitig

Grundsätzlich gilt auch, je mehr Bewegungselemente gleichzeitig ausgeübt werden sollen, erfordert dies eine gute Abstimmung zwischen den verschiedenen Bewegungselementen und der Anspruch für das Gehirn potenziert sich mit jedem weiteren Element. Auf dem linken Bein stehen und mit dem rechten Knie im Uhrzeigersinn kreisen, ist machbar. Noch leichter fällt es, rhythmisch mit dem linken Arm gegen den Uhrzeigersinn kreisen. Wenn aber gleichzeitig das rechte Knie und der linke Arm gegengleich kreisen sollen, ist das für das Koordinationsvermögen des Gehirns schon sehr anspruchsvoll und besonders herausfordernd wird es, als drittes den zweiten Arm auf und ab zu bewegen.

Sonderfall Schlaganfall

Im besonderen Fall eines Schlaganfalls kann es bereits höchst anspruchsvoll sein, den betroffenen Arm auf der vom Schlag betroffenen Seite wieder zu heben. Dazu bedarf es erfahrener Therapeuten, viel Ausdauer je nach Schwere der Schädigung im Gehirn gelingt es, wie ehedem den Arm wieder in der gewohnten Form zu benutzen. Beim Schlaganfall stellen sich demnach wieder jene Herausforderungen wie beim Kleinkind ein, nur dass es im Alter sehr viel schwieriger ist, sich neue bzw. sich erneut einst gekonnte Bewegungsabläufe anzueignen.

Tanzen: das Musterbeispiel koordinativer Bewegung

Aus der Perspektive des Gehirns stellt sich jede Bewegung stets so dar, dass sie entweder automatisch ausgeführt werden kann, oder sich eine Stresssituation unterschiedlichen Grades einstellt. Und Stress stellt sich immer dann ein, wenn das neuronale Netz nicht genügt, eine Bewegung in der vom Körper eigentlich gewünschten Form auszuüben und besonders ist das beim Gemeinschaftstanz mit komplexen Tanzschritten zu spüren.

Wenn im Rhythmus nach dem Takt der Musik und nach den von der Tanzlehrerin angesagten Schrittfolgen diese im Gleichklang mit den Mittänzern umgesetzt werden sollen ist das für das Gehirn eine besonders koordinative anspruchsvolle Herausforderung. Stress pur aber heilsam allemal.

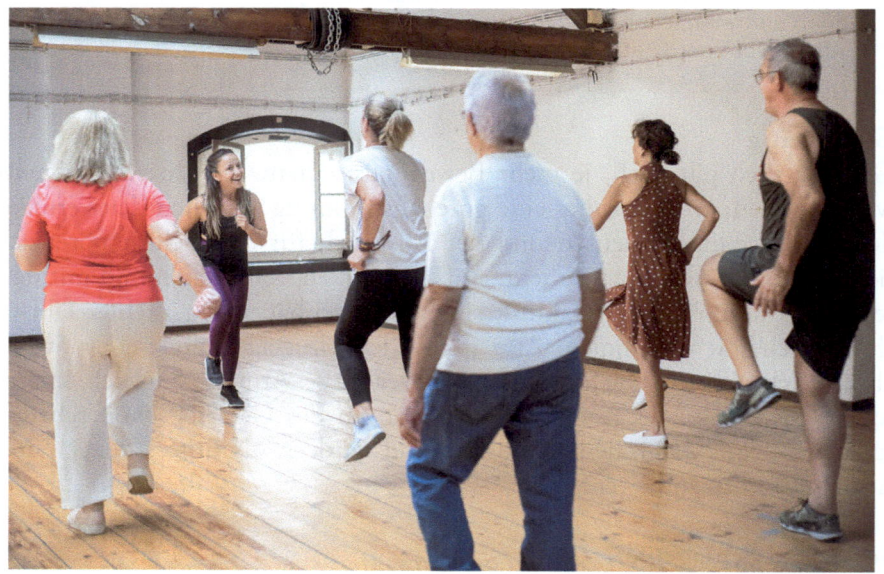

© KAMPUS/Stock.adobe.com

> Tanzen ist Träumen mit den Beinen (Finnisches Sprichwort).

3.10 Gehirnerneuerung, wenn die Sinne schlafen

Müll wird entsorgt und die Werkstatt erneuert das Netz
Unser Gehirn hat, einmal wohlwollend betrachtet, doch sehr viel Geduld mit unserem liederlichen Lebenswandel. Viele, leider viel zu viele haben „normal", also ungesund gelebt. Mit fortgeschrittenem Alter haben sich im Gehirn unzählige Plaques gebildet und in der Folge führt dies zum begin-

nenden Gehirnschwund. Doch das Gehirn gibt nicht auf, es gibt uns noch Jahre Zeit, die es zu nutzen gilt. Erst nach Milliarden weiterer Plaques macht es schlapp und ergibt sich der Demenz.

> **Statt durch Bewegung Material für die Werkstatt zu liefern, liefern wir dem Gehirn wertlose Fernsehbilder für die Müllabfuhr.**

Die Werkstatt kann alles gebrauchen
Wenn wir schlafen und das Bewusstsein ausgeschaltet ist, macht sich das Gehirn an seine heilsame Aufgabe. Für seine nächtliche Arbeit stehen dem Gehirn zwei betriebliche Einrichtungen zur Verfügung: die Werkstatt und die Müllabfuhr. In der Werkstatt werden alle Bewegungen des vorangegangenen Tages gebraucht, um die Arbeiten zur Erneuerung, Erweiterung und Stärkung der Netze auszuführen. Alles was am Tag an Bewegung koordiniert werden musste, verwendet das Gehirn, um sich selbst immer gebrauchsfähig zu halten.

Bei dieser heilsamen Arbeit an sich selbst unterscheidet das Gehirn drei Arten der Bewegung. Die regelmäßigen Bewegungen, wie das Gehen, werden zur bloßen Stärkung des vorhandenen, möglichst intakten Netzes ver-

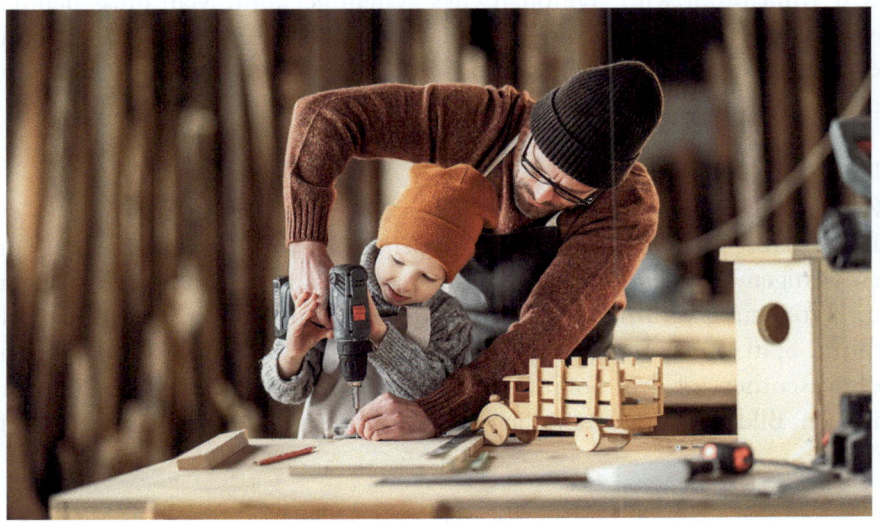

© JenkoAtaman/Stock.adobe.com

wendet. Die koordinativ fordernden Bewegungen verwendet es zur Erneuerung des da und dort schon lückenhaften Netzes. Und ganz neue Arten der Bewegung, also wenn man im Alter noch auf ein Skateboard steigen würde, werden zur Bildung neuer Netze genutzt. Und das Gehirn macht das alles in der Nacht beim Schlafen, ohne dass wir es merken.

Komplexe Bewegung bevorzugt
Die Werkstatt des Gehirns ist sehr daran interessiert, möglichst viel Material von allen drei Bewegungsarten zu bekommen. Besonders solche, die komplex zu koordinieren sind.

Und noch eines, die „Werkstatt" im Gehirn arbeitet just in time. Ohne Bewegung am Tag, bleibt in der Nacht die Werkstatt zu.

Im Tiefschlaf kommt die Müllabfuhr
In der Müllabfuhr dagegen landet alles, was zur Gehirnerneuerung nicht benötigt wird. Vor allen Dingen sind das Nacht für Nacht die unzähligen Bilder und Eindrücke des Tages. Hierzu gehören auch Stoffwechselprodukte, die sich im Laufe eines Tages anhäufen. Ohne Schlaf würde das Gehirn mit viel Energieaufwand auch das Nutzlose speichern und zuletzt würde es wegen Überfütterung förmlich platzen. Allenfalls solche Bilder und Erinnerungen des Tages, die sehr eindrucksvoll oder mit starken Emotionen verbunden waren, werden abgespeichert. Die hierfür von der Evolution entwickelte Müllabfuhr wird glymphatisches System genannt. Man muss sich das als eine Art Förderband vorstellen, auf der die Stoffwechselschlacken abgeladen und dann aus dem Gehirn transportiert werden. Es funktioniert besonders effektiv in der Tiefschlafphase.

Nutzloses wird entsorgt
Wenn wir in Rente gehen, freuen wir uns erst mal darüber, endlich viel Zeit für uns selbst zu haben. Doch leider machen wir viel zu wenig daraus. Von den wenigen Stunden, die wir wach und nicht mit Essen und Besorgungen beschäftigt sind, verbringen wir im Schnitt die Hälfte untätig vor dem Bildschirm. Statt durch Bewegung Arbeitsmaterial für die Werkstatt zu liefern, liegen Rentner auf dem Sofa und beliefern ihre graue Gehirnmasse mit unzähligen Bildern, die letztendlich die Müllabfuhr des Gehirns verstopfen können.

3 Die Bedeutung von koordinativer Bewegung für die Erneuerung …   71

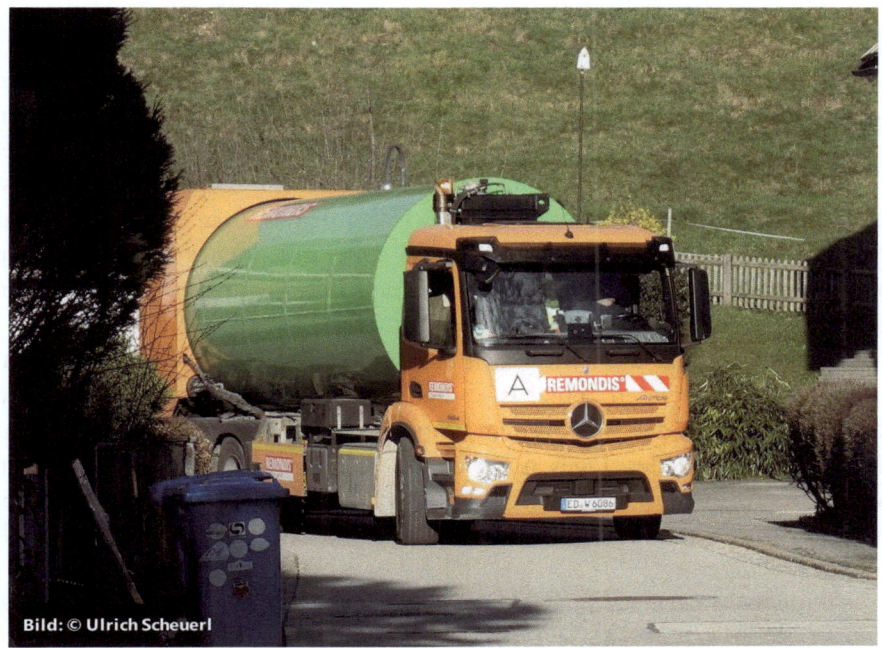
Bild: © Ulrich Scheuerl

Schlafen können!
„Zur Stärkung der neugebildeten Nervenverbindungen und für die Nachhaltigkeit der Gehirnerneuerung ist erholsamer Schlaf essentiell.
In der klinischen Behandlung stehen deshalb Stressreduktion, effektive Schmerz- und Depressionsbehandlungen sowie Entspannungs- und Achtsamkeitstraining zur Verbesserung der Schlafqualität im Zentrum des Behandlungskonzepts."
   (Quelle: Zitat: Zentrum für klinische Neuroplastizität in Bischofswiesen/Loipl)

3.11 Wie aus Bewegung ein Schlafmittel wird

Der Körper, ein pharmazeutischer Betrieb?
Adenosin-Triphosphat (ATP) braucht der Mensch zum Bäume ausreißen und damit der Geist sprudelt. ATP, das ist die energiereichste Substanz, die der Körper hat und er produziert es aus dem, was wir essen. Ein kräftiges

Frühstück wandelt er in diese Substanz um und stellt sie den Muskeln und dem Gehirn über den Tag zur Verfügung.

Adenosin (A) ist die Substanz für den süßen Schlummer und für einen Schlaf, der uns in der Früh wieder körperlich fit sein lässt und das Gehirn so aufräumt, dass es wieder leistungsfähig ist. Mehr noch: alles was das Gehirn am Vortag an Eindrücken, Informationen und körperlichen Herausforderungen bewältigen musste, wird so verarbeitet, dass es zukünftig zur Problemlösung zur Verfügung steht. Und dabei gilt: Neues Wissen wird zu Beginn der Nacht verankert, das Lernen neuer Bewegungsabläufe hingegen findet eher in der zweiten Nachthälfte statt.

Der Schlaf ist also das Mittel, den Tag zu bestehen. Bloß, um den erholsamen und ausreichenden Schlaf ist es bei vielen schlecht bestellt. Ein Grund dafür könnte sein, dass abends dem Körper Adenosin fehlt. Dabei ist es ganz einfach: im Laufe des Tages muss er das Adenosin-Triphosphat (ATP) in Adenosin (A) umwandeln, indem er das Triphosphat (TP) abbaut. Und abgebaut wird es – wie könnte es anders sein – durch Bewegung und die Aktivitäten des Tages.

Wikipedia: *„Adenosin fällt als Abbauprodukt des energiereichen Adenosintriphosphats (ATP) an, das von den Körperzellen für die unterschiedlichen biologischen Prozesse verbraucht wird. Je höher dadurch die Adenosin-Konzentration steigt – je mehr Energie die Zellen also verbrauchen – desto mehr nimmt der Schlafdruck zu. Beim Schlafen wird Adenosin wieder ab- und ATP aufgebaut. Der Schlafdruck sinkt wieder. Dieser Kreislauf beginnt am Folgetag von neuem."*

> **„Schlafmittel selbst gemacht"**
> So einfach macht sich das der Körper:
>   Das Frühstück verwandelt er morgens in Energie und diese verwandelt er tagsüber mittels Bewegung in ein Schlafmittel.

Noch vieles andere könnte genannt werden, um besser schlafen zu können: am Abend wenig essen und statt vor dem Fernseher zu liegen noch einen kleinen Spaziergang machen. Schon das Sprichwort weiß es, wie das Essen über den Tag verteilt werden sollte: morgens wie ein König und abends wie ein Bettelmann. Und vor allen Dingen sollte man beim Einschlafen an etwas Schönes denken. Etwas, das der Tag gebracht hat oder etwas, das der nächste Tag bringen wird.

3.12 Einwände und Gegenbeispiele

Geistige Fitness nur durch Bewegung?

3.12.1 Geistig gesund trotz Bewegungslosigkeit

Beispiele von Menschen, die sich wenig bis gar nicht bewegten, kennt jeder. Besonders zu nennen wäre der Astrophysiker Stephen Hawking, der seine Bewegungsfähigkeit schon früh durch eine degenerative Erkrankung der Motoneurone eingebüßt hat. Jahrzehnte lang war er vollkommen bewegungsunfähig, aber seine Geistesgröße war schier unvorstellbar. Ist damit die eingangs genannte Hypothese, wonach die körperliche Bewegung die Quelle des Geistes ist, hinfällig? Gibt es zwischen Körperkoordination und der kognitiven Leistungsfähigkeit des Menschen also doch keinen Zusammenhang?

Als Kind kein Stubenhocker
Stephen Hawking wurde im Januar 1942 geboren. Kurz vor seinem einundzwanzigsten Geburtstag stellten die Ärzte bei ihm eine unheilbare Erkrankung des Zentralnervensystems fest. Es kam zu der von den Ärzten erwarteten Degeneration der Muskulatur. Falsch lagen die Ärzte mit ihrer Prognose, dass die Krankheit schon nach wenigen Jahren tödlich enden würde.

Als Jugendlicher war Stephen Hawking sportlich sehr aktiv. In der renommierten St. Albans School brachte er es zum Steuermann des Achters. Erst mit Anfang zwanzig zeigten sich erste Lähmungserscheinungen. Ab dem sechsundzwanzigsten Lebensjahr war er an den Rollstuhl gefesselt. Warum Stephen Hawking geistig fit geblieben ist, bleibt eine Spekulation: Als Erklärung bietet sich an, dass er gesund gelebt hat oder er zu den Menschen gehörte, die nicht zur Plaques-Bildung neigen. Dass er dann nach fast 50 Jahren ohne Bewegung immer noch klar denken konnte beweist, geistige Fitness im hohen Alter ist auch ohne Sport möglich.

> » Das Beispiel Stephen Hawking zeigt allen und besonders jenen, die körperlich eingeschränkt sind, dass es sinnvoll ist, sich im Leben möglichst gesund zu ernähren, nicht über die Stränge zu schlagen, sich geistig zu fordern und Kontakte zu pflegen.

3.12.2 Dement trotz Bewegung

Zu glauben, mit viel Bewegung gegen Demenz gefeit zu sein, ist ein Irrglaube. Oft wird berichtet, dass ein guter Bekannter doch täglich mit dem Hund spazieren gegangen ist. Und im Sommer ist er Rad gefahren und hat durchaus auch koordinativ anspruchsvollen Sport getrieben. Trotzdem sei er dement geworden. Ist demnach die Bewegung doch kein Garant, die Demenz zu verhindern?

Bei der Frage „dement trotz Bewegung" sind zwei Einflussfaktoren zu beachten:

1. Wie stark ist die individuelle Plaques-Bildung?
2. Wieviel und welche Art der Bewegung wurde der Demenz im Alter entgegengesetzt?

Bewegung ist nicht gleich Bewegung. So lapidar der Satz klingt, beim Thema Demenz entscheidet das WIE der Bewegung über Wohl und Wehe geistiger Fitness. Wer Plaques-Befall befürchtet oder bereits Anzeichen dafür hat, sollte sich mit dem Thema befassen. Besonders damit, was in seiner Situation erforderlich und was für ihn persönlich an sportlicher Aktivität möglich ist.

Drei Arten sich zu bewegen, sind zu unterscheiden

1. Stressfrei: Sport und Bewegung im stressfreien Bereich: Diese Art, sich zu bewegen ist für ältere Menschen geeignet, die von senilen Plaques wenig oder nicht betroffen sind. Spazieren gehen und leichte sportliche Aktivitäten sind natürlich für die körperliche Gesundheit immer zu empfehlen, aber, wer nicht zu Plaques neigt, bleibt auch ohne Sport geistig fit.
2. Mäßige Anstrengung: Das sind sportliche Aktivitäten, die sowohl dem Körper als auch dem Geist mäßige Anstrengungen abverlangen. Diese Art ist für alle geeignet, die gesund gelebt haben, aber „zur Vorsicht" etwas tun wollen. Regelmäßig aktiv sein, gehen oder laufen im unwegsamen Gelände, leichte Bergwanderungen oder Skilanglauf im Winter sind zu empfehlen. Dazu noch Übungen, die auch die Balance fordern.
3. Echte Herausforderung: Sport und aktive Bewegungseinheiten mit Bewegungsstress, der insbesondere das Gehirn fordert, ist für all jene zu empfehlen, die bereits Symptome von Demenz spüren oder eine Diagnose der Krankheit im Frühstadium erhalten haben. Stressbetonte Übungen, die

heilsam die Neuroplatizität des Gehirns anregen sind individuell, möglichst von geeigneten Therapeuten zu erarbeiten. Beispiele sind: Balancieren, Yoga, Tanzen oder fordernde Bergtouren.

3.12.3 Geistige Fitness gibt es auch durch geistige Anstrengungen!

Soll man Rätsel lösen und Vokabeln lernen?
Neben diesen Gegenbeispielen gibt es auch noch den generellen Einwand, dass es zu einseitig ist, Bewegung als einzige Möglichkeit zum Erhalt der geistigen Gesundheit im Alter anzusehen. Die Behauptung, ohne Bewegung besteht nach einem sorglosen Leben Demenzgefahr, löst Widerspruch aus: „Netzbau gibt es auch durch geistige Anstrengungen".

Untermauert wird der Einwand stets damit, dass auch geistige Herausforderungen positive Wirkungen auf den Erhalt der neuronalen Netze haben können: Memory, Sudoku, eine Sprache lernen, Puzzles legen, seine Biografie schreiben, Gedichte lernen, Musik komponieren, Schach spielen und, und, und.

Hilft Memory?
Durch kognitive Herausforderungen der Demenz begegnen zu können, ist ein allgemeiner Irrglaube. Sich geistig auch noch so zu fordern kann niemals den Schaden auch nur eines senilen Plaques beheben.

Der Ausdruck „Denksport" ist irreführend. Denken und Sport treiben sind für das Gehirn zwei vollkommen unterschiedliche Vorgänge: der Sport schafft Netzverbindungen in weit größerem Ausmaß als dass durch rein geistige Tätigkeit erreicht werden kann das Denken dagegen nutzt meist die Pfade. Wer also gesund gelebt hat und keine schadhaften Stellen im Gehirn zu befürchten hat, dem reicht es allemal, die bestehenden Netze durch geistige Herausforderungen stabil zu halten.

Der endgültige wissenschaftliche Beweis, dass *vor allem* Bewegung Demenz verhindern kann, steht noch aus. Aber wie Kinder in ihren ersten Jahre die Netze für das Gehen, Radfahren, Schwimmen etc. bauen und erweitern, beweist, wie neuronale Schaltkreise entstehen: erst durch die Bewegung selbst. Und dass man schadhaften Stellen im Gehirn nur durch Bewegung begegnen kann, zeigt die Behandlung von Schlaganfallpatienten. Um keinen Zweifel aufkommen zu lassen, kognitive Herausforderungen sind für den Geist essenziell, sie machen uns erst zu dem, was Menschsein bedeutet.

> **Beides, Sport treiben und sich kognitiv fordern ist der Königsweg für körperliche und geistige Fitness bis ins hohe Alter.**

Literatur

Bundesministerium für Gesundheit: Nationale Demenzstrategie
Deutsche Alzheimer Gesellschaft: Miteinander aktiv
Demenz verstehen und achtsam begleiten: Peggy Elfmann, Wort & Bild Verlag
Diagnose Demenz – ein Mutmachbuch für Angehörige: Monika Pigorsch, (Springer)
Dr. Sarah Straub: Wie meine Großmutter ihr ICH verlor (Kösel Verlag)
Dr. med. Martin Schlott: „Erfolgsfaktor Schlaf" (Ariston Verlag)
Prof. Christoph Kessler & Regina Rautenberg: Essen für den Kopf. (Südwestverlag)
Dr. Barbara Knab u. Prof. Dr. Hans Förstl: 99 Tatsachen über Ihr Gedächtnis (Trias-Verlag)
Donald O. Hebb: The Organization of Behavior (Taylor & Francis Ltd.)
Kandel Eric: Auf der Suche nach dem Gedächtnis (Siedler Verlag)
Kandel Eric: Das Zeitalter der Erkenntnis (Siedler Verlag)
Wolf Singer: Zur Organisation des Gehirns (DVD – Jokers Hörsaal)
Henning Beck u.a.: Faszinierendes Gehirn (Springer Verlag)
Frieder Beck: Sport macht schlau (Goldegg Verlag)
Norman dge: „Neustart im Kopf" (Campus Verlag)
Norman dge: „Wie das Gehirn heilt" (Campus Verlag)
Dr. Manuela Macedonia: Beweg Dich, und Dein Gehirn sagt Danke (Verlag Brandstätter)
Dr. Sarah Straub: Wohlfühlküche bei Demenz (Riva-Verlag

Weblinks

Was schädigt das Gehirn: https://www.thelancet.com/journals/lancet/article/PIIS0140-6736(24)01546-0/fulltext
Wie tickt das Gehirn: https://www.cognifit.com/de/koordination
Wie tickt das Gehirn: https://de.wikipedia.org/wiki/Bewegungskoordination
Wie tickt das Gehirn: https://de.wikipedia.org/wiki/Kognition
Erneuerung aus der Apotheke: https://de.wikipedia.org/wiki/Blut-Hirn-Schranke
Deutsche Gesellschaft für Ernährung: https://www.dge.de/

Der Ernährungskreis: https://www.dge.de/gesunde-ernaehrung/gut-essen-und-trinken/dge-ernaehrungskreis/
Neuroplastizität: https://de.wikipedia.org/wiki/Neuronale_Plastizit%C3%A4t
Gesunder Schlaf: https://de.wikipedia.org/wiki/Adenosin

4

Die Forschungsstudien

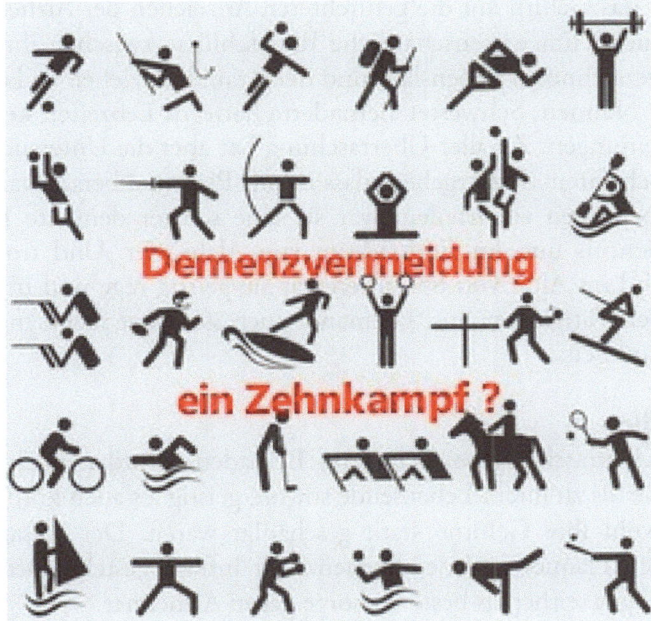

Inhalt vierter Abschnitt

Im Abschnitt „Die Forschung" wird aufgezeigt, was über die bisherigen wissenschaftlichen Studien hinaus noch untersucht werden muss. Die jeweiligen Studienansätze verlangen von den Probanden zu wenig, obwohl im Alter viele bereit sind, sich für ihre geistige Gesundheit koordinativ anspruchsvoll zu verausgaben. Wie eine Studie aussehen könnte, die eben das zum Untersuchungsgegenstand hat, wird im Abschnitt abschließend dargestellt.

© Ekler / Stock.adobe.com

© Der/die Autor(en), exklusiv lizenziert an Springer-Verlag GmbH, DE, ein Teil von Springer Nature 2025
U. Scheuerl und P. Rieckmann, *Demenz ist vermeidbar*,
https://doi.org/10.1007/978-3-662-70254-3_4

4.1 Die Nonnenstudie: Meilenstein in der Demenzforschung

Trotz unzähliger Plaques geistig gesund
Eine der faszinierendsten Studien zur Alzheimer-Krankheit ist die sogenannte Nonnenstudie. Amerikanischen Forschern war aufgefallen, dass Nonnen oft erheblich älter werden als die übrige Bevölkerung, aber der Prozentsatz an Altersdemenz bei ihnen weit unter dem üblichen Maß liegt. Eigentlich wollten sie bei den 678 ausgewählten amerikanischen katholischen Nonnen nur herausfinden, wie sie gelebt haben und ob sie bei ihrem Tod noch geistig fit waren. Nach ihrem Tod hat man mit deren vorherigem Einverständnis das Gehirn auf die gefürchteten Anzeichen der Alzheimerkrankheit untersucht, um wissenschaftliche Rückschlüsse zwischen ihrem für die Studie aufgezeichneten Lebenslauf und der Krankheit ziehen zu können.

Eine der Nonnen, Schwester Bernadette hatte zu Lebzeiten keinerlei Demenzerscheinungen. Zu aller Überraschung hat aber die Untersuchung ihres Gehirns nach ihrem Tod ergeben, dass es mit Plaques übersät war und nach den Gewebeproben zu urteilen, war sie eine schwer demente Frau: quasi ohne Gedächtnis und im Endstadium von Alzheimer. Und trotzdem: Bis zu ihrem Tod im Alter von 85 Jahren war sie geistig rege und übte ihre anspruchsvollen Tätigkeiten aus. Niemand, auch sie selbst nicht, merkte etwas von der Krankheit.

Weitere Fälle
Nach der Überraschung bei Schwester Bernadette wurden noch viele Fälle entdeckt, die bis zu ihrem Lebensende sowohl geistig als auch körperlich aktiv waren, obwohl ihre Gehirne stark geschädigt waren. Der Zusammenhang zwischen den Plaques und der Demenz war infrage gestellt. Der Lebensstil der Nonnen gilt seither als beste Vorsorge gegen Alzheimer

4 Die Forschungsstudien   81

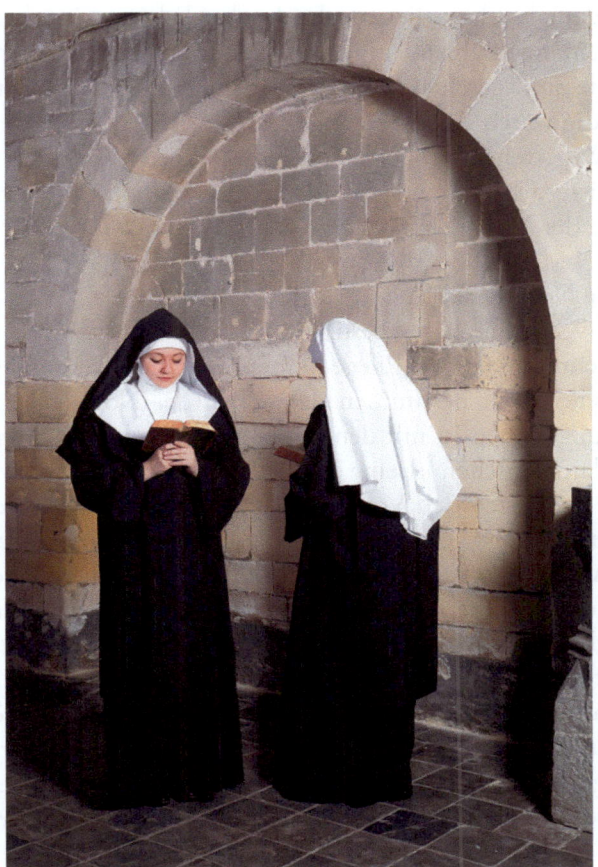

© Anneke / Stock.adobe.com

Auf halbem Weg stehen geblieben
Dass die Nonnen aus dem Orden der Schwestern von Notre Dame in den USA für eine Studie ihre Gehirne zu Forschungszwecken zur Verfügung stellten, ist ungewöhnlich genug. Dass die Studie dabei den bis dahin geltenden Zusammenhang von Plaques und seniler Demenz erschütterte, war eine Sensation. Das Forschungsteam hatte etwas Entscheidendes entdeckt: selbst eine Unzahl von Eiweißablagerungen und ein schrumpfendes Gehirn bedingen nicht zwingend Alzheimer.

Das hätte damals schon die entscheidenden Erkenntnisse liefern können, wie die Demenz nach einem ungesund geführten Leben verhindert werden kann, doch sie sind gescheitert. So bahnbrechend die Erkenntnisse waren, so unvollständig waren die Folgerungen daraus. Die Macher der Studie sind auf halbem Weg stehen geblieben. Auf die Frage, wie es den Nonnen gelungen ist, geistig fit zu bleiben, wurde einfach nur alles zusammengetragen, was das Leben der Nonnen ausmachte.

Leben wie die Nonnen?
Gartenarbeit, Gemeinschaft, gesundes Essen, der Glaube, das tägliche Gebet, ihre Lehrtätigkeit, die Pflege kranker Mitschwestern, Gespräche, Singen und anderes mehr bestimmen das Leben der Nonnen. So gesund das auch sein mag, geholfen ist mit dem Hinweis niemandem, denn die Lebenswirklichkeit der Menschen ist eine andere.

Die Studie muss sich den Vorwurf gefallen lassen, dass sie keine Verbindung zwischen der geistigen Fitness der Nonnen und ihren körperlichen Aktivitäten im Alter hergestellt haben. Möglichst von jeder einzelnen Schwester hätte man die Arten ihrer körperlichen und geistigen Herausforderungen, die ihre Tätigkeiten im Orden in den letzten Lebensjahren mit sich brachten, notieren sollen. Statt aufzulisten, wie ihr Leben verlaufen ist, wäre es hilfreich gewesen, die Regsamkeit der Nonnen im Alter festzuhalten und diese dann mit den Ergebnissen der untersuchten Gehirne zu vergleichen. So blieb die Frage nach einem möglichen Zusammenhang zwischen körperlich anspruchsvoller Aktivitäten und der Vermeidung von Alzheimer unbeantwortet.

Bernadette: nicht gelebt wie eine Nonne
Im Übrigen, vom Lebensstil von Schwester Bernadette darauf zu schließen, warum sie nicht dement wurde, ist nicht logisch. Dass sie trotzdem zu der Zeit, als ihr Gehirn bereits geschädigt war, geistig fit geblieben ist, wirft die Frage auf, wie vielseitig und anspruchsvoll sie sich in ihren letzten Lebensjahren bewegt hat. Daraus hätte man dann schließen können, was im Alter nach einem ungesund geführten Leben nötig ist, um geistig fit zu bleiben.

Alzheimerforschung müsste also zweigeteilt sein: Erstens, wie soll man leben, um Plaques im Gehirn zu vermeiden? Und zweitens, was kann man im Alter tun, damit Plaques im Gehirn keinen Schaden anrichten?

Fazit: Die Nonnenstudie hat es gezeigt, trotz einem "Alzheimergehirn" kann man geistig vital bleiben. Die Lösung, warum das so ist, konnte man in all den 35 Jahren bis heute nicht finden. Die Studie war demnach ein Meilenstein zur Lösung der Fragen zur Alzheimer-Demenz, sie lieferte aber nicht die Lösung selbst

> **Das Geheimnis der Nonnen?**
> Mit körperlichen Aktivitäten haben sie laufend ihre Netze erneuert und durch geistige Herausforderungen so genutzt, dass sie bis zuletzt gesund geblieben sind

4.2 Die Ausdauerstudie der Sporthochschule Köln

Ist dreimal wöchentlich laufen der falsche Ansatz?
Die Schulschwestern von Notre Dame wurden nach ihrem **Leben** befragt, um Antwort darauf zu finden, warum sie im hohen Alter nicht dement wurden. Einen Schritt weiter gehen die neueren Studien. Sie untersuchen, ob **Bewegung** im Alter Demenz aufhalten kann.

Sie greifen damit genau die Frage auf, die für ältere Menschen heute wichtig ist: wie muss ich mich körperlich betätigen, um geistig gesund zu bleiben? Studien, zuletzt 2019 von der Sporthochschule Köln, versuchen den Nachweis zu liefern, dass trotz leichter kognitiver Beeinträchtigung (ausgelöst durch Eiweißablagerungen) im Alter die Demenz noch verhindert bzw. verzögert werden kann.

Die Studien unterscheiden zwischen sportlicher Betätigung im aeroben und im anaeroben Bereich und sie verlangen von den Teilnehmern Ausdauertraining im aeroben Bereich. Während bei hohen kurzen Belastungen die Energie aus den Kohlenhydraten (anaerob) kommt, versorgt sich der Körper beim moderaten Ausdauertraining stets ausreichend mit Sauerstoff (aerob). Aerobes Training findet also in gemäßigtem Tempo statt und wurde für die Studie gewählt, weil es als die für ältere Menschen gemäße Bewegungsform angesehen wird.

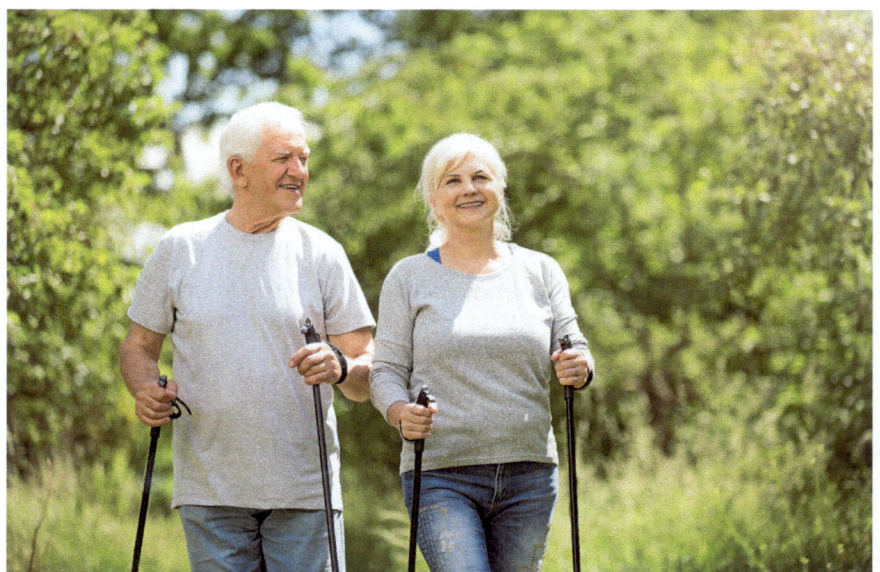

© pikselstock / Stock.adobe.com

Warum Ausdauertraining?
Ausdauertraining wurde als die wahrscheinlich effektivste Form der Übung genommen, weil die Teilnehmer damit ihre körperliche Fitness und das seelische Wohlbefinden steigern und so auch für den geistigen Bereich langfristig die besten Ergebnisse erzielen würden. So zumindest die Annahme der Studie. 180 Personen mit amnestischer MCI (Anzeichen beginnender Demenz) waren beteiligt und einem zwölfmonatigen Training unterworfen. Dreimal pro Woche mindestens 45 min Ausdauertraining waren vorgegeben. Für die Vergleichsgruppen wurden Dehn- und Muskelaufbauübungen bzw. eine Kontrollgruppe ohne körperliche Betätigung genommen.

Warum von den Probanden Ausdauer- statt geistig anspruchsvollen Koordinativsport verlangt wurde, bleibt das Geheimnis der Sporthochschule. Allerdings befinden sich die Macher der Studie damit im Einklang mit allen weltweit zu diesem Thema durchgeführten Forschungsstudien. Das Ergebnis nach Ablauf der Studie war ernüchternd: Sport ist gut für Herz und Kreislauf, für die Seele und regt an, sich mehr am allgemeinen Leben zu beteiligen. Ob es aber etwas für das Gehirn gebracht hat, darüber hat die Studie keine nennenswerten Ergebnisse liefern können.

Kritik: Geistige Fitness ist nicht auf die leichte Art zu erhalten
Wenn man bedenkt, wie viel die Menschen in Deutschland rauchen und Alkohol trinken, was sie essen, wie wenig sie sich bewegen und welchem Stress sie im Arbeitsleben ausgesetzt sind, dann kann man nur den Schluss ziehen, dass in Deutschland heute das ungesunde Leben und Schädigungen in den Netzen älterer Menschen normal sind. Und so ist es geradezu eine fahrlässige Irreführung, wenn aus berufenem Munde geraten wird, allein dreimal in der Woche mit Stöcken zu walken oder auf ebenen Wegen zu laufen, sei schon ausreichend, um die Gehirngesundheit zu erhalten. Geistige Fitness nach einem ungesund geführten Leben ist eben nicht auf die leichte Art zu erhalten, sondern erfordert zusätzliche Aktivitäten, die Koordination, Balance und Rhythmus trainieren. So muss man sich nicht wundern, wenn zuletzt die Hälfte der 90-Jährigen in Deutschland unter Alzheimer leidet.

4.3 Die FINGER-Studie aus Helsinki

Eine Studie, die Hoffnung machen will!
Die renommierte FINGER-Studie ist **der** Hoffnungsträger für die Demenzprävention und deren Ergebnisse werden allgemein als Empfehlungen ausgegeben, wie der Alterskrankheit beizukommen sei. Die Studie belege, so die Fachleute, erstmals: Gesund leben, verbunden mit intensivem Sport und regelmäßigen Denkaufgaben wirken dem geistigen Abbau entgegen. Teilgenommen haben 1260 ältere Menschen, sie waren zwischen 60 und 77 Jahre alt. Sie hatten zu Beginn der Studie ein leicht erhöhtes Demenzrisiko, waren in Kognitionstests eher „unterdurchschnittlich" und die Cholesterinwerte, Diabetes und Herzkrankheiten waren teilweise sogar ausgeprägt erhöht.

Gesund leben und trainieren!
Bei dieser Studie zwischen 2009 und 2011 haben die Forscher erstmals einen multimodalen Ansatz zur Demenzprävention gewählt, bei dem sich die Teilnehmer verpflichteten, sich gesünder zu ernähren, sich mehr zu bewegen, auf die kardiovaskulären Risikofaktoren (Neigung zu Herzerkrankungen) zu achten und zuletzt auch noch Gedächtnisübungen zu machen.
„Mehr geht nicht" könnte man sagen. Die Studienmacher haben ihre Probanden für zwei Jahre zu allem verpflichtet, was man bis dahin zur Demenzprophylaxe als wirksam erachtete. Was die Studie besonders auszeichnet: es

war eine „randomisiert-kontrollierte Studie" und nicht bloß eine epidemiologische Untersuchung. Randomisiert ist ein Studie, bei der die Teilnehmer für eine bestimmte Zeit nach Vorgaben leben müssen, denen sie zufällig zugeteilt werden und mit einer parallel laufenden Kontrollgruppe verglichen. Epidemiologisch ist eine Untersuchung, bei der sie im Prinzip nur befragt werden.

Wenn man die Studie liest und sich dabei die Frage stellt, welche Art der Bewegung von den Teilnehmern gefordert wurde, dann fällt auf, dass das Fitnessmodul aus einem „individuell angepassten Training zur **Stärkung der Muskulatur** (ein- bis dreimal wöchentlich) sowie **Ausdauerübungen im gemäßigten aeroben Bereich** zwei- bis fünfmal pro Woche" bestand. Wiederum haben die Teilnehmer also „nur" ihre körperliche Fitness trainiert.

Was lässt sich nun aus diesem bisher einzigartigen Experiment schließen? Immerhin haben sich die kognitiven Leistungen "im Schnitt verbessert". Die absoluten Veränderungen waren allerdings, recht gering und das erstaunlichste Ergebnis war, dass überhaupt messbare Unterschiede festgestellt wurden. Es wäre interessant zu erfahren, wie wohl eine Gruppe mit zusätzlicher koordinativ anspruchsvoller Bewegung im Programm hierbei abgeschnitten hätte.

4.4 Die Agewell-Studie der Uni Leipzig

Gesund leben UND anspruchsvoll bewegen!
Die FINGER-Studie hat in der Demenzforschung neue Maßstäbe gesetzt. Die Macher der finnischen Studie wählten erstmals einen „multimodalen Ansatz" (mehrere unterschiedliche Behandlungsansätze), die von den Teilnehmern zu beachten waren. Die Uni Leipzig orientierte sich in der von ihr im Jahr 2018 begonnenen „Agewell-Studie" daran und verpflichtete die Teilnehmer ebenso zu vielseitiger Intervention. Im Einzelnen wurden den Teilnehmern die nachfolgend aufgeführten sechs gesundheitsfördernden Maßnahmen aufgegeben.

Multimodal

1. **Ernährungsberatung:** Beratung zur gesunden Ernährung, basierend auf den Leitlinien der Deutschen Gesellschaft für Ernährung (DGE)
2. **Erhöhung körperlicher Aktivitäten:** Übungen für Kraft, Gleichgewicht und Beweglichkeit an zwei Tagen pro Woche; Aerobic-Training (3–5 Tage pro Woche für 20–30 min), individuell mit dem Teilnehmer geplant
3. **Kognitives Training:** Kognitives Training mit Tablet-Computern unter Verwendung der kognitiven Trainingssoftware „NeuroNation", dreimal pro Woche
4. **Förderung soziale Aktivitäten:** Die Teilnehmer wurden angehalten, ihr soziales Engagement zu steigern und mit dem Teilnehmer wurde das individuell geplan
5. **Intervention bei Trauer und depressiver Symptomatik:** Einschätzung der depressiven Symptome und der zugrunde liegenden Risikofaktoren (z. B. Trauerfall); bei Bedarf werden die Patienten ermutigt, den Hausarzt zu kontaktieren
6. **Optimierung der Medikation:** durch fachgerechte ärztliche Beratung werden die Teilnehmer hinsichtlich ihrer regelmäßig einzunehmenden Medikamente optimal eingestellt

Teilnehmer: Menschen mit erhöhtem Demenzrisiko

1030 ausgesuchte ältere Menschen mit erhöhtem Demenzrisiko wurden verpflichtet, sich mehr zu bewegen, sich vielseitig zu engagieren, gesünder zu leben und „Gehirn-Jogging" zu betreiben. Es wurden gegenüber der FINGER-Studie zusätzliche Komponenten des sozialen Lebensstils und Empfehlungen zu Über- und Untergebrauch von Medikamenten aufgenommen und die Teilnehmer zu sozialer Aktivität zu ermutigt, da ein aktiver Lebensstil auch im Alter vor Demenz schützen würde. Ebenso wurden von den jeweiligen Hausärzten den Studienteilnehmern bei Bedarf spezifische Empfehlungen zu deren Medikamenteneinnahme geben. Auf das Ergebnis konnte man gespannt sein.

Das Ergebnis der Studie

2023 wurde das Ergebnis veröffentlicht und es zeigt, man kann etwas tun: „Gelänge es, die beeinflussbaren Risikofaktoren um 15 % zu reduzieren, könnten nach den Modellrechnungen von den erwarteten zwei Millionen

Krankheitsfällen im Jahr 2033 theoretisch 138.000 verzögert oder vermieden werden. Bei 30 % wären es sogar 265.000 Fälle."

Die Ergebnisse im Einzelnen
Die Intervention umfasste die Optimierung von Ernährung und Medikation, sowie die Steigerung der körperlichen, sozialen und kognitiven Aktivität. Insgesamt wurde kein Effekt der Intervention auf die globale Kognition festgestellt, allerdings fand sich ein signifikant positiver Effekt bei Teilnehmern mit geringer Bildung. In der gesamten Stichprobe verbesserte sich außerdem die soziale Kognition. Außerdem konnte ein positiver Effekt der Intervention auf die gesundheitliche Lebensqualität bei allen Teilnehmern der Interventionsgruppe feststellen, bei Frauen konnte die Intervention zudem depressive Symptome reduzieren.

Kritik an der Agewell-Studie
Es bleibt dabei: auch wenn in dieser Studie Übungen zu Gleichgewicht und Beweglichkeit eingebaut waren, wurde keine Extragruppe mit koordinativ anspruchsvollen Übungen einzeln untersucht, so dass eine wichte Erkenntnis zur Wertigkeit dieses Bewegungstraining immer noch nicht ausreichend hinsichtlich ihrer protektiven und reparativen Wirkung in klinischen Studien untersucht worden ist.

Untermauert wird unsere Hypothese zum regenerativen Einsatz koordinativ anspruchsvoller Trainingsphasen dadurch, dass man ja auch in den Therapieräumen von Reha-Kliniken für Schlaganfallpatienten im wesentlichen nur Geräte und Stationen findet, die den Patienten anspruchsvolle Aufgaben abverlangen. Da im Unterschied zum Schlaganfall bei der Demenz aber nicht einzelne Bereiche des Gehirns betroffen sind, sondern das gesamte neuronale Netz in Mitleidenschaft gezogen ist, ist es erforderlich, nicht eine oder zwei koordinativ anspruchsvolle Aktivitäten auszuüben, sondern eine Vielzahl davon. Je mehr, desto besser, weil mit jedem Bewegungsablauf ein anderer Bereich im neuronalen Netz aktiviert wird.

Pro Woche 20 min Gleichgewichtstraining ist zu wenig
Wenn bei der Agewell-Studie neben allen allgemeinen gesundheitsfördernden Maßnahmen, die den Geist nur wenig fordern, nur zweimal pro Woche 20 bis 30 min Gleichgewichtstraining abverlangt wird, dann ist das zu wenig. Leider stellen die Menschen im Alter gerade jene sportlichen Aktivitäten ein, bei denen sie koordinativ herausgefordert werden. Diese betreiben sie von Jahr zu Jahr weniger und zuletzt sieht man sie, wenn überhaupt, nur Walken, Radfahren oder Laufen im Park.

Wenn man sich von der Agewell-Studie erhoffte, dass alte Menschen, speziell wenn sie erste Anzeichen von Demenz verspüren, zu Tanzen, Gleichgewichtsübungen, Tischtennis und zu Koordinativsportarten animiert werden, wird man leider enttäuscht. Die Macher der Studie legten den Schwerpunkt auf gesundes Leben, das für geistige Gesundheit wichtig ist, aber im Alter als Ratschlag zu spät kommt, weil die neuronalen Schäden längst weit fortgeschritten sind.

» **Forschung zu betreiben, ob man mit Ausdauersport geistig fit bleiben kann, ist so, als ob man untersuchen wollte, ob man durch Händewaschen die Zähne gesund erhalten kann.**

4.5 Die Studien im Überblick

Was bisher bekannt und was noch offen ist
Die Ausdauerstudie der Deutschen Sporthochschule Köln, die FINGER-Studie und die Agewell-Studie der Uni Leipzig sind nicht die einzigen Studien, die Bewegung als Möglichkeit für demenzfreies Altern untersucht hat. Weltweit wurden auch zuvor schon Studien zum selben Thema durchgeführt. Die Ergebnisse sind übereinstimmend und ernüchternd zugleich: Ausdauertraining „kann helfen, das Demenzrisiko zu senken", hat „abschwächende Tendenzen", und ist „möglicherweise krankheitsverlangsamend". Das Fazit, wonach die Krankheit allenfalls gebremst wird, könnte also ernüchternder nicht sein.

J. Eric Ahlskog, Professor an der Mayo Klinik in Rochester wertete im Jahr 2011 die bis dahin 29 wichtigsten Untersuchungen aus. Bei allen fand sich **kein** Hinweis auf eine nachhaltige Wirksamkeit von Ausdauertraining. Dies war eigentlich nicht anders zu erwarten, weil das Gehirn stets außen vor blieb. Von den möglichen Aktivitäten hat man ausgerechnet jene genommen, die das Gehirn am wenigsten stimulieren.

Zur Geschichte der Studien:

Vor mehr als dreißig Jahren konnte mithilfe der Nonnenstudie der Zusammenhang von eiweißhaltigen Ablagerungen im Gehirn und der Altersdemenz erschüttert werden. Deshalb galten damals die Lebensgewohnheiten der Nonnen als zuverlässiger Garant gegen die Demenz. Die nachfolgenden Studien zu diesem Thema setzten nicht mehr auf die Lebensweise der Menschen, sondern auf Bewegung, insbesondere auf lockeres Ausdauertraining.

Ausdauertraining war dann für die nächsten 20 Jahre die Norm für die Forschung, um den Nachweis zu liefern, dass Bewegung geistige Gesundheit erhalten kann. Der Nachweis ist bis heute ausgeblieben und die negative Entwicklung bei Alzheimer ist ungebrochen. Dass Ausdauertraining trotzdem bis heute als idealer Ansatz gilt, hat zur Folge, dass sich alle zu Unrecht auf der sicheren Seite wähnen, wenn sie ein paarmal in der Woche ihre Laufstrecke absolvieren.

Untersuchung einzelner Aktivitäten
Zusätzlich zu den Ausdauerstudien gibt es unzählige weitere, die jeweils eine Aktivität (Tanzen, Yoga, Musizieren, Tischtennis und andere mehr) untersucht haben. Alle haben ergeben, dass sie – mehr als Ausdauertraining – für die geistige Fitness erkennbar etwas bewirken können. Allerdings, mit nur einer dieser Aktivitäten ist nichts gewonnen. Wie viel und wie vielseitig man sich bewegen muss, damit die Netze lückenlos und intakt bleiben, ist bisher nicht erforscht, die Antwort darauf wäre aber von enormer Bedeutung für Menschen mit ersten Anzeichen der Alterskrankheit. Es zu erforschen wäre den „Schweiß der Götter" wert.

Sicher ist, wenn man das Fortschreiten verhindern will, braucht es einen bunten Strauß an gehirnfordernden Aktivitäten und eben solchen sportlichen Anstrengungen. Vieles ist bekannt, was noch aussteht, ist eine Forschung mit Probanden, die bereit sind, gleich eine Vielzahl von komplex zu koordinierenden Aktivitäten regelmäßig auszuüben. Demenzvermeidung ist nicht von Dauer, wenn sie lediglich als Einzeldisziplin ausgeübt wird. Demenzvermeidung ist ein Zehnkampf.

> **Die vier Entwicklungsstufen in der Alzheimerforschung**
> - Anfangs wurde das **Leben** (der Nonnen) untersucht, um Erkenntnisse zu gewinnen
> - in der Folge verlagerten sich die Studien auf **Bewegung** (regelmäßiger Ausdauersport)
> - und schließlich untersuchten die Forschungen einzelne **geistig anspruchsvolle Aktivitäten**
> - was fehlt, sind Studien, die das **Zusammenwirken** vielseitiger Bewegung untersuchen

4.6 Das Fazit aus den Studien

Weltweit in die falsche Richtung?

Durch die vielfältigen sportlichen Aktivitäten ist uns mehr und mehr bewusst geworden, dass die Forschung in ihren Studien die unterschiedliche Wirkung von Bewegung zu wenig berücksichtigt Jede Bewegung wirkt in unserem Körper anders: Kraftsport macht starke Muskeln und stabile Knochen, Ausdauersport ein gesundes Herz und ein ausgeglichenes Gemüt, Dehnungsübungen machen gelenkig und alles koordinativ Anspruchsvolle einen gesunden Geist. Dass die Weltgesundheitsorganisation (WHO) von diesen verschiedenen Bewegungsarten explizit „eine Mischung aus Alltagsaktivitäten, Ausdauer- und Krafttraining mindestens 150 min pro Woche mit mittlerer Intensität" empfiehlt, hat eine einfache Ursache: durchwegs alle Studien wurden mit solchen Probanden durchgeführt, die bereit waren, zwei bis drei mal pro Woche ihrem Alter gemäß ihre Ausdauer zu trainieren.

Ein Zirkelschluss[1] rund um den Erdball
Was die WHO empfiehlt:

Einer Empfehlung der WHO entsprechend, wird in allen Ländern weltweit alten Menschen moderater Ausdauersport und ein wenig Krafttraining (aerobic Exercise) angeraten. Ein typischer Zirkelschluss, der über vier Stationen einmal um den Erdball herum verläuft:

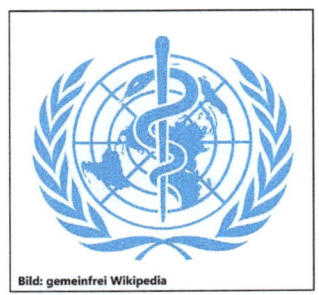

1. Wissenschaftliche Studien werden generell mit Probanden durchgeführt, die Ausdauer- und Kraftsport betreiben. 2. Die Erkenntnisse daraus werden von der WHO im Ergebnis so übernommen und allen Ländern weltweit empfohlen. 3. Die Gesundheitsresorts dieser Länder empfehlen das dann wiederum den alten Leuten ihres Landes und diese verhalten sich danach.

---

[1] Ein Zirkelschluss ist ein logischer Fehler, bei dem die Prämisse einer Argumentation ihre eigene Schlussfolgerung voraussetzt. Das bedeutet, dass die Aussage, die bewiesen werden soll, stillschweigend in den Prämissen enthalten ist, wodurch das Argument im Kreis läuft und keinen externen Beweis bietet.

4. Zuletzt werden dann für weitere Studien wieder jene Alten als Teilnehmer rekrutiert usw. und so fort immer rund herum. Die Folge dieser logischen Fehlleistung: weiter steigende Pflegefälle überall auf der Welt. Wollte man aus diesem fatalen Zirkelschluss ausbrechen, müsste wissenschaftlich Forschung von den vielen Möglichkeiten, sich sportlich zu betätigen, mehr als bisher alles koordinativ anspruchsvolle in den Blick nehmen.

Der Lancet Report kann eingesehen werden unter:

https://www.thelancet.com/journals/langlo/article/PIIS2214-109X(24)00150-5/fulltext

Warum haben die Studien ihr erklärtes Ziel verfehlt?
Man weiß viel darüber, wie man Demenz vermeiden kann. Man weiß nur nicht, warum es trotzdem nicht gelingt, die Zunahme von Demenz bedingt Pflegebedürftigen zu stoppen. Um das zu ergründen, sollte man sich die Studien einmal genauer ansehen. Weltweit haben diese aus unterschiedlichen Gründen ihr erklärtes Ziel verfehlt. Drei Erklärungsversuche, warum das nicht gelungen ist:

1. Für körperlich Eingeschränkte wertlos
Alle Studien zur Altersdemenz gehen an der Lebenswirklichkeit vorbei. Sie gehen davon aus, dass die Beweglichkeit bis zuletzt erhalten bleibt. Mit zunehmendem Alter nimmt sie aber naturgemäß ab. Weltweit haben alle Studien ihre Untersuchungen aber so angelegt, dass die Teilnehmer sich regelmäßig sportlich bewegen mussten. Die Ergebnisse daraus sind für körperlich eingeschränkte Menschen – und das sind mehr als 50 % der über 70-jährigen – wertlos.

2. Ausdauertraining für's Gehirn nicht ausreichend
Um körperlich und geistig gesund zu bleiben, wird von den Ärzten und allen Ratgebern empfohlen, moderat und altersgemäß die Ausdauer zu trainieren. Wie bereits dargestellt, sind Ausdauersport und Krafttraining aber waqhrswcheinlich nicht ausreichend, um geistig fit zu bleiben, bzw. bereits eingetretene Schädigungen zu reparieren.

3. Einzelne Aktivitäten haben nur eine begrenzte Wirkung
Viele weitere Aktivitäten wurden auf ihre Wirksamkeit zur Demenzvermeidung untersucht und bei ihnen allen hat man festgestellt, dass sie zur Erhaltung geistiger Fitness Wirkung zeigen. Allerdings wirken sie nur sehr eingeschränkt und mit einer allein ist noch nichts gewonnen. Weitere solcher Studien mit einzelnen Aktivitäten sind entbehrlich, denn sie haben lediglich

gezeigt, dass geistig fordernde Bewegung generell der Demenz etwas entgegen setzen kann, mehr aber nicht.

Studienansatz prospektive, randomisierte Kohortenstudien: Multimodal mit Schwerpunkt auf koordinativ anspruchsvoller Bewegung
Die Forschung, wenn sie durch eine neue Studie das Zusammenwirken vielseitiger Bewegungsaktivitäten untersuchen wollte, müsste also einen neuen Ansatz wählen. Sie müsste ebenso wie die Agewell-Studie einen multimodalen Ansatz wählen, aber multimodal in Form von mehreren Bewegungsaktivitäten. Also statt sechs Module gesund leben und eines mit Bewegung umgekehrt sechs Module Bewegung (Brain Exercise) und eines mit gesund leben, zum Beispiel gesunde Ernährung.

Konkret könnten das zum Beispiel sechs verschiedene, von den Teilnehmern selbst gewählten Arten von Aktivitäten sein, die im Wochenrhythmus ausgeübt werden. Möglichst sechs Aktivitäten, die das Gehirn auf ganz unterschiedliche Weise fordern (z. B. Tanzen, Wassergymnastik, Gleichgewichtsübungen, Waldspaziergänge, Musizieren und Tischtennis). Forschung müsste also in den Blick nehmen, wie sich ein ganzer Reigen von komplex zu koordinierenden Bewegungsabläufen, die regelmäßig und intensiv ausgeübt werden, in den neuronalen Schaltkreisen auswirkt.

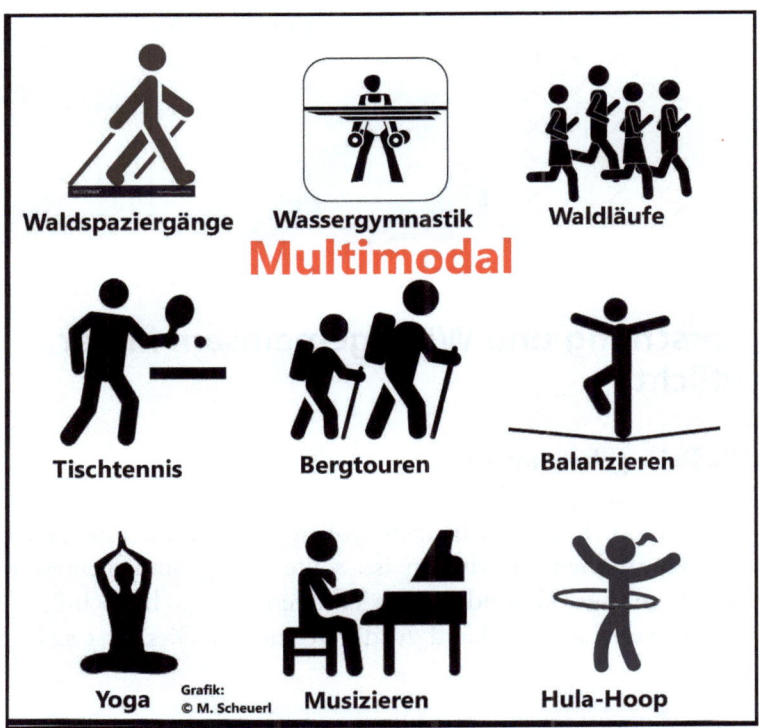

Studienansatz Vergleichsstudie: Aerobic-Exercise vs. Brain-Exercise.
Für die Frage, wie durch Bewegung Demenz zu vermeiden wäre, könnten die Ergebnisse einer randomisierten Vergleichsstudie von großer Aussagekraft sein: Die Teilnehmer würden in zwei Gruppen eingeteilt. Eine mit Ausdauersportlern (Aerobic exercise) und eine zweite mit Koordinativsportlern (Brain exercise). Die Ausdauersportler trainieren so wie es von der WHO empfohlen wird und die Koordinativsportler trainieren wie im Beispiel eins mit regelmäßig sechs verschiedenen koordinativ anspruchsvollen Aktivitäten. Die Hypothese ist, dass der Koordinativsportler besser abschneidet und diese Teilnehmer über den Studienzeitraum das Fortschreiten der Demenz spürbar verzögern oder gar stoppen können. Sollte sich das erweisen, wäre das für alte Menschen eine äußerst wichtige Information. Zumindest für jene, die bereit sind, für ihre geistige Gesundheit sportlich aktiv zu bleiben.

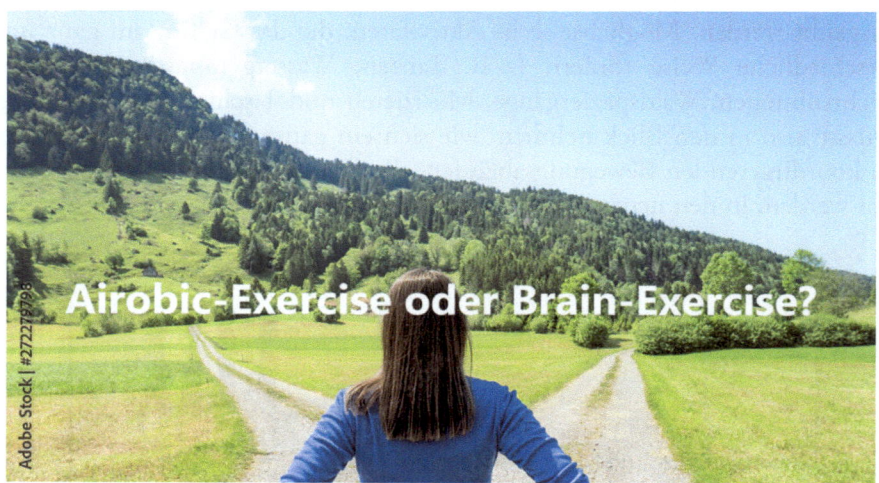

4.7 Forschung und WHO gemeinsam in der Pflicht

Wohin die Reise gehen müsste
Kraft- und Ausdauersport, Dehnungs- und Faszienübungen sei allen empfohlen, die körperlich gesund bleiben wollen. Bei Empfehlungen dagegen, wie geistige Gesundheit zu erhalten ist, sollte sich Grundlegendes ändern. Um weltweit geistige Gesundheit zu erhalten, ist es hinsichtlich Bewegung geboten, von Land zu Land zu differenzieren. Dies lässt sich einfach

erklären: bei koordinativ anspruchsvollen Aktivitäten gibt es große regionale Unterschiede. In jedem Land treibt man aus historisch gewachsener Tradition heraus Sport auf eine andere Weise. Kraft und Ausdauer werden überall gleich trainiert, aber alles koordinativ Anspruchsvolle überall anders.

Länderspezifisch gibt es viele interessante Beispiele: In Frankreich spielen alte Männer stundenlang Boule. Dafür brauch es eine gute Auge-Hand-Koordination. In Deutschland geht man dafür gerne Kegeln und Stockschießen. In China wird traditionell Tai Chi gepflegt, was Balance, Flexibilität und Koordination erfordert. In Japan ist Kalligraphie, also die Kunst des schönen Schreibens mit Pinsel und Tinte, eine beliebte Beschäftigung. Sie erfordert Präzision, Konzentration, ein gut geschultes Auge und eine ruhige Hand. In den Wüstenregionen Ägyptens ist das Kamelreiten, auch noch im Alter, eine traditionelle Aktivität, es erfordert Balance und Koordination zwischen Reiter und Kamel. In Kanada dagegen geht man im Alter zum Angeln mit der Rute. Das erfordert Beweglichkeit, Feinmotorik, eine gute Auge-Hand-Koordination und Gleichgewichtssinn. Diese wenigen Beispiele mögen zeigen, wie sich in jedem Land alte Menschen auf andere Weise fordern.

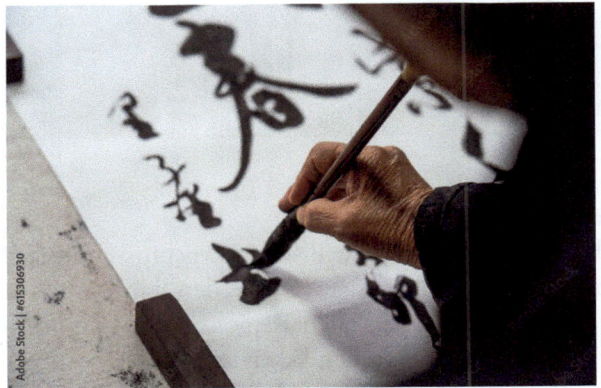

Länderübergreifend sind die meisten aller Ballsportarten wie Tischtennis, Fußball, Volleyball, Baseball und Basketball verbreitet. Ihnen alles ist eigen, dass sie hohe Konzentration, Koordination, Rhythmus, Beweglichkeit und Teamarbeit erfordern. In Indien hat Yoga eine Jahrtausende alte Tradition, ist aber auch überliefert in Nepal, Tibet, Thailand und Bali. Gefordert und gefördert werden dabei eine Vielzahl von koordinativen Fähigkeiten: Körperwahrnehmung, Gleichgewicht, Koordination, Flexibilität, Konzentration und Atmungskontrolle. Als länderübergreifend in den westlichen Industrieländern kann beispielhaft das Golfspiel genannt werden. Es wird oft noch im Alter ausgeübt und fordert das Gleichgewicht, eine Auge-Hand-Koordination, das Rhythmusgefühl, Raumorientierung, Reaktionsfähigkeit und Körperwahrnehmung, um den Schwung korrekt zu steuern. **Weltweit** überall, bis hinein in jedes Dorf, bei allen Festen, in Hinterhöfen und Ballsälen gibt es, wenn Freude aufkommen soll, nur eines: Tanzen. Volkstänze, ob in Reihen oder im Kreis erfordern Beweglichkeit, Konzentration, Rhythmusgefühl und Körperbeherrschung.

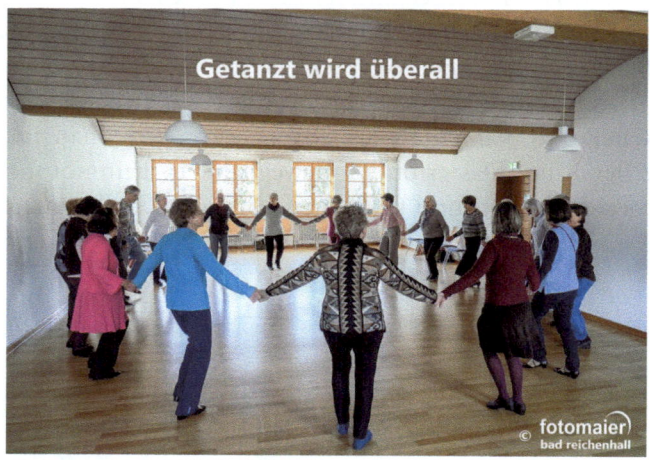

Das Ziel ist ein hehres
Die wissenschaftliche Forschung, will sie zu Ergebnissen kommen, wie weltweit der Demenz etwas entgegen gesetzt werden kann, muss sich also differenzieren. Es braucht Studien in allen Regionen, die sich auf die länderspezifischen körperlich anspruchsvollen Aktivitäten konzentrieren, um daraus jene Erkenntnisse zu gewinnen, wie die Menschen eines jeden Landes im Alter geistig fit bleiben können. Die daraus gewonnen Ergebnisse werden dann der Weltgesundheitsorganisation übermittelt, die daraus ein Gesamtbild mit Vorschlägen erstellen könnte, wie sich im jeweiligen Land die Menschen im Alter bewegen könnten. Das Ziel aller Beteiligten, der WHO, der Forschung und der Gesundheitsbehörden aller Länder, die Entwicklung demenzbedingter Pflegefälle einzuhegen, ist ein hehres.

» Die körperlichen Fähigkeiten alter Menschen sich koordinativ anspruchsvoll regelmäßig und vielseitig zu bewegen wird weltweit nirgendwo in den Fachkreisen empfohlen. Allenfalls kognitive Herausforderungen werden angeraten, aber bezüglich Bewegung wird nur wenig Anspruchsvolles empfohlen. Das mag den (vermeintlich geringen) körperlichen Fähigkeiten der Menschen im Alter geschuldet sein, nicht aber dem Anspruch, Demenz nachhaltig zu vermeiden.

4.8 Forschungsansatz: das Daten-Kreislauf-System

Von den Sinnen über das Rechenzentrum an die Muskeln
Die Welt, so wie wir sie wahrnehmen, ist nicht eine unserer Sinne, sondern eine des Gehirns. Jedes Sinnesorgan liefert das Wahrgenommene nur in Form von Datensätzen an das jeweils zuständige Gehirnareal. Daraus erschafft es dann, jeden Tag wieder neu, eine ganze Welt: die Bilder des Tages, die Gerüche, das Erspürte, die bewusst wahrgenommenen Wörter und Töne sowie alle Geschmacks-erlebnisse. und vergleicht die aktuell eingehenden Informationen mit jeweils bekannten abgespeicherten Vorerfahrungen. Ob der Tag dann ein schöner war, entscheidet am Abend das Gehirn und jedes hat dafür seine eigenen Maßstäbe.

Je nachdem, wie das bisheriges Leben verlaufen ist, nimmt das Gehirn des einen Jazz-Musik als Wohlklang, das des anderen als Lärm wahr. Was ein schöner Garten ist, wird von Mensch zu Mensch anders empfunden und beim Essen sind die Geschmäcker sprichwörtlich sowieso verschieden. Wie auch immer, dass wir überhaupt jeden Tag eine Welt erschaffen können, hängt vor allem von einem funktionierenden Datenübertragungssystem und einem fehlerfrei arbeitenden Datenverarbeitungssystem in den Schaltkreisen des Gehirns ab.

Jetzt, nach Jahren der Forschung mit Ergebnissen, die sich für die Demenzvermeidung als nicht durchschlagend erwiesen haben, ist es an der Zeit, einen neuen Ansatz zu wählen und dafür bietet sich das „Datenübertragungs- und -verarbeitungssystem" an. Dessen Funktionieren ist für die geistige Gesundheit von ebensolcher Bedeutung, wie das „Herz-Kreislauf-System" für die körperliche Gesundheit, aber es ist noch in keiner Weise erforscht. Beide Systeme im Überblick:

1. Das Herz-Kreislauf-System
Dauer der Bewegung
Alle kennen das Herz-Kreislauf-System. Vom Herzen wird das Blut durch ein riesiges Adernsystem zu den Organen und Muskeln gepumpt, um die Körperzellen mit Sauerstoff und Nährstoffen zu versorgen. Von dort wird das verbrauchte Blut zur Regeneration in die Lunge und zuletzt wieder zum Herzen zurück gepumpt.

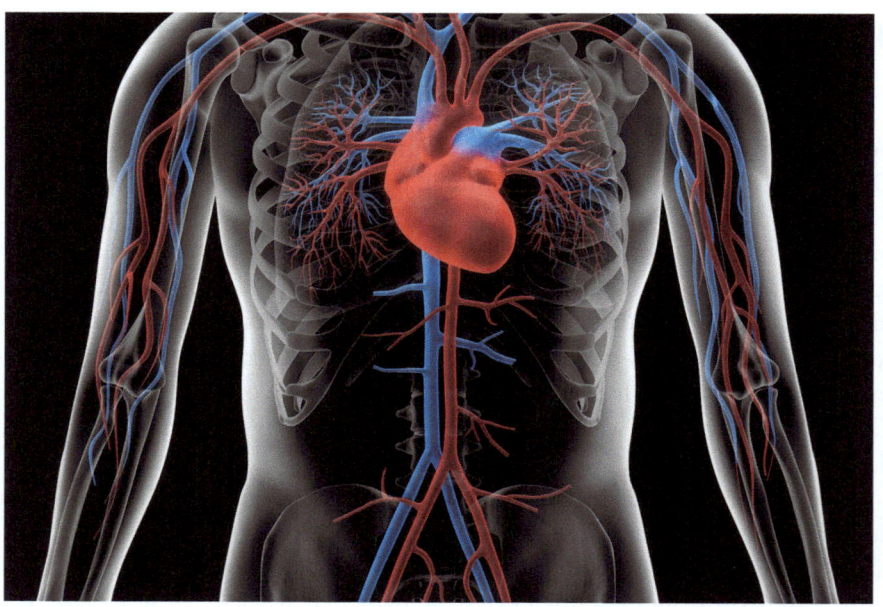

© peterschreiber.media / Stock.adobe.com

Einmal das Blut vom Herz und zurück zu pumpen, dauert etwa eine Sekunde und mit einem kräftigen Herzschlag beginnt die Zirkulation von Neuem. Dass dieses lebensspendende System besonders im Alter trainiert werden muss, ist bekannt. Zuständig ist das Herz-Kreislauf-System für die mögliche *Dauer der Bewegung* und die angemessene Art, es zu trainieren ist regelmäßiger Ausdauersport: Walking, Laufen, Radfahren, Schwimmen u. v. m.

2. Das Daten-Kreislauf-System
Qualität der Bewegung
Nicht Blut sondern Daten zirkulieren im zweiten, körper-umspannenden System des Menschen. Es ist nicht lebensspendend, aber es schafft und bewahrt alles Geistige in den Lebewesen.

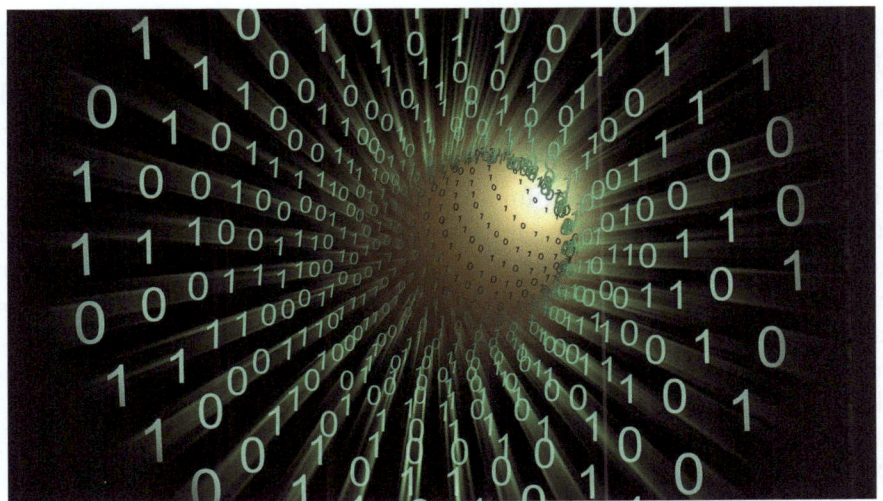

© 3000ad / Stock.adobe.com

Wie das Herz-Kreislauf-System kann man auch dieses System durch gezielte Aktivitäten fit halten. Zuständig ist es für die *Qualität der Bewegung*. Im Zusammenhang mit den Fragen der Demenz ist es sehr von Bedeutung und sollte ähnliche Beachtung finden, wie das Herz-Kreislauf-System. Gerechnet wird bei der Datenübertragung nicht in der Dauer von Sekunden, sondern in Millisekunden.

Forschung ist gefordert
Wissenschaftliche Forschung, die koordinativ anspruchsvolle Bewegung in ihrer Wirkung auf ein geschädigtes Gehirn ergründen will, sollte das Daten-Kreislauf-System in den Blick nehmen. Es ist für die geistige Gesundheit von großer Bedeutung und um es fit zu halten, kann dem Gehirn gar nicht

zu viel abverlangt werden. Drei Faktoren bestimmen die Intensität, in der es gefordert ist:

1. **Wie viele Muskeln** sind an einem gewünschten Bewegungsablauf beteiligt?
2. **Mit welcher Frequenz** müssen die Muskeln aktiviert werden, um eine Bewegung in der gewünschten Qualität zu erhalten (Verarbeitungsgeschwindigkeit)?
3. **Wie lange,** wird die Bewegung ausgeübt (Verarbeitungsdauer)?

Das Produkt der drei genannten Faktoren ergibt für die durchgeführte sportliche Aktivität ein bestimmtes vom Gehirn zu verarbeitendes Datenvolumen, und je größer es ist, desto besser ist der Effekt für geistige Gesundheit. Dass bei einem halbstündigen Spaziergang im Park vom Gehirn wenige Daten zu verarbeiten sind, erklärt sich von selbst. Ganz anders ist dies bei einer stundenlangen Bergtour im unwegsamen Hochgebirge, bei der das Gehirn am Ende ein riesiges Datenvolumen aus den Sinnen in Unmengen von gezielten Impulse berechnet und an jeden der beteiligten Muskeln gefeuert haben wird. Durch eine Vielzahl auf dem Markt befindlicher *Smart devices* können diese Bewegungen heutzutage in hoher Auflösung individuell aufgezeichnet und mit Hilfe spezieller Algorithmen und maschinelle Lernsysteme (künstliche Intelligenz) ausgewertet werden.

Wirksamkeit je nach Größe des zu verarbeitenden Datenvolumens:
Es gibt nicht die eine koordinativ anspruchsvolle Aktivität, es gibt derer unzählige und je nach dem Datenvolumen, das bei der Aktivität vom Gehirn zu verarbeiten ist, hat sie für die Hirngesundheit eine mehr oder weniger große Bedeutung. Koordinativ anspruchsvolle Aktivitäten unterscheiden sich in ihrer Wirksamkeit also nicht nur zu den anspruchslosen, sondern auch untereinander. Forschungsergebnisse darüber wären für die Betroffenen bedeutsam für ihre Entscheidungen, auf welche Weise sie aktiv werden sollten.

Jeder Sport fordert das Gehirn anders

Wenig anspruchsvoll für das Gehirn
Sehr gering ist die Leistung für das Gehirn bei eintönigen Bewegungen, die beim Ablauf nur wenig Korrekturbedarf erfordern. Eine solche, praktisch

"gehirnlose" Bewegung, ist der Dauerlauf auf der Teerstraße oder Walken im Park.

Höchstleistung für das Gehirn
Die theoretisch mögliche Höchstleistung für das Gehirn löst dagegen eine Bewegung aus, bei der alle Muskeln zum Einsatz kommen und pro Sekunde eine hohe Datenverarbeitungsgeschwindigkeit erforderlich ist, um den Bewegungsablauf unter Kontrolle zu halten. Die Beispiele sind: Balancieren auf der Slackline oder Wellenreiten auf der Surfwelle im wilden Fluss.

> **So könnte es gehen:**
> wissenschaftliche Forschung, die sich dem Daten-Kreislauf-System zuwendet,
> könnte für die Menschen im Alter jene Erkenntnisse liefern,
> die jeder in seiner persönlichen Situation für sich gebrauchen könnte.

Literatur

Die Nonnenstudie: David Snowdon – Lieber alt und gesund (Blessing)

Weblinks

Nonnenstudie: https://en.wikipedia.org/wiki/Nun_Study
Nonnenstudie Ruth Mischnik Institut: https://www.i-rm.org/die-nonnenstudie/
Studie der Sporthochschule Köln: https://www.ncbi.nlm.nih.gov/pmc/articles/PMC7840533/
FINGER-Studie: https://www.thelancet.com/journals/lancet/article/PIIS0140-6736(15)60461-5/abstract
FINGER-Studie: https://www.aerztezeitung.de/Medizin/Geistiger-Abbau-laesst-sich-bremsen-233724.html
Die Agewell-Studie: https://www.ncbi.nlm.nih.gov/pmc/articles/PMC6670136/
Meta-Studie der Mayo Klinik: https://www.sciencedirect.com/science/article/abs/pii/S0025619611652191

Fitness-Studie der WHO: Nationale, regionale und globale Trends bei unzureichender körperlicher Aktivität bei Erwachsenen von 2000 bis 2022: eine gepoolte Analyse von 507 bevölkerungsbasierten Umfragen mit 5,7 Millionen Teilnehmern – The Lancet Global Health

Bewegungskontrolle: https://de.wikipedia.org/wiki/Bewegungskontrolle

5

Das Verhältnis von Körper und Geist in der Philosophie

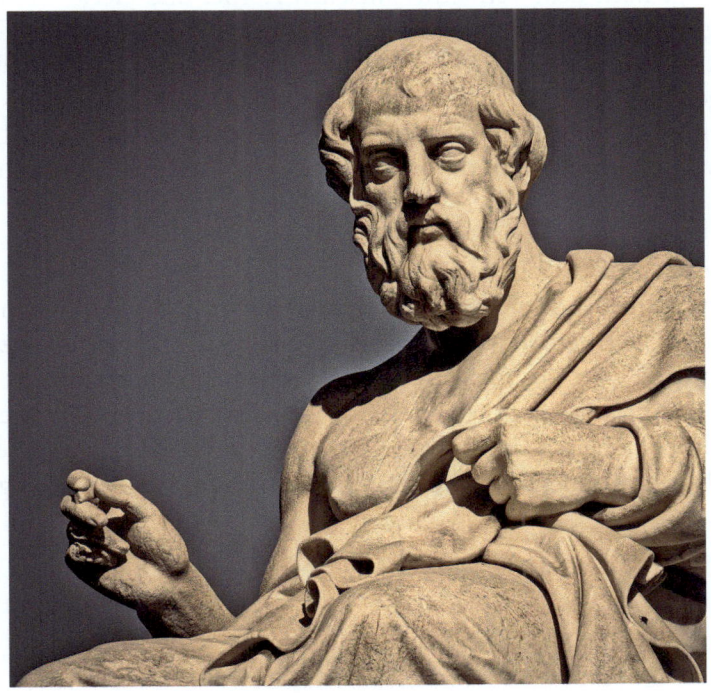

Inhalt fünfter Abschnitt

Im Exkurs Philosophie wird das Verhältnis des Körpers zur Seele ausführlich dargestellt. Das Thema greift die Frage auf, ob sich der Mensch in seinem Leben mehr um seinen Körper kümmern sollte oder vielmehr um das Seelenheil. Während Hippokrates als ganzheitlicher Denker den Schwerpunkt auf das körperliche Wohlergehen legte, war es die Kirche, die das Seelenheil zum zentralen Lebenszweck postulierte. Die philosophische Grundlage dafür waren Platons Ausführungen, wonach die Seele des Menschen unsterblich sei.

© Dimitrios / Stock.adobe.com

5.1 Hippokrates: ganzheitliches Denken

Sind Körper und Seele untrennbar verbunden?
Gibt es eine Seele? Ein vom Körper unabhängiges Etwas, das von Gott geschaffen wurde, unsterblich ist und unser irdisches Dasein überdauert? Oder gibt es dieses Etwas gar nicht und es gibt in Wirklichkeit nur einen Körper, der, wie Hippokrates meint, ganzheitlich zu betrachten ist. So oder so, auf unsere Art zu leben hat die Antwort auf diese Frage einen entscheidenden Einfluss, hängt doch davon ab, ob wir uns im Leben mehr um die (unsterbliche) Seele oder um den (vergänglichen) Körper kümmern sollten.

Die Frage nach dem Verhältnis zwischen Körper und Geist[1] ist eine zentrale Frage seit der Antike und wird erörtert, seit Philosophen über Gott und die Welt nachdenken. Bei dem sogenannten Leib-Seele-Problem stehen sich zwei gegensätzliche Ansätze gegenüber: die Monisten und die Dualisten. Die Monisten sehen Leib und Seele als Einheit, für die Dualisten sind Leib und Seele zwei unabhängige und voneinander getrennte Phänomene in einem Körper.

Der Mensch, ein beseelter Leib?
Als einen der frühen Monisten kann man den Arzt und Philosophen Hippokrates im 5. Jahrhundert vor Christus bezeichnen. Für viele Mediziner gilt er als derjenige Arzt der Antike, mit dessen Namen sich der Schritt von der Mythologie zur Logik im medizinischen Denken verbindet. Der Mensch erschien Hippokrates als ein Ganzes, als beseelter Leib. Körper und Seele sind untrennbar miteinander verbunden und beeinflussen sich gegenseitig.

---

[1] **Anmerkung:** Die Ausdrücke Geist und Seele werden im Text nicht unterschieden. Im Sprachgebrauch unterscheiden sie sich dadurch, dass man dem Geist den Bereich des rationalen Überlegens und Handelns zuordnet, der Seele dagegen den Bereich der Gefühle und der Intuition.

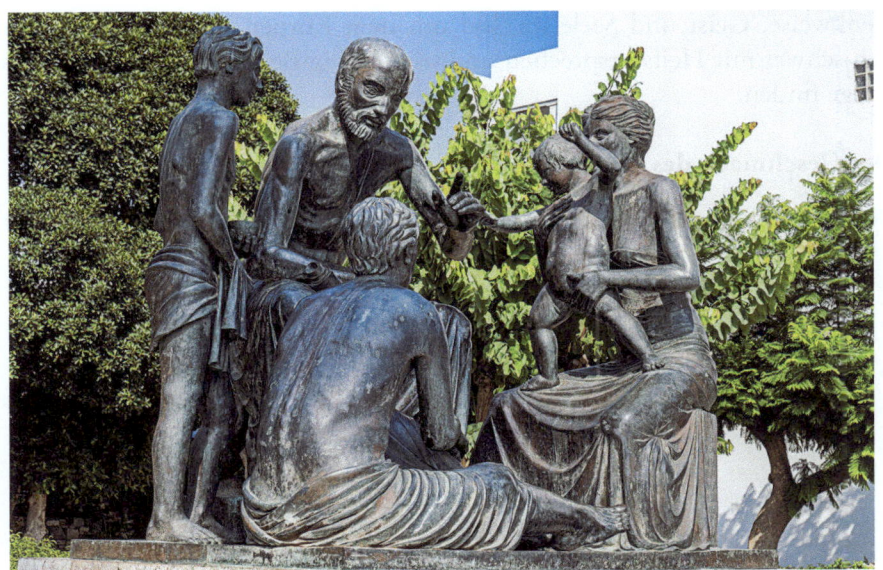
© tauav / Stock.adobe.com

Das Neue an Hippokrates
Hippokrates hat den Menschen und seine Krankheit stets als Einheit gesehen und kann deshalb als erster Ganzheitsmediziner bezeichnet werden. Er fragte seine Patienten immer auch nach deren Umfeld und nach ihrer Lebensweise! Er glaubte zudem an die Selbstheilungskräfte des Körpers und ging mit allzu radikalen Behandlungsmethoden eher vorsichtig um: »Unsere Körper sind die Ärzte unserer Krankheiten«. Worte, die heute wieder viel Zustimmung finden.

Keine Mühen scheuen
So, wie Hippokrates Körper und Geist als eine Einheit betrachtete, gilt er für die Medizinhistoriker als der Begründer der Psychosomatik. Bekannt wurde Hippokrates auch, weil er von seinen Patienten etwas bis dahin einmaliges verlangte: wenig essen, viel bewegen und keine Mühen und Beschwerlichkeiten auslassen. Hippokrates war überzeugt, wenn der Mensch etwas für seine Seele tun wollte, für den Geist und die psychische Gesundheit, dann muss er den Körper gesund erhalten, sich bewegen und sportlich aktiv sein.

Hätte sich Hippokrates mit seiner ganzheitlichen Denkweise in der Antike durchgesetzt und in der griechischen Philosophie Bestand gehabt, wäre die Geschichte Europas anders verlaufen. Wer, wie bei der ganzheitlichen

Denkweise, Geist und Seele im Tod mit dem Körper untergehen lässt, tut sich schwer mit Heilsversprechen und wird wenig Bereitschaft für Religionskriege finden.

Der Geschmack des Apfels

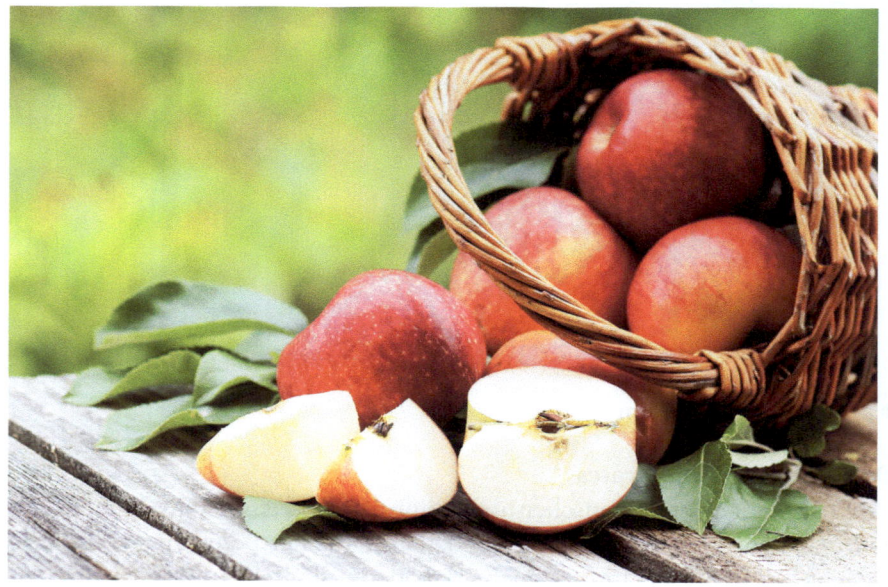

© Johanna Mühlbauer / Stock.adobe.com

Menschliche Hybris
Wenn der Mensch behauptet, seine Seele sei ihm bei der Zeugung von Gott hinzugefügt worden, dann ist das etwa so, als wollte der Apfel erklären, der Geschmack des Fruchtfleisches sei ihm bei der Baumblüte von einem höheren Wesen beigemischt worden.

Diese Hybris aber, wonach die Seele gottgegeben sei, führt geistesgeschichtlich in einer Linie zu Orpheus, dem Mystiker der Seele über Platon, den philosophischen Begründer ihrer Unsterblichkeit hin zu den christlichen Kirchenvätern, die schließlich die Seele als heilig und den Leib des Menschen als „des Teufels" der Verbannung preisgegeben haben, dazu die nachfolgenden Beiträge.

5.2 Orpheus: Mystiker der Seele

Abkehr von Hippokrates

Das ganzheitliche Denken des Hippokrates hatte in Griechenland keinen Bestand. Angefangen hat die Trennung von Leib und Seele in der griechischen Mythologie. Orpheus selbst ist wohl nur eine Phantasiegestalt, aber die Lehre der Orphiker ist bekannt, sie glaubten an die Seelenwanderung. Im menschlichen und tierischen Dasein gebe es ein belebendes Prinzip, das den Tod des Körpers überdauere. Beim Ableben trennt sich diese Instanz, die „Seele", vom Körper und begibt sich als dessen schattenhaftes Abbild in die Unterwelt.

Dadurch erhielt die Seele eine zuvor unbekannte Autonomie. Ihre Verbindung mit einem Körper ist bloß eine Episode in ihrem Dasein. Sie galt nun nicht nur als unsterblich, sondern wurde auf eine vom vergänglichen Körper unabhängige und gottähnliche Basis gestellt. Diese Trennung hatte auch zur Folge, dass der Mensch zu einem der Moral verpflichteten Wesen wurde. Wer gut lebt, wird seelisch belohnt, wer schlecht lebt, dessen Seele wird bestraft. Zuvor galt der menschliche Körper als der moralischen Gleichgültigkeit der Natur unterworfen.

Wer schlecht lebt, wird bestraft

Eine Moral, wie wir sie kennen, war den alten Griechen so fremd wie ihren Göttern im Olymp. In Fragen wie Treue, Fairness, Gerechtigkeit, Raub und Totschlag herrschten die Naturgesetze. Mit dem Mythos der Orphiker wurde die Seele zur Instanz über Gut und Böse und damit zum Grundstein der Religionen.

Die Heimat der Seele

Wer schlecht lebt, muss büßen, die Seele wird gezwungen, im Naturkreislauf zu verbleiben und kann sich auch in einem Tier wiederfinden. Endgültig kann sie die Körperwelt verlassen, wenn sie einen bestimmten Erlösungsweg beschreitet. Das Ziel ist dauerhaftes glückseliges Dasein im Jenseits, ihrer Heimat. Gut und Böse nahmen hier ihren Ausgang.

> **Befreiung der Seele**
>
> Mit dem Mythos der Befreiung der Seele vom vergänglichen Körper wollten die Orphiker dem Menschen etwas Gutes tun
> Doch sie haben damit das ganzheitliche Denken ins Wanken gebracht und so dem Körper eine unheilvolle Zukunft beschieden

5.3 Platon: die Philosophie der Trennung von Leib und Seele

Die Erfindung der unsterblichen Seele

Endgültig gekippt hat die ganzheitliche Denkweise des Hippokrates schließlich Platon, der große Philosoph der Antike. Er wollte, ganz in der Tradition der Orphiker, von der Einheit des Körpers und der Seele nichts wissen und gilt seither als der Philosoph des Dualismus. Durch seine Trennung von Leib und Seele wurde er für den Apostel Paulus und die frühen Kirchenväter zum Vordenker. Besonders für das Christentum waren seine Ideen wegweisend. Ausgangspunkt für Platons Philosophie der Trennung von Körper und Seele war, so die späteren Denker, der Tod des Sokrates.

Sokrates' Tod war für Platon nur zu ertragen, wenn dessen Seele nach dem Ableben sich als unsterblicher Teil vom Körper scheidet und unabhängig fortlebt. In seiner Lehre für die Unsterblichkeit **der Seele** wird der Dualismus philosophisch geadelt. Und weil eine göttliche Seele natürlich auch moralisch gut sein muss, hat Platon mit seiner Philosophie gleich eine Begründung für eine asketische Moral und eine von Gott gegebene Lebensweise mitgeliefert.

Endgültige Wahrheiten

Solange die Seele mit dem Körper auf Erden verbunden ist, so Platon, greifen die körperlichen Übel auf sie über und so kann die Sehnsucht des Menschen nach endgültiger Wahrheit nicht befriedigt werden. In der „Schule von Athen" (Bild) werden jene philosophischen Fragen wie das Leib-Seele-Problem diskutiert und für die Nachwelt formuliert.

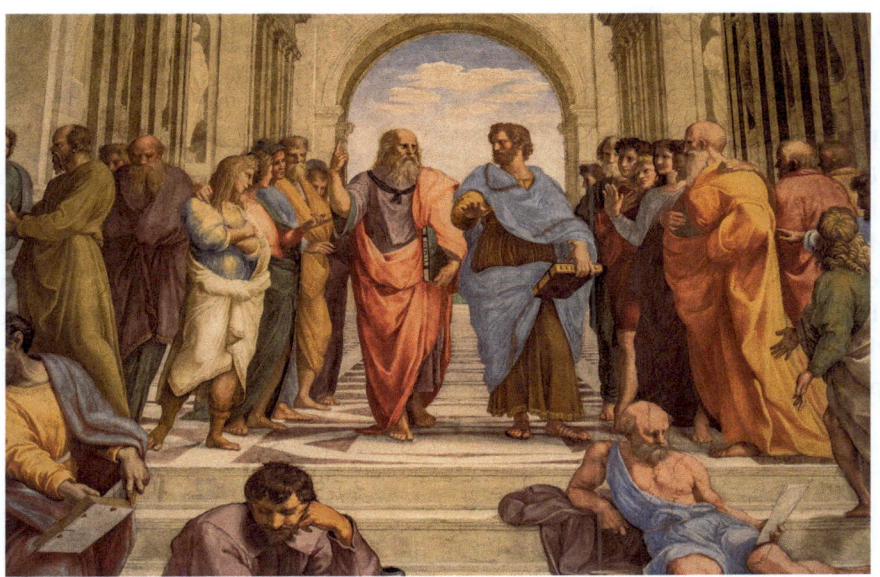

© Johanna Mühlbauer / Stock.adobe.com

Basis für 2000 Jahre christliches Abendland
Wenn „reine Erkenntnis" wegen dieser unheilvollen Verbindung von Leib und Seele nicht möglich ist, dann können wir nur eines von beidem: entweder wir gelangen als Mensch niemals zum Verständnis oder mithilfe einer unsterblichen Seele. Und Platon entschied sich dafür, dass es eine unsterbliche Seele geben solle und lieferte dafür in seinem berühmten Werk „Phaidros" eine ausführliche philosophische Begründung: was Wissen, was Gerechtigkeit, was das Schöne und Gute ist, was Größe, Gesundheit, Stärke und mit einem Wort, was das Wesentliche von allen irdischen Dingen ist, kann nur durch ein **Sich-Erinnern** erlangt werden.

Daher *müsse* die Seele vor der Geburt existieren und dabei auch die Götter jenseits des Irdischen geschaut haben. Wie man sich dieses jenseitige Schauen vorstellen könne, beschreibt Platon so: „die geflügelte Seele lenkt ihren Seelenwagen durch das Himmelsgewölbe" und „sofern die Seele nicht abstürzt oder anderweitig scheitert, kann sie einen „überhimmlischen Ort" erreichen, wo sie die „platonischen Ideen" wahrnimmt, darunter die Idee des Schönen, das heißt das Urbild alles Schönen (Wikipedia: Phaidros).

So einfach! Die Unsterblichkeit der Seele nahm damit jedenfalls ihren Lauf. Der **Monismus** hat sich in der antiken Geistesgeschichte also nicht durchgesetzt. Der **Dualismus** entwickelte sich zur herrschenden Strömung des abendländischen Denkens. Dass Platon damit die philosophische Basis des christlichen Abendlandes und aller späteren Religionen des Ein-Gott-Glaubens geschaffen hat, konnte er nicht ahnen.

5.4 Aristoteles: Kritik an Platons Philosophie des Dualismus

„De anima" (Über die Seele)
Für Aristoteles gehörte es „zum Schwierigsten", zuverlässiges Wissen über die Seele zu erlangen, doch es sei ein sehr lohnendes Ziel. Der Mensch solle wissen, ob die Seele ein Einzelding ist, ob sie also eine Ausdehnung hat, oder „nur" eine Eigenschaft ist, und vor allen Dingen, ob sie eigenständig existieren und ewig leben kann. Für Aristoteles war Platons Trennung von Leib und Seele eine Herausforderung zum Widerspruch und so verfasste er „De anima" (Über die Seele).

Definition der Seele bei Aristoteles

In De anima erläutert Aristoteles seine eigene Theorie über die Seele. Er definiert sie als „eine im Organismus liegende *Kraft*, die seine Entwicklung und Vollendung bewirkt". Mit der Aussage, dass der Körper *potenziell* Leben hat, ist gemeint, dass er zum Belebtsein geeignet ist, und die Seele kann diese Belebung verwirklichen. Die Seele ist für ihn also kein eigenständiges Wesen, das unabhängig vom Körper existiert, sondern dessen *„Form"* und daher vom Körper nicht trennbar.

„Form" im Sinne des Aristoteles bedeutet, dass sie dem einzelnen Menschen sowohl seine körperliche Gestalt als auch sein individuelles geistiges Vermögen verleiht. Sie verhält sich zu ihm wie das Augenlicht zum Auge oder die Kerze zum Wachs. Das eine ist demnach vom anderen nicht zu trennen und damit widerspricht der Schüler Platons der Auffassung seines Lehrers fundamental.

Das Seelenvermögen von Pflanze, Tier und Mensch
Aristoteles unterscheidet verschiedene Seelenvermögen. Die Seele ist erst einmal das Lebensprinzip aller Lebewesen – Pflanzen, Tiere, Menschen. Unterschiedliche Lebewesen besitzen unterschiedliche Seelenvermögen und danach klassifiziert er die Lebewesen.

Pflanzen besitzen das *vegetative Seelenvermögen,* das für das Wachstum und den Stoffwechsel verantwortlich ist. Alle **Tiere** verfügen darüber hinaus über das *sensitive Vermögen,* die Fähigkeit zur Sinneswahrnehmung, wenn auch manche nur den Tastsinn besitzen, den einzigen Sinn, den jedes Tier hat. Bereits aus dem Tastsinn ergibt sich die Unterscheidung von Angenehmem und Unangenehmem und damit das Begehren, also ein Gefühlsleben.

Allein die Seele des **Menschen** besitzt über das vegetative und sensitive Vermögen hinaus *intellektuelles Vermögen,* also die Fähigkeit zur Vernunft. Diese hat sich somit erst in der letzten der drei Phasen der seelischen Ent-

5 Das Verhältnis von Körper und Geist in der Philosophie

wicklung, der menschlichen Phase, entfaltet. Die erste nennt Aristoteles die vegetative (wachsende) Phase, die zweite die animalische (durchsetzungsfähige) Phase und die dritte Phase die der menschlichen Vernunft.

Ist die Vernunft des Menschen unsterblich?
Damit die Vernunft Erkenntnisse gewinnen kann, ist das Vorstellungsvermögen *(phantasía)* vonnöten. Dieses Vorstellungsvermögen definiert Aristoteles als eine Bewegung, die durch den Vollzug einer Sinneswahrnehmung erzeugt wird. Zu diesem Vorstellungsvermögen kommt das „Strebevermögen", Erkenntnisse auch gewinnen zu wollen, hinzu. Damit im Menschen die Vernunft wirklich und nicht nur möglich ist, bedarf es eines aktiven und eines passiven Prinzips. Die aktive (oder tätige, wirkende) Vernunft ist in der Lage, zu abstrahieren, Schlüsse zu ziehen und Meinungen zu bilden. Die passive Vernunft wird biologisch vererbt, die aktive dagegen kommt „von außen" in den Menschen hinein und ist damit unvergänglich, wie Aristoteles meint.

Unsterblichkeit der Seele durch die Hintertür?
Dass Aristoteles die „aktive Vernunft" als von außen hinzukommend und unvergänglich bezeichnet, überrascht und scheint Platons Dualismus und seiner göttlichen Seele sehr nahe zu kommen.

Im Unterschied zu Platon und beispielsweise zur christlichen Seelenlehre proklamiert Aristoteles aber **keine** Unsterblichkeit der einzelnen Personen bzw. Individuen. Für Aristoteles bleibt es also dabei: auch wenn er die Vernunft des Menschen als eine universelle unvergängliche Eigenschaft definiert, gehen die **individuelle** Vernunft und die Seele zuletzt mit dem Tod des Körpers unter.

Wenn Platon also die Menschen mit einer unsterblichen Seele ausstattet, die bei der Geburt von außen hinzugefügt wird, dann entgegnet Aristoteles, dass der menschliche Körper bei der Geburt nur das **Potenzial** zu vernunftgesteuerten Erkenntnissen mitgeliefert bekommt. Daher vollzieht sich das Denken, so Aristoteles, nur durch Vorstellungen, die aus der Sinneswahrnehmung abgeleitet sind und nicht durch eine Seele, die in ihrem früheren Dasein die Welt der Ideen geschaut habe.

Ein fundamentaler Unterschied
So unterscheiden sich Platon und Aristoteles fundamental: Platon meint, dass wir die Welt verstehen, weil unsere Seele vor der Geburt die Ideen des Jenseits geschaut hat. Aristoteles hält dagegen, dass es ohne Sinneswahrnehmung keinerlei Erfahrung gäbe und ohne sie hätten wir keinerlei Verständnis von der Welt.

Tabula rasa

Diese Aussage von Aristoteles, wonach der menschliche Geist über keine angeborenen Kenntnisse verfügt, sondern zu Beginn des Lebens einer unbeschriebenen Tafel gleiche, negiert Platons Thesen über die Seele als Ursprung unserer Erkenntnisse. Dass der menschliche Intellekt, so Aristoteles, von der Seele Wahrheiten erlangen könne, hält er für unhaltbar. Der Intellekt ist seiner Ansicht nach bei der Geburt ein „Tabula rasa" und er erlange Wissen nur durch „Anschauung" aus den Sinnen, keinesfalls jedoch von der Seele.

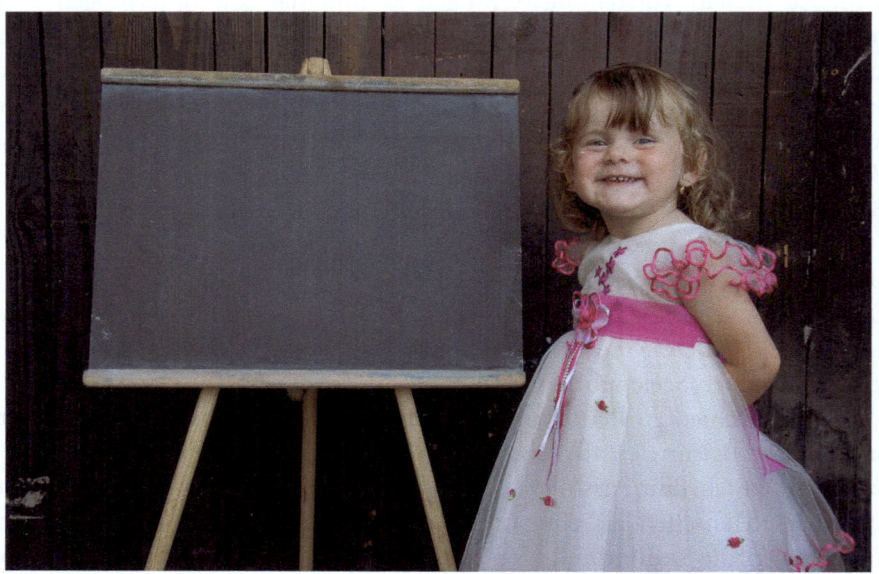

© blackmilan / Stock.adobe.com

Weichenstellung für die Zukunft des Menschen

Eigentlich, so könnte man sagen, haben Platon und sein Schüler Aristoteles die gegensätzlichen Positionen zum Thema Leib und Seele vollständig ausgearbeitet und „nur" zur Diskussion gestellt. In der Folge wurde aber klar, dass beide Positionen auch das Zeug hatten, die Welt zu verändern. Es dauerte drei Jahrhunderte, bis die Kirche den Dualismus Platons und die Unsterblichkeit der Seele als Grundlage ihres Glaubens wählte und damit das Leben der Menschen vollständig veränderte.

5.5 Christentum: das Fleisch ist sündig, der Geist heilig

Zweitausend Jahre Christentum
Im Verhältnis zur umfänglichen Ausarbeitung des Aristoteles über das Wesen der Seele ist Platons Phaidros nur eine schöne Phantasiegeschichte. Trotzdem hat die Kirche diese zur Grundlage ihres Glaubensgebäudes mit einer unsterblichen Seele, der Auferstehung des Fleisches und einem Heiligen Geist gemacht. Platon lieferte ihr mit seiner dualistischen Trennung eine Steilvorlage und die Kirche hat seine Ideen nur damit erweitert, dass es der allmächtige Gott ist, der am Beginn des Lebens die unsterbliche Seele dem Leib hinzufügt. So war dann über 2000 Jahre die Seele im Christentum der bessere, weil göttliche Teil des Menschen im Gegensatz zum schwachen Fleisch.

Die Kirchenoberen beließen es aber nicht dabei, der Seele Unsterblichkeit zu verleihen, sie gingen noch einen Schritt weiter. Der Geist wurde in der Trinität als Heiliger Geist zur Gottheit erklärt. Diese Gleichstellung des Heiligen Geistes mit Gott Vater und Sohn wurde auf der Synode zu Konstantinopel im Jahr 381 angebahnt und dann bald zur herrschenden katholischen Lehre erhoben. Mehr noch, wer anders dachte, wurde zum Ketzer erklärt.

Von einer Religion zum Machtapparat
So konnten ab dem Beschluss auf dem Konzil von der Kirche alle Menschen verfolgt werden, die sich ihr nicht beugten. Die christliche Kirche wandelte sich von einer Glaubensgemeinschaft zu einem Machtapparat über die Menschen und alle weltlichen Institutionen.

Eine Lehre, die den menschlichen Körper zu einer vernachlässigbaren Größe macht, hat sich, wie wir heute wissen, als verhängnisvoll erwiesen. Schlimmste Verbrechen, angefangen von den Kinderkreuzzügen bis zum Kindesmissbrauch durch einzelne Priester haben ihre letzte Grundlage darin, den menschlichen Körper als des Teufels anzusehen und ihn für „vogelfrei" zu erklären.

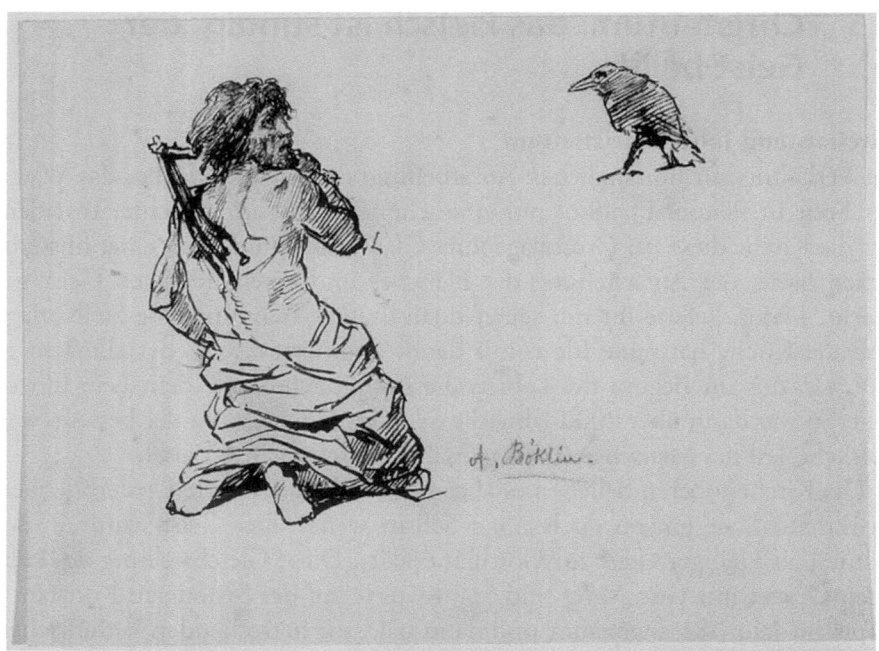

© melanjurga / Stock.adobe.com

Leibfeindlichkeit des Christentums: Mit der Erhöhung von Geist und Seele ging eine folgenschwere Herabsetzung des Körpers einher. Es wurde als sündiger Teil des Menschen regelrecht gegeißelt. Statt der Ertüchtigung des Körpers wurde dessen Vernachlässigung das Wort geredet.

An Einfältigkeit nicht zu überbieten
Dass einzelne Priester, die Kinder sexuell missbrauchten, dabei nicht bedachten, dass sie auch deren Seelen zerstören, hat wohl auch seine tiefere Ursache in der Trennung von Leib und Seele. Allerdings, dass sie wirklich geglaubt haben, die von Gott geschaffene Seele bleibe als ein vom Körper unabhängiger Teil rein und unbefleckt, ist aus heutiger Sicht an Einfältigkeit nicht zu überbieten.

Wollte die Kirche sich wirklich reformieren, um sich für die Zukunft wieder als eine glaubwürdige Institution zu etablieren, müsste sie die dualistische Trennung und die 381 n. Chr. vollzogene Erhöhung der Seele zum Heiligen Geist revidieren. Für ihre zukünftige Arbeit müsste sie die Sorge um den menschlichen Körper der Seelsorge gleichstellen. Dass mit alledem die Unsterblichkeit der Seele gleich mit ins Wanken gerät, würde allerdings an den Grundfesten ihres Glaubens rütteln.

Das Fleisch ist schwach
Solange die christlichen Kirchen die Seele des Menschen als göttlich betrachten und seinen Leib als des Teufels verachten, sind in ihren Institutionen dem Missbrauch Tür und Tor geöffnet.

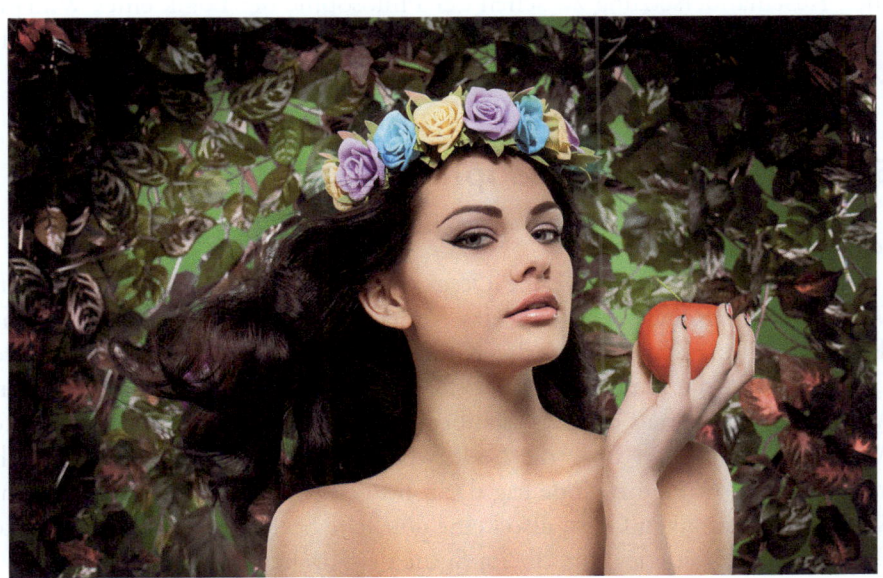

© HANK GREBE / Stock.adobe.com

Umberto Eco
Umberto Ecos Roman „Der Name der Rose" ist eine einzigartige Beschreibung, wie in einem Benediktinerkloster noch im 14. Jahrhundert mit tödlicher Unerbittlichkeit die Auseinandersetzungen zum Verhältnis von Leib und Seele geführt wurden. Der Autor lässt bei der Suche zur Aufklärung der Morde im Kloster Logik und Irrglaube, Wissenschaft und Offenbarung, Philosophie und Kirche aufeinanderprallen. Damit Platons Philosophie von der unsterblichen Seele gewahrt bleibt, müssen die Erkenntnisse des Aristoteles von der Einheit von Körper und Seele dort im Kloster unbedingt unter Verschluss bleiben. Entweder man bekennt sich zum Heiligen Geist oder man ist ein Ketzer.

Der im Buch dargestellte William von Baskerville, der zur Aufklärung der Morde bei den Benediktinern verweilt, ist bei Eco der historisch belegte Franziskanermönch William von Ockham, der von der Kirche wegen seiner Thesen zum Ketzer erklärt wurde. Im Roman kann sein Synonym mit seiner logischen Vorgehensweise die Morde aufklären, musste aber vom Kloster fliehen. Der Roman gipfelt im Verbrennen der Bibliothek, damit niemand an die Schriften der Erkenntnis gelangt und so das Mittelalter erhalten bleiben kann. Was immerhin noch einige Zeit gelang, wie die Geschichte zeigte.

„Der Name der Rose" kann demnach auch als Roman zur mittelalterlichen Auseinandersetzung zwischen der Philosophie der Logik eines William von Ockham und der Offenbarungslehre der Papstkirche, die damals in Avignon ihr Zentrum hatte.

5.6 Descartes: Philosoph im Bann der Kirche

Ich denke, also bin ich

Als der große Philosoph René Descartes (1596–1650) am Übergang von Mittelalter zu Renaissance über das Verhältnis von Leib und Seele nachdachte, war es nicht ratsam, die Kirche herauszufordern. Allerdings hatte Descartes als Mathematiker und Philosoph einen naturwissenschaftlichen Anspruch, was damals oft den Glaubenslehren zuwiderlief. Descartes wollte Aristoteles Positionen über die Seele wissenschaftlich widerlegen, der sich im Gegensatz zu Platon eindeutig darin festgelegt hatte, dass es keinen vom Körper unabhängigen Geist, also keine göttliche Seele gibt. Allerdings wollte Descartes eine Widerlegung, die im Sinne der Kirche sein sollte.

Die Zirbeldrüse, Retter des Dualismus

Descartes wollte im Gegensatz zu Aristoteles beim Dualismus von Körper und Geist bleiben. Für ihn waren es zwei unterschiedliche Substanzen, aber weil er erkannte, dass sich diese gegenseitig massiv beeinflussen, musste es eine Interaktion zwischen dem Geistigen und dem Körperlichen geben. Diese Stelle, an der der Geist auf den Körper und umgekehrt der Körper auf den Geist einwirkt, hat Descartes schließlich im Gehirn lokalisiert und zwar genau in der **Zirbeldrüse**.

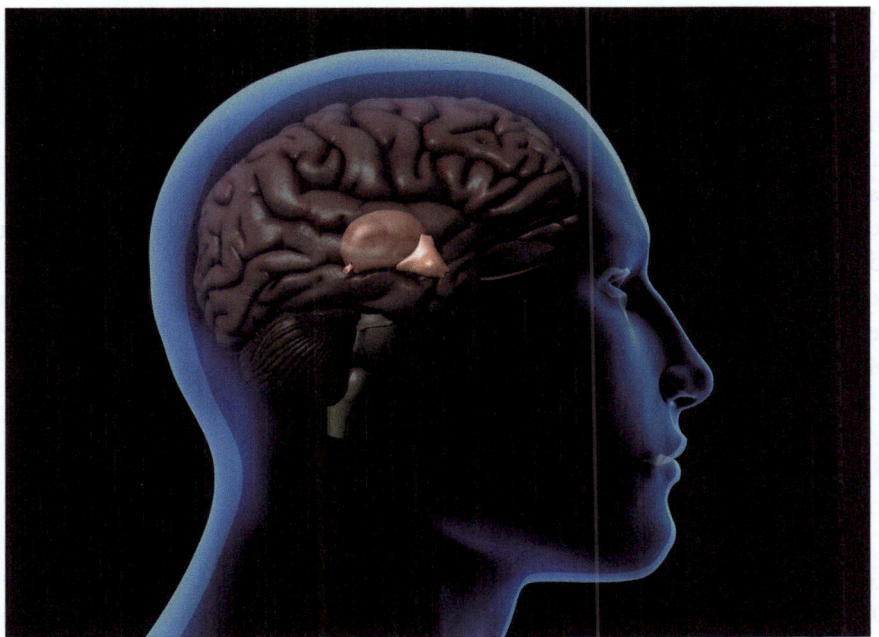

© die-exklusiven / Fotolia

Wie Descartes auf die Zirbeldrüse gekommen ist, bleibt bis heute sein Geheimnis, hatte aber für ihn den entscheidenden Vorteil, sein dualistisches Weltbild zu retten: alles Körperliche (res extensa) unterliegt dem Irrtum und ist anzweifelbar. Einzig das Geistig-kognitive (res cogitans) ordnet Descartes dem Unbezweifelbaren zu „Ich denke, also bin ich".

Descartes: Vater des mechanistischen Weltbildes
Descartes tritt mit seiner Philosophie auch Aristoteles darin entgegen, dass alle Tiere über eine Seele verfügen und diese **über** ein *sensitives Vermögen verfügen,* mit dem sie sehr wohl Angenehmes und Unangenehmes unterscheiden und daher über ein ausgeprägtes Gefühlsleben verfügen. Descartes dagegen gilt bis heute als Vater des rein mechanistischen Weltbildes mit fatalen Folgen, etwa, indem er den Tieren keine eigene Seele zuerkannte. Keine Seele bedeutet kein Mitleid mit den Tieren und für die Menschen wurde es selbstverständlich, Tiere als Sachen zu behandeln. Grausame Massentierhaltung ist noch heute gängige Praxis.

In der Medizin wurde der Körper jahrhundertelang bloß als Maschine oder Uhrwerk betrachtet und die Heilkunde beruhte auf der Ansicht, „der Körper sei eine Maschine, Krankheit die Folge einer Panne in dieser

Maschine, und die Aufgabe des Arztes sei es, die Maschine zu reparieren", ganzheitliche Medizin: Fehlanzeige.

Descartes ebnete mit seinem mechanistischen Weltbild in wissenschaftlicher Form den Weg, für das, was die Kirche schon auf Glaubensbasis formulierte. Er stellte das denkende Subjekt in den Mittelpunkt, der Körper dagegen schrumpfte auf eine zu vernachlässigende Größe. In Bezug auf die Seele teilt Descartes Platons These, dass diese den Menschen erst ausmacht: „demzufolge ist die Seele des Menschen also sein eigentliches Selbst, eine denkende und keine physische Substanz". Dass er damit dem Bewusstsein der Menschen für Gesundheit und Körperpflege keinen großen Dienst erwiesen hat, haben die folgenden Jahrhunderte gezeigt.

5.7 Nietzsche: Attacke gegen die Verächter des Leibes

Rückkehr des ganzheitlichen Denkens
Den Dualismus der Kirche brachten die Philosophen des 19. Jahrhunderts wieder ins Wanken. Allen voran Friedrich Nietzsche. Seine Attacken richtete er gegen Platon und gegen die christliche Kirche gleichermaßen.

Platon, Europas „größtes Malheur"
Nietzsche stellte sich selbst gerne als Überwinder dieser 2000 Jahre alten Tradition dar. Er bezeichnete Platon einmal als „das größte Malheur Europas". Denn mit Platon sei „der schlimmste, langwierigste und gefährlichste aller Irrtümer" bisher in die Welt gekommen, nämlich „Platons Erfindung vom reinen Geiste und vom Guten an sich".

Nietzsche dagegen sah alles Geistige und die Seele als vom Körper **abhängige** Phänomene an und stellte sich so in die Tradition des ganzheitlichen Denkens des Hippokrates.

Im Zarathustra attackierte er Platon und das Christentum als Verächter des Leibes

Für den Philosophen Nietzsche gibt es keinen vom Körper unabhängigen Geist. Er ist nur ein „Phänomen" im menschlichen Körper. Und der Körper ist dabei die *große Vernunft,* der Geist dagegen nur die **kleine Vernunft**. In seiner ihm ganz eigenen Sprache spricht Nietzsche dem menschlichen Geist und der Seele jene Unabhängigkeit ab, die ihnen Platon und das Christentum gegeben haben und läutet damit eine neue Ära ganzheitlichen Denkens ein.

5 Das Verhältnis von Körper und Geist in der Philosophie

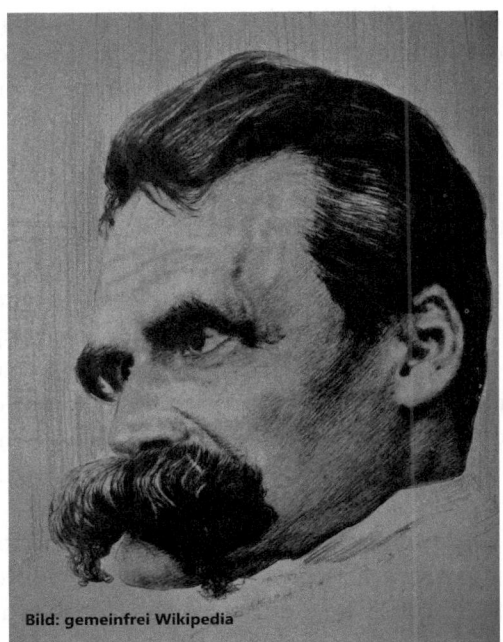
Bild: gemeinfrei Wikipedia

„Hinter deinen Gedanken und Gefühlen, mein Bruder, steht ein mächtiger Gebieter,
ein unbekannter Weiser – der heißt Selbst. In deinem Leibe wohnt er, dein Leib ist er
Es ist mehr Vernunft in deinem Leibe, als in deiner besten Weisheit"
(Zitat a/Zarathustra)

Was Nietzsche damit sagen will: Wenn der Mensch glaubt, das der Geist entscheidet, wie der Körper in den täglichen Lebenslagen handelt, dann liegt er daneben. Es ist der Körper selbst, der von Fall zu Fall das Handeln entscheidet und der Geist liefert im Nachhinein eine mehr oder weniger gute Begründung dazu.

Seither ist Hippokrates und die Ganzheit des Körpers wieder im Spiel und eine eigenständige Seele im Zweifel. Nicht ohne Brüche wurde in der Folgezeit dem Körper, seiner Pflege und der Ertüchtigung wieder mehr Beachtung geschenkt. Nur die Kirche hält eisern bis heute an der Trennung von Leib und Seele fest.

Kehrtwende in der Kirche?

1743 Jahre nach der Synode zu Konstantinopel im Jahr 381 n. Chr. wäre es an der Zeit, mit einer neuen Enzyklika klarzustellen, dass die Pflege des Körpers gottgefällig und das Fleisch keineswegs als der sündige Teil des Menschen zu betrachten ist. Für die Kirche wird eine solche Kehrtwende gewiss nicht einfach werden, aber will sie sich wirklich reformieren, ist diese unausweichlich.

5.8 Platon oder Hippokrates?

Ist die Frage nach dem Verhältnis von Leib und Seele entschieden?
Das Verhältnis zum Körper ist bis heute von der Frage geprägt, ob es eine von diesem unabhängige und unsterbliche Seele gibt. Je nach Glaubensverständnis lautet die Antwort, dass es eine solche Seele gibt oder dass sie nur eine mit dem Körper verbundene Eigenschaft ist. Und je nachdem, wie die Antwort ausfällt, kümmern Menschen sich im Leben mehr um das Seelenheil oder mehr um die Kultivierung des Körpers.

Anders in der philosophischen Diskussion. Dort scheint die Frage entschieden: es gibt nur einen Körper und die Seele ist bloß ein mit ihm entstehendes und mit ihm vergehendes Etwas. So sehr aber heute in den philosophischen Kreisen über das Leib-Seele-Problem philosophiert wird, so wenig wird es überhaupt wahrgenommen und seitdem die Kirche ihre bestimmende Rolle im Alltag der Menschen verloren hat, orientieren sich die Menschen ohnehin weg vom jenseitigen Seelenheil hin zur diesseitigen Kultivierung des Körpers, Philosophie und Glaubensverständnis hin oder her!

Stand heute ist die Frage nach dem Verhältnis von Leib und Seele entschieden. Dem Wohlergehen des Körpers wird hohe Achtung geschenkt, für ein in Aussicht gestelltes ewiges Seelenheil dagegen wird wenig getan. 2000 Jahre lang hat sich alles nur um die Seele, das „goldene Kalb" der Christenheit, gedreht. Heute dreht sich alles um die körperliche Fitness. Diese Entwicklung weg vom Seelenheil und hin zu einem gesunden Körper wurde weder von einer Institution wie der Kirche noch vonseiten der Philosophie ausgelöst.

Ganzheitliches Denken wieder neu entdeckt
Wie die Diskussion auch immer geführt wird, man orientiert sich heute am ganzheitlichen Denken des Hippokrates statt an Platons Trennung von Leib und Seele. Auch die Medizin nimmt wieder den ganzen Körper in den Blick und hat sich von Descartes' Ansicht verabschiedet, wonach der Körper wie eine Maschine zu betrachten sei. Und im Umgang mit den Tieren hat sich Aristoteles, der den Tieren eine Seele zuordnet, gegen Descartes' Theorie,

wonach diese seelenlose Lebewesen seien, durchgesetzt: das Tierwohl rückt mehr und mehr in den Vordergrund. Und zuletzt noch: alle hegen und pflegen, wie Hippokrates empfiehlt, den Körper. Sie gehen ins Fitnesscenter und keiner geht mehr, zu deren Bedauern, in die Kirche.

> » Den Körper zu bewegen und ihn sportlich fit zu halten ist eine Bewegung geworden, die aus einem inneren Gefühl heraus und aufgrund ärztlicher Empfehlungen entstanden ist. Bereits Hippokrates hat schon geraten, öfter mal zu Fuß zu gehen und keine Beschwerlichkeiten auszulassen. Leider ist das bis heute nicht selbstverständlich, insbesondere nicht bei der älteren Generation.

Das aber soll sich ändern und dazu will der nachfolgende Übungsteil beitragen

Literatur

Bertrand Russell: Philosophie des Abendlandes (Europaverlag)
Jeanne Hersch: Das philosophische Staunen (Piper Verlag)
Hippokrates: Planet Wissen
Orphiker: Wikipedia: Orphiker
Platon: Phaidros – aus den großen Dialogen
Weischedel: Die philosophische Hintertreppe (Platon) dtv-Verlag
Platon: Bertrand Russell – Philosophie des Abendlandes (Europaverlag)
Nietzsche: Also sprach Zarathustra. Dtv-Verlag
Nietzsche: Jenseits von Gut und Böse. Anaconda Verlag
Bromberg Marie: Der Körper-Seele-Dualismus in René Descartes "Leidenschaften der Seele". Grin-Verlag
Wagner Sophie: Wie entwickelte sich das Leib-Seele-Problem von Aristoteles über Descartes. Grin-Verlag
Charles Darwin: Die Entstehung der Arten (Nicol-Verlag)
Walter Hubertus Krause: Philosophikum für Mediziner (Königshausen & Neumann)

Richard David Precht: Erkenne die Welt (Goldmann Verlag).
Richard David Precht: Erkenne dich selbst (Goldmann Verlag).
Umberto Eco: Der Name der Rose (dtv-Verlag)

Weblinks

Hippokrates: https://www.wissen.de/bildwb/hippokrates-urvater-der-medizin
Orpheus: https://de.wikipedia.org/wiki/Orphiker#:~:text=Die%20Orphiker%20(altgriechisch %20%E1%BD%88%CF%81%CF%86%CE%B9%CE%BA%CE%BF%CE%AF%20Orphiko%C3%AD,an%20der%20n%C3%B6rdlichen%20Schwarzmeerk%C3%Bcste%20ausbreitete.
Platons Phaidros: https://de.wikipedia.org/wiki/Phaidros
Aristoteles: https://de.wikipedia.org/wiki/De_anima
Christentum: https://de.wikipedia.org/wiki/Erstes_Konzil_von_Konstantinopel
Christentum: https://www.heiligenlexikon.de/Glossar/Konzile_von_Konstantinopel.html
Nietzsche: https://de.wikipedia.org/wiki/Also_sprach_Zarathustra

6

Erneuerung durch koordinativ anspruchsvolle Bewegung

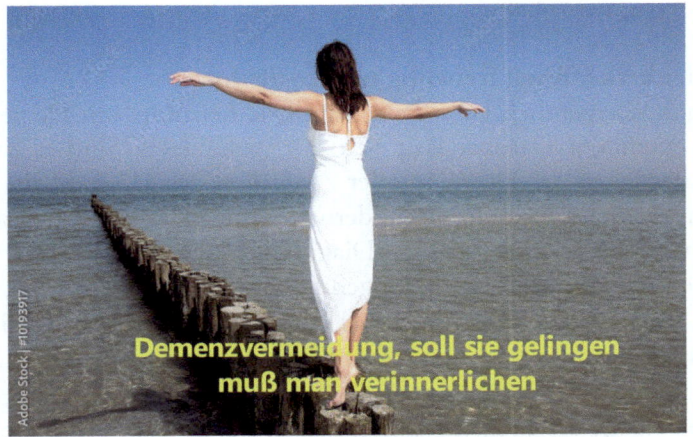

Inhalt sechster Abschnitt

Im Abschnitt „Die Praxis der Demenzvermeidung" werden im einzelnen die Aktivitäten dargestellt, die den Körper am Tag so fordern, dass in der Nacht das Gehirn jene Impulse zur Verfügung hat, die es für seine heilsame Tätigkeit benötigt, geschädigte Stellen im neuronalen Netz zu „reparieren". Die Beispiele sind so gewählt, dass sowohl sportliche Senioren als auch jene, die körperlich eingeschränkt sind, viele Anregungen bekommen. Anregungen um gleich heute zu beginnen, denn Demenzvermeidung, ist dann erfolgreich, wenn jede Gelegenheit genutzt wird.

© die-exklusiven / Fotolia

6.1 Es besteht Handlungsbedarf für die graue Masse!

Demenzvorsorgeuntersuchung: ein Angebot für alle ab 60
Wenn die Verfallskurven für Körper und Geist nach Jahrzehnten allzu sorglosen Lebens sich zu neigen beginnen, wenn also die Koordination der Bewegung nicht mehr leicht fällt und das Geistige schon etwas nachlässt, dann sollte man etwas tun und sich mit dem Thema Alzheimer auseinandersetzen.

Zuerst steht an, sich über seine Lage Gewissheit zu verschaffen und im Gesundheitswesen sollte es eigentlich für jeden ab 60 eine kostenlose Demenzfrüherkennungsuntersuchung, ähnlich der Krebsvorsorgeuntersuchung geben. Erster Ansprechpartner ist der Hausarzt. Immerhin, selbst wenn erste Anzeichen von Demenz diagnostiziert werden, dann weiß man wenigstens, jetzt gilt es dagegenzuhalten.

Demenzfrüherkennung freiwillig und kostenlos
Warum gibt es eigentlich keine kassenärztliche Leistung, um Demenz rechtzeitig zu erkennen? Darüber lässt sich nur spekulieren. Sind es Zweifel an der Zuverlässigkeit der Diagnose oder Zweifel an der Möglichkeit, bei einer negativen Diagnose Demenz verhindern zu können? Diese wären allerdings unbegründet. Zum einen, weil die Diagnosen verlässlich sind und zum anderen, weil alle aktuellen Forschungen nachgewiesen haben, dass es heute durchaus Möglichkeiten gibt, auch bei positiven Demenzbefund die Krankheit noch abzuwenden oder zumindest zu verzögern.

Demenzvorsorge ist möglich–zur Diagnose seniler Plaques stehen vier Verfahren zur Verfügung
Bei Alzheimer und den anderen Formen der Demenz ist die Früherkennung sehr wichtig, weil die Behandlung dann viel mehr Aussicht auf Erfolg verspricht. Die Tests und Untersuchungen messen sehr zuverlässig, wie gut das Denkvermögen einer Person ist. Wenn aber dessen Leistungsfähigkeit in diesen Tests Defizite aufweist (MCI), kann das ein Hinweis auf eine beginnende Demenz sein und entgegen landläufiger Meinung kann der Einzelne mithilfe von erfahrenen Therapeuten noch lange geistig gesund bleiben. Vier Diagnosemöglichkeiten stehen zur Verfügung.

6   Erneuerung durch koordinativ anspruchsvolle Bewegung   125

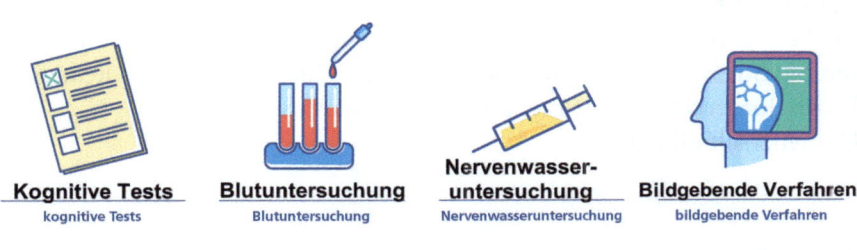

© Stiftung Gesundheitswissen 2019

Welcher Typ sind Sie?

Eine Einschätzung, ob man gefährdet ist, kann man natürlich auch selbst vornehmen. Allerdings wird diese nur eine sehr eingeschränkte Aussagekraft haben und den Arzt nicht ersparen können.

Gesund gelebt
Sie haben gesund gelebt (rote Linie), sich also gesund ernährt, Stress vermieden und waren bis ins hohe Alter sportlich aktiv (schwarze Linie).

Demenzrisiko gering

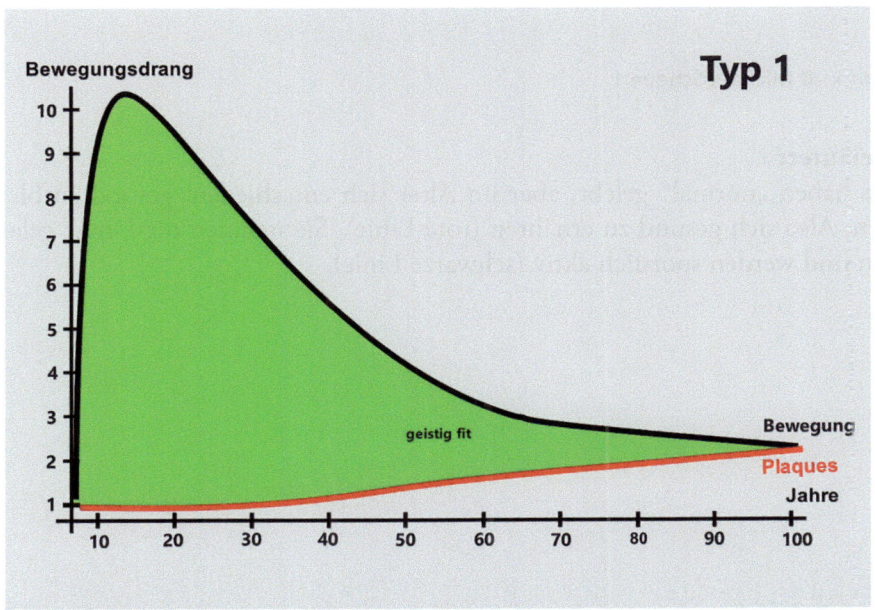

Grafik: © Michael Scheuerl

Sorglos gelebt
Sie haben „normal" gelebt, sich also ungesund ernährt (rote Linie), oft waren Sie Stress ausgesetzt und im Alter haben Sie wenig bis gar keinen koordinativ fordernden Sport mehr getrieben (schwarze Linie).
  Demenzrisiko hoch

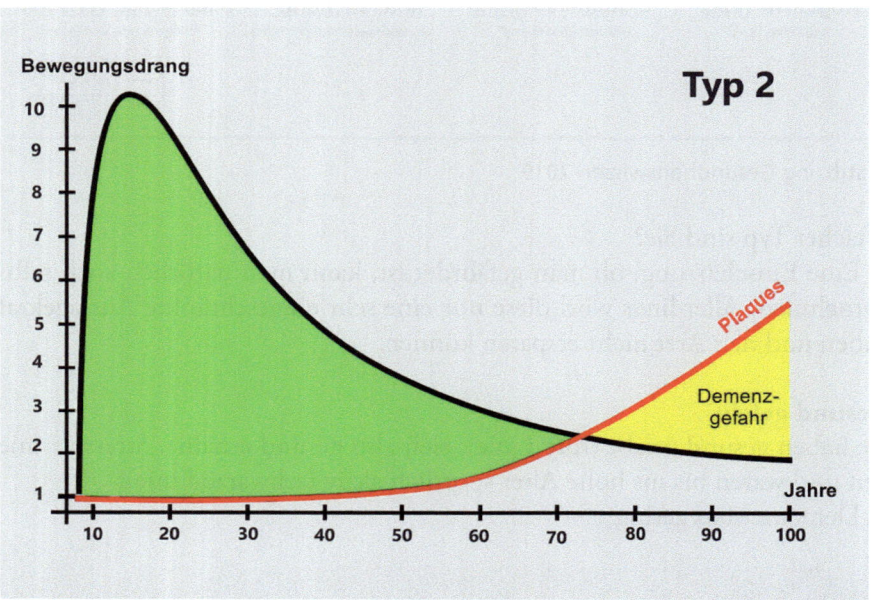

Grafik: © Michael Scheuerl

Geläutert
Sie haben „normal" gelebt, aber im Alter sich entschieden, gesund zu bleiben. Also sich gesund zu ernähren (rote Linie), Sie nehmen die Dinge gelassen und werden sportlich aktiv (schwarze Linie).

Demenzrisiko: überschaubar

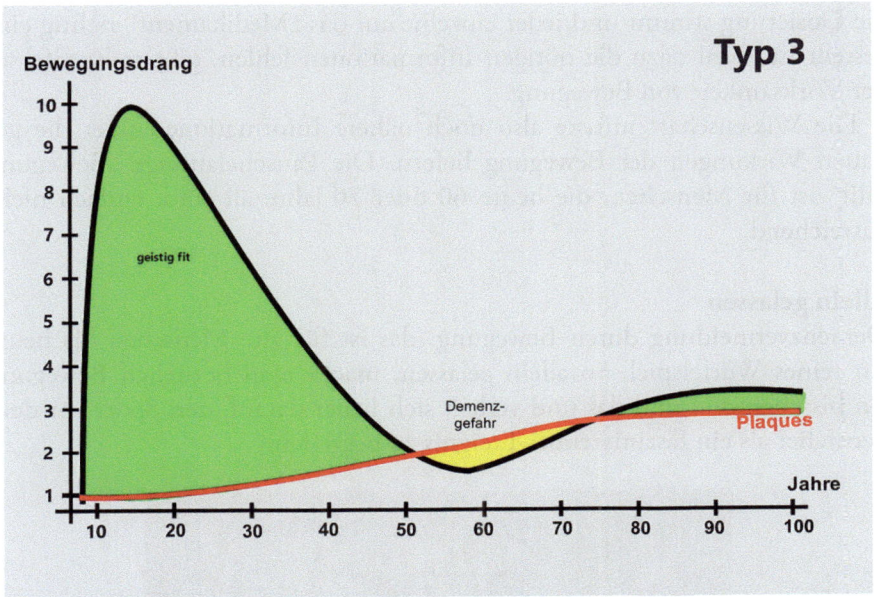

Grafik: © Michael Scheuerl

6.2 Bewegung, das sagen alle, doch wie sagt keiner

Ein Würfelspiel für alte Menschen
Wenn es darum geht, Alzheimer-Demenz zu verhindern, dann sind sich die Fachleute einig: regelmäßige Bewegung kann die gefürchtete Alterskrankheit verhindern, zumindest aber verzögern. Sie können sich dabei auf die Ergebnisse praktisch aller diesbezüglichen Studien stützen und der Zusammenhang von Bewegung und Demenz-Vermeidung gilt zwischenzeitlich als eindeutig belegt. Das bedeutet, wir wissen zwar, dass mit Bewegung der Altersdemenz beizukommen wäre, aber die Prognosen sind trotzdem eindeutig negativ. Es werden weiterhin steigende Zahlen an Alzheimerpatienten erwartet. Warum ist das so?

Vorschnell könnte man sagen, dass es zwar das Mittel (Bewegung) gibt, aber die Betroffenen nehmen es nicht. Sie bewegen sich zu wenig, obwohl sie deren heilsame Wirkung kennen. Der wirkliche Grund könnte aber ein anderer sein. Wie bei vielen Medikamenten, hilft auch Bewegung nur, wenn die Dosierung stimmt und jeder einzelne auf das „Medikament" richtig eingestellt ist. Weil dazu die nötigen Informationen fehlen, gibt es Zweifel an der Wirksamkeit von Bewegung.

Die Wissenschaft müsste also noch nähere Informationen über die genauen Wirkungen der Bewegung liefern. Die Pauschalaussage „Bewegung hilft" ist für Menschen, die heute 60 oder 70 Jahre alt sind, einfach nicht ausreichend.

Allein gelassen
Demenzvermeidung durch Bewegung, das ist für alte Menschen bis heute ein reines Würfelspiel. So allein gelassen, macht man bezüglich Bewegung ein bisschen dies und das und verlegt sich lieber darauf, den Sport vor dem Fernseher als ein faszinierendes Ereignis zu begreifen.

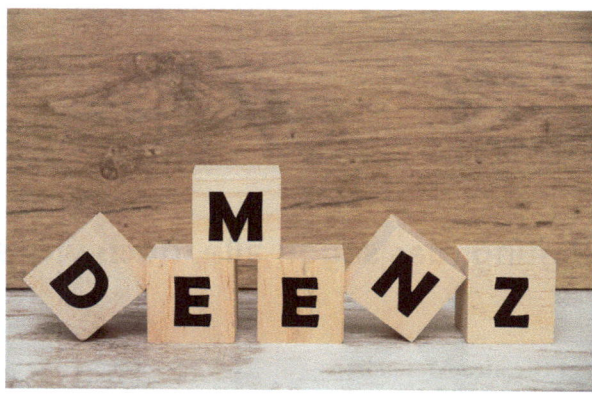

© OFC Pictures / Stock.adobe.com

Auf die entscheidende Frage, wie man sich bewegen müsste, um das Schicksal Demenz abzuwenden, erhalten besorgte Ältere stets zur Antwort: „jede Bewegung ist gesund und mindestens dreimal die Woche sollte es sein." Im Prinzip richtig, aber auch das ist zu pauschal, denn es gibt ja nicht DIE Bewegung. Es gibt viele Arten und unzählige Kombinationen der Bewegung: die Bewegungen des Alltags, hunderte unterschiedliche Sportarten, massenhaft gymnastische Übungen und eine Menge sonstiger körperlicher Aktivitäten.

Gefährdete alte Menschen müssten im Detail wissen, wie und welche Art der Bewegung ihnen in ihrer persönlichen Situation helfen könnte. Die Tatsache, dass sie das bis heute nicht in Erfahrung bringen können, ist ärgerlich. Die Ursache dafür ist, dass sich in der Forschung bisher niemand die Mühe gemacht hat, die vielen Formen der Bewegung genauer zu untersuchen und sie in eine sinnvolle Ordnung zu bringen.

Für die Menschen heißt das, sie wissen zwar, dass Bewegung Demenz verhindert, aber aus Unkenntnis über die Details werden auch weiterhin viele das Falsche tun. Selbst diejenigen, die bereit sind, für ihre geistige Gesundheit Sport zu treiben. Eine weitere wichtige Variable in der Bewegungsgleichung ist die Intensität, mit der eine sportliche Tätigkeit ausgeübt wird. Was wir bereits über die Rehabilitation in Kap. X erfahren haben, gilt auch für die körperlichen Übungen zur Demenzprophylaxe: Wir dürfen ins Schwitzen kommen und an unsere Grenzen gehen! Hier muss natürlich zuvor eine entsprechende ärztliche Untersuchung und ein Fitness-Check den Startschuss setzen.

6.3 Zwanzig Jahre „Ruhestand" gefährden die geistige Gesundheit

Erneuerung strengt an

Laut Statistik gehen wir täglich ganze 900 Meter. Vor den Zeiten des Autos waren es jeden Tag 15 Kilometer. Der Haushalt ist ein einziger Maschinen- und Gerätepark, um jeden Handgriff zu vermeiden oder zu erleichtern, ein Thermomix in der Küche macht das Menü und im Garten arbeitet das Solarschaf.

Die Arbeit früher war körperlich anstrengend. Die Arbeit heute dagegen verbindet man eher mit sitzen. Sitzen im Büro, im Auto oder daheim am Computer. Selbst in der Fabrik wird gesessen. In einem Auto, das neu vom Band rollt, steckt heute kaum noch körperliche Arbeit und menschliche Anstrengung. Wir sind eine Gesellschaft geworden, die nur allzu gerne auf den „Segen der Technik" zugreift. Alles was unser Leben erleichtert, ist erfunden und wird selbstverständlich genutzt. Doch die Kehrseite, was das für unsere körperliche und geistige Gesundheit bedeutet, haben wir zu wenig bedacht.

Nicht sesshaft werden!
Für die besondere Bedeutung der Bewegung für alles Geistige liefert die Seescheide einen eindrucksvollen Beweis. Sie ist ein winziges Manteltierchen, das im Larvenstadium über ganze 300 Nervenzellen verfügt. Mehr braucht sie aber nicht, um sich so weit fortzubewegen, dass sie einen geeigneten Untergrund findet, wo sie sich hineinbohren kann.

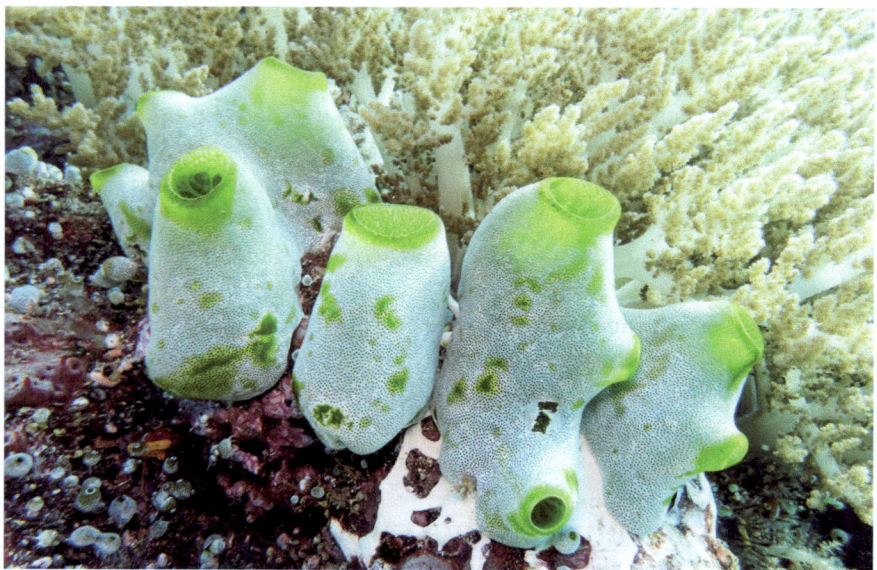

© etfoto / Stock.adobe.com

Dort verbleibt die Seescheide dann ihr ganzes Leben und weil sie die Nervenzellen nicht mehr braucht, werden sie sogleich wieder verdaut. Sozusagen vertilgt sie ihr ohnehin bescheidenes Gehirn, nachdem sie sesshaft geworden ist. Nichts als dieses kleine Manteltierchen könnte uns wohl besser vor Augen führen, im Alter in Bewegung zu bleiben und nicht „sesshaft" zu werden.

20 Jahre Ruhestand!
Nicht mehr körperlich hart arbeiten zu müssen und die Erleichterungen im täglichen Leben sind einerseits willkommen, andererseits für körperliche und geistige Fitness wenig förderlich. Natürlich, verwirrte Alte, die hat es immer schon gegeben. Warum trifft es uns aber jetzt in einem Ausmaß, das den Sozialstaat die Gesellschaft und die Familien überfordert?

Der Unterschied zu früheren Zeiten ist offensichtlich. Zehn Jahre Ruhestand nach dem Beruf waren die Ausnahme, heute sind 20 Jahre der Normalfall und die Lebenserwartung ist in ungeahnte Höhe gestiegen. Auf der faulen Haut zu liegen war früher ein Privileg weniger, heute können es Millionen von Menschen. Jahrzehntelang! Allerdings wird langsam klar, wir können uns das nicht mehr leisten. Nicht der Einzelne und schon gar nicht eine ganze Gesellschaft. **Obwohl die Lebenserwartung in den letzten Jahrzehnten deutlich gestiegen ist, scheint die Lebensspanne, die wir im Durchschnitt gesund verbringen, sog.** *healthy life span* **bei 65–68 Jahren still zu stehen. Daran muss sich etwas ändern, wenn wir nicht in der letzten Phase unseres Lebens von Krankheiten geplagt und von Robotern gepflegt werden wollen.**

Wie es aussehen könnte, selbst etwas für die geistige Fitness zu tun, wird an nachfolgenden Beispielen aufgezeigt: zehn Beispiele für die sportlichen Seniorinnen und Senioren und ebenso viele für jene, die in ihrer Bewegung eingeschränkt sind.

6.4 Der koordinative „Spaziergang"

Ein schnelle Runde, die es in sich hat

Der erste Schritt zu den sportlichen Aktivitäten, die dem Gehirn die nötigen Impulse geben, sich zu erneuern, ist der sogenannte koordinative Spaziergang. Er beginnt damit, dass man sich sportlich kleidet: T-Shirt, Trainingshose, Turnschuhe, fertig. Sobald man das Haus verlässt, wird es im Verhältnis zum Spaziergang allerdings ganz anders. Nicht Schlendern, sondern ein forscher Schritt ist angesagt. Und auch das wäre noch zu wenig: für das Gehirn braucht es zwischendurch Übungseinlagen, welche die Balance, die Koordination oder beides gleichzeitig fordern.

Der Phantasie sind keine Grenzen gesetzt

Unterwegs finden sich zahlreiche Möglichkeiten, sich auf die unterschiedlichste Art zu fordern. Sitzbänke für Spaziergänger, ein Baumstamm am Wegrand, ein Geländer auf Brusthöhe, ein Kinderspielplatz, ein Parkgelände für gymnastische Übungen oder gar ein Fitnessparcours. Selbst die Wege dazwischen, bieten sich an, sich koordinativ zu fordern.

Der Phantasie bei all diesen Gelegenheiten das Gehirn zu fordern sind keine Grenzen gesetzt. Statt nur schnell zu gehen, bietet sich der Hopser-Lauf vorwärts und rückwärts an. Oder der Seitschritt vorderkreuz und hinterkreuz und wenn Platz ist, rückwärtsgehen oder sich um die eigene Achse drehen.

Der koordinative Liegestütz

Bei einer Sitzbank, einem Geländer oder, wer's schwierig mag, unten auf dem Boden, kann man Liegestütze mit koordinativen Einlagen machen. (Bild)

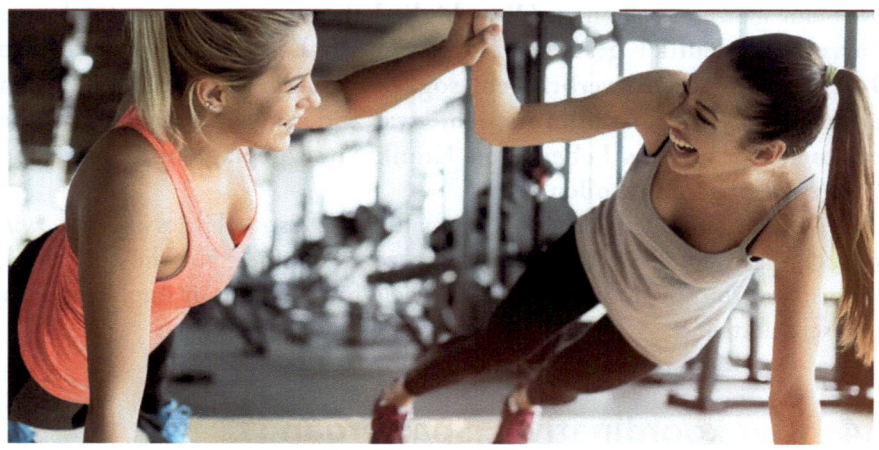

Bild: © Rupertustherme Bad Reichenhall

Am Spielplatz finden sich Möglichkeiten für abgestützte Sit-ups, die aber nur mit einem Bein am Boden und dem anderen nach vorne gestreckt ausgeführt werden.

Ein Baumstamm am Wegrand wird zur Möglichkeit, die Balance zu fördern. Der Fitnessparcours bietet per se viele Möglichkeiten und im Park angekommen, werden zuletzt noch ausgiebig Gymnastikübungen mit Schwerpunkt auf Balance und Koordination gemacht.

> **Koordination und Kreislauf in einem**
> Wenn man sich bemüht, wird mit viel Phantasie der sonst übliche Sparziergang jedes Mal zu einem Ereignis, das sowohl das Herz-Kreislauf-System in Schwung bringt als auch dem Gehirn viel abverlangt. Schritt für Schritt wird jeder „Spaziergang".
>   zum Gesundbrunnen für Herz und Gehirn.

Dehnen und Balance in einem
Zu Hause angekommen, fehlen dann noch die Dehnungsübungen. Auch sie sollten koordinativ anspruchsvoll gestaltet sein und anspruchsvoll werden sie immer dann, wenn sie mit Herausforderungen an die Balance kombiniert werden. Zum Beispiel auf einem Bein stehen und die Ferse des anderen zum Po ziehen, sodass der Ober-schenkel gedehnt wird. Oder das Knie nach oben ziehen und damit die Gesäßmuskeln dehnen.

6 Erneuerung durch koordinativ anspruchsvolle Bewegung 133

Besonders wacklig ist die Einbein-Sitzhocke: den einen Unterschenkel über das Knie des anderen legen, die Balance halten und sich wie auf einen Stuhl zurück setzen. Damit werden Bänder und Muskeln des Gesäßes gedehnt und nebenbei muss das Gehirn den Körper in der Balance halten. (einfügen Einbeinsitzhocke / hochgeladen). Weitere Dehnübungen findet man im Netz. Naturgemäß sind sie zumeist koordinativ anspruchslos, aber jede einzelne davon lässt sich individuell so umgestalten, dass gleichzeitig auch das Gehirn gefordert ist.

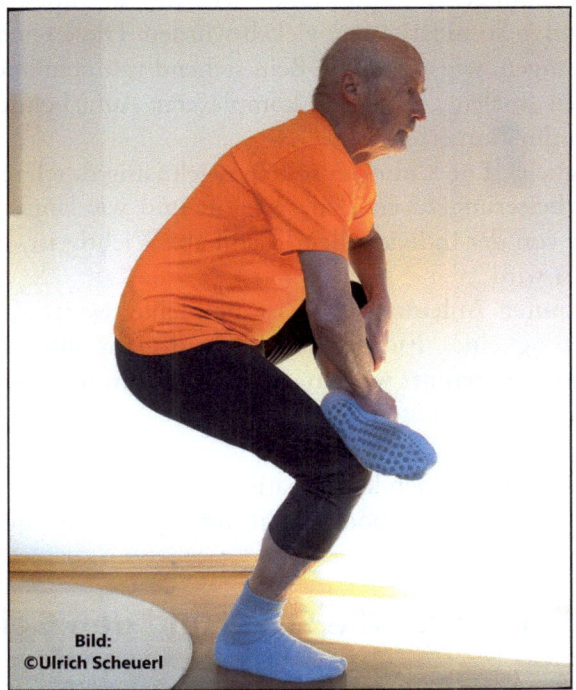

Bild: ©Ulrich Scheuerl

Generell gilt für alle Übungen während des koordinativen Spaziergangs

1. *Kognitive Stimulation*: Koordinative Übungen fordern das Gehirn heraus, indem sie gleichzeitig kognitive und motorische Fähigkeiten beanspruchen. Dies kann helfen, das Denkvermögen und die Auffassungsgabe zu erhalten oder sogar zu verbessern.

2. *Neuronale Verbindungen*: Durch regelmäßiges Training mit koordinativen Übungen können neue neuronale Verbindungen geschaffen werden. Dies ist besonders bei Demenzpatienten im Frühstadium von Bedeutung, da es helfen kann, ehemals intakte neuronale Schaltkreise zu „reparieren" und somit die motorischen Fähigkeiten zu erhalten.
3. *Anpassungsfähigkeit*: Die Übungen sollten einfach gehalten werden und der Schwierigkeitsgrad behutsam gesteigert werden, um die besten Ergebnisse zu erzielen. So können auch Menschen mit Demenz von den Übungen profitieren.
4. *Vielfalt der Übungen*: Es gibt eine Vielzahl von Übungen, die speziell für die kognitive Stimulation entwickelt wurden. Diese reichen von einfachen Bewegungen, wie auf einem Bein stehend mit dem anderen Figuren in der Luft zu „malen", bis hin zu komplexeren Aufgaben, die Feinmotorik und Koordination erfordern.
5. *Regelmäßigkeit*: Die Übungen sollten regelmäßig durchgeführt werden, um eine Verbesserung zu erzielen. Wie oft und wie lange geübt werden sollte, hängt von der individuellen Person ab. Wichtig ist, dass das Üben nicht zur Last wird.
6. *Möglichst unter Anleitung*: Es ist empfehlenswert, diese Übungen unter Anleitung eines Fachmanns durchzuführen, um sicherzustellen, dass sie korrekt ausgeführt werden, und um sie den individuellen Bedürfnissen der Person anzupassen.

40 Outdoor-Übungen für den koordinativen Spaziergang
https://naturefreex.com/40-bodyweight-uebungen-ohne-equipment/

6.5 Waldbaden für die Seele und den Geist

Beim jedem Schritt spürt man den weichen Boden

Wenn nach einem langen Regen die Sonne rauskommt, ist es vielen ganz selbstverständlich, wieder nach draußen zu gehen. Oft dient das nur der Erbauung, man kann es aber auch dazu nutzen, sportlich etwas zu tun. Gesund wird es besonders dann, wenn der Geist gleich mit gefordert wird und dafür bietet sich der nächstgelegene Wald besonders an.

Warum ausgerechnet im Wald

Der Wald ist erst einmal eine Wonne für das Gemüt. Die Seele entspannt sich, man richtet seinen Fokus auf andere Dinge: es riecht nach feuchter

Erde, Harz und Moos. Das Laub raschelt und die Vögel zwitschern. Beim Gehen spürt man den weichen Boden unter den Füßen, die kühle Luft auf der Haut und in den Lungen.

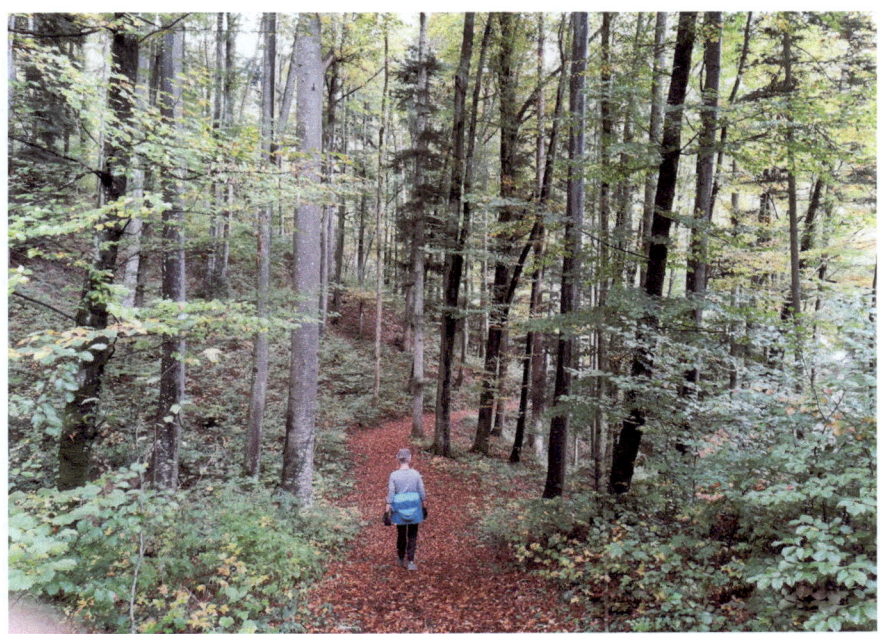

Bild: © Ulrich Scheuerl

Zu all dem geschieht bei jedem Schritt im Gehirn etwas für den koordinativen Geist. Bei jedem Auftritt muss er die Unebenheiten so ausgleichen, dass der Körper aufrecht und stabil bleibt.

Unsere Fußsohlen sind hoch sensibel
Die Fußsohle ist ein bemerkenswerter Teil unseres Körpers. Sie enthält eine Vielzahl von Rezeptoren, die wichtige Informationen an unser Gehirn übermitteln und so eine koordinierte Bewegung überhaupt erst möglich machen. Sie spüren alles und sendet diese Informationen an das Gehirn und zusammen mit den Informationen aus dem vestibulären System (Gleichgewichtssystem) haben die Fußrezeptoren einen große Bedeutung für die Bewegungskoordination.

Jeder Stein, jeder Ast, jede Kante und noch so kleine Unebenheit, schließlich noch die Temperatur und ob es feucht ist, wird gemeldet und so wird das Gehirn mit einer Vielzahl von Daten beliefert. Daraus errechnet es dann blitzschnell die nötigen Signale an die beteiligten Muskeln. Der Waldspaziergang wird so zur intensiven Herausforderung für die kleinen Muskeln, speziell im Fußgelenk, und für das die Schritte koordinierende Gehirn.

Anregung des Gehirns – fit in allen Lebenslagen
Der regelmäßige Waldspaziergang kann zur Quelle umfassender Gesundheit werden. In der frischen Luft auf natürlichem Boden, ohne Stöcke und barfuß oder in Barfußschuhen. Egal wie, der Wald bietet sich an, weil dort der Sauerstoffaustausch in den Zellen besonders angeregt und das Gehirn leistungsfähiger wird. Es wird die Konzentrationsfähigkeit gesteigert, die Seele ausgeglichener und die Tätigkeit des Gehirns bei jedem Schritt angekurbelt. So kann der gesamte Bereich des Kognitiven, die Gedanken und Gefühle, gleich in einem auf eine angenehme Weise gesunden.

» Der ebene Boden, eine Beleidigung fürs Gehirn.

Für Friedrich Hundertwasser ist der ebene Boden eine Beleidigung für das Gehirn und er kritisiert, dass allenthalben von gedankenlosen Architekten und eifrigen Stadtplanern alles eingeebnet wird. Am Hundertwasserhaus in Wien ist in einer Inschrift folgender Text zu lesen.

Mit dem Lineal gedankenlos konzipiert

„Wenn der moderne Mensch gezwungen wird, auf asphaltierten, betonierten Flächen zu gehen, so wie sie in den Designerbüros mit dem Lineal gedankenlos konzipiert werden, entfremdet von seiner seit Menschengedenken natürliche Erdbeziehung und Erdberührung, so stumpft ein entscheidender Bestandteil des Menschen ab, mit katastrophalen Folgeerscheinungen für die Psyche, das seelische Gleichgewicht, das Wohlbefinden und die Gesundheit des Menschen.

Der Mensch verlernt zu erleben und wird seelisch krank

Der unebene Wandelgang wird zur Symphonie, zur Melodie für die Füße. Er bringt den ganzen Menschen in Schwung. Architektur soll den Menschen erheben und nicht erniedrigen

Man wird auf dem unebenen Boden gerne auf und abgehen um sich zu erholen und das seelische Gleichgewicht wieder zu finden"

(Zit.: Hundertwasser, 1991)

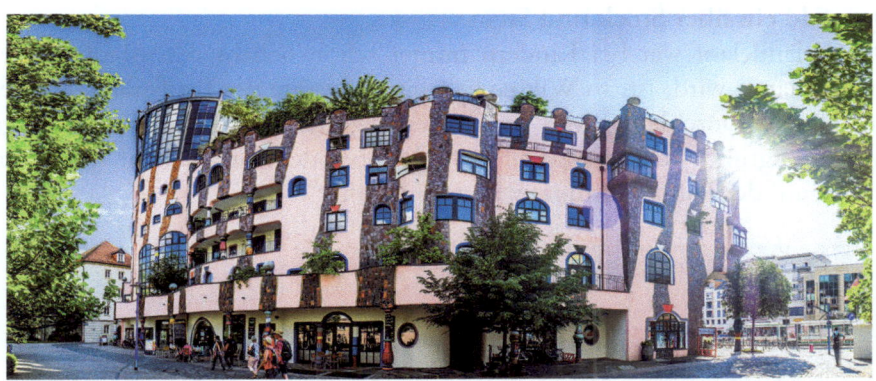

© fottoo / Stock.adobe.com

6.6 Der Geländelauf sollte ein Trendsport werden

Netzerneuerung beginnt dort, wo es holprig wird
Damit sich neue Nervenzellen bilden (Neurogenese) und diese sich über Synapsen mit weiteren Neuronen verbinden, um schließlich ein ganzes Netz zu schaffen, braucht das Gehirn Anreize: Motivation, Wiederholung, Training und Konsolidierung sind für den Erfolg des Lernens wesentliche Voraussetzungen und besonders stimulierend für das Gehirn ist der „heilsame Bewegungsstress".

Eigentlich gehört der Stress zu den Möglichkeiten, das Gehirn zu schädigen, doch es gibt auch den gesunden, den heilsamen Stress für das Gehirn. Dabei wird es nicht von außen (psychisch) unter Druck gesetzt, sondern von den Muskeln des Körpers (physisch). Zwischen dem psychischen und physischen Stress gibt es für das Gehirn einen fundamentalen Unterschied: Schädigend der eine, heilsam der andere.

Heilsamer Bewegungsstress ist aber mehr als sich „nur" zu bewegen. Er entsteht beim Sport immer dann, wenn zusätzlich die Balance gefordert ist, wenn also die Gefahr zu stürzen hinzukommt. So herausgefordert, wird das Gehirn zur Neuroplastizität förmlich gezwungen. Und zwar genau dort in der grauen Gehirnmasse, wo die neuronalen Verbindungen geschädigt sind, Stress also, der rundum gesund ist, weil er im Gehirn für gezielte Erneuerungen sorgt.

Querfeld ein über Stock und Stein

Der Geländelauf war bei Kindern immer schon beliebt. Crosslauf, wie er auch genannt wird, ist, so Wikipedia, „eine Variante des Laufsports, bei der das schnelle Durchlaufen von profiliertem Gelände abseits befestigter Wege im Vordergrund steht. Crosslauf ist gegenüber dem Straßenlauf oder dem Laufen auf der Bahn koordinativ anspruchsvoller".

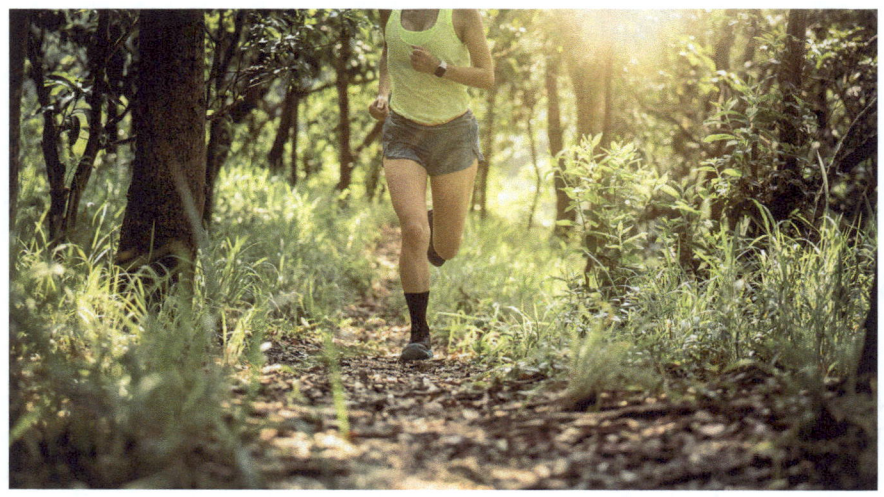

© lzf / Stock.adobe.com

Erst langsam und vorsichtig

Im Alter sollte der Geländelauf ein Trendsport werden. Tempo und Streckenlänge treten in den Hintergrund, wichtig ist, sich auf den Weg zu konzentrieren. Um Stürze zu vermeiden, beginnt man langsam und vorsichtig mit Waldspaziergängen auf weichem Boden. Mit zunehmender Sicherheit kann es über Wurzeln gehen und steinig werden und aus dem Spazierengehen wird sportliches Laufen. Sobald das Gelände schwierig wird, einfach langsamer laufen oder wieder ein Stück gehen. Das Ziel beim Geländelauf sollte immer sein, der Seele und dem Geist etwas Gutes zu tun.

Der Geländelauf, und das macht ihn so besonders, ist die ideale Kombination, um sowohl das Herz-Kreislauf-System, als auch das Gehirn-Muskel-System zu stärken. Im Idealfall wird so gelaufen, dass sich bei der Atmung ein gleichmäßiger Rhythmus einstellt, der entsprechend der Bodenbeschaffenheit so variiert wird, dass man sich sicher fühlt und gleichzeitig Atmung und Puls gemäßigt bleiben.

6.7 Eine Bergtour beginnt erst jenseits der Forststraße

Heilsam wird es, wenn es steinig wird
Hochgebirgstouren sind oft sehr anspruchsvoll und anstrengend, nicht nur weil sie in der Regel sehr lange dauern. Anstrengend macht diese Wanderungen die Qualität des Untergrundes. Der Steig führt abwechselnd von leicht begehbar über sandiges Geröll, steinigen Schotter, felsiges und grobsteiniges Gelände bis hin zu abschüssigem Gletscherschliff.

Konzentration bei jedem Schritt
Am frühen Morgen ist es eine Überwindung und erst einmal gilt es, den Kreislauf auf Touren zu bringen. Dann aber kommt man aus dem Wald heraus, die Sonne scheint und die ersten schönen Ausblicke tun sich auf.

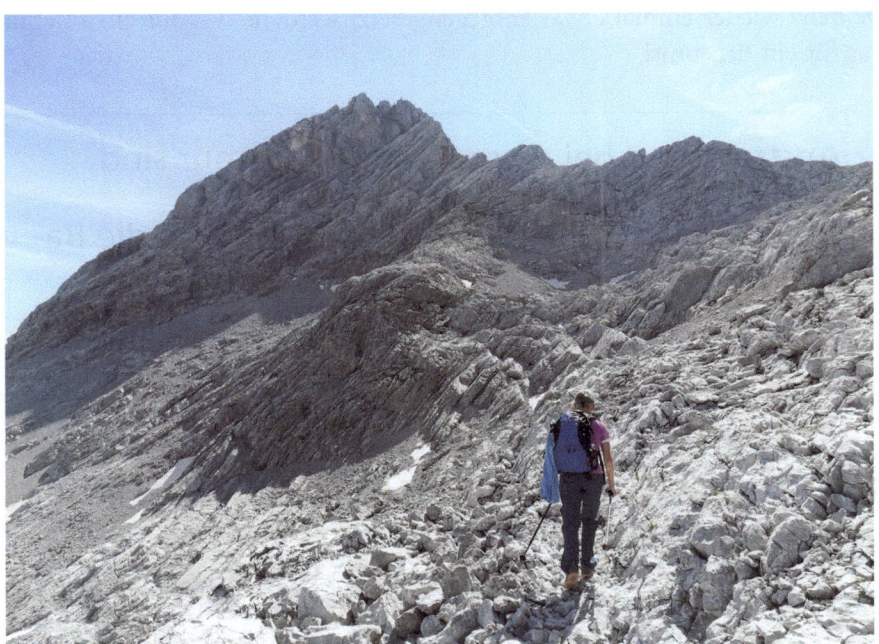

Bild: © Ulrich Scheuerl

Natürlich, der Weg ist körperlich herausfordernd und für jeden Tritt ist geistige Konzentration zum Ausbalancieren des Körpers nötig. Um schmerzhafte Stürze zu vermeiden braucht es viel Körperspannung, teils nur in den Beinen, oft zusammen mit den Bauchmuskeln bis hin zur Ganzkörperspannung, sobald auch die Hände mit zugreifen müssen.

Das Besondere bei einer anspruchsvollen Bergtour ist, dass kein Schritt dem vorangegangenen gleicht und jeder einzelne vom Gehirn koordinativ komplex gesteuert werden muss. Jeder Schritt ist ähnlich zu steuern, doch jeder etwas anders. Und wenn das neuronale Netz nicht vollständig ausreicht oder einzelne Schaltkreise brüchig sind, dann kommt es wegen der Gefahr zu stürzen zu Stresssituationen im Gehirn. Dass nach solchen Touren Körper und Geist müde sind, ist die natürliche Folge und unweigerlich fühlt sich der Geist herausgefordert, in der folgenden Nacht Gehirnerneuerung zu betreiben, es könnte ja bald wieder eine solche Herausforderung kommen.

Das Ziel ist erreicht.

Viele durch senile Plaques beschädigte Stellen können vom Gehirn nach der Tour, sprichwörtlich im Schlaf, selbst wieder in Ordnung gebracht werden. Das Netz ist ein wenig größer und stabiler geworden und so konnte der Demenz wieder einmal etwas entgegengesetzt werden: Was für ein Erlebnis, was für ein Ergebnis!

> » **Anstrengend bei einer Hochgebirgstour sind nicht die vielen Schritte,
> sondern, dass jeder Schritt vom Gehirn in die Balance gebracht
> und der Körper stundenlang in der Balance gehalten werden muss.**

6.8 Tanzen: ein gesunder Spaß nach schnellem Rhythmus

Das Leben muss man tanzen
Es gibt keinen Flecken auf der Welt, an dem nicht getanzt wird. Bei Volkstänzen wird stets gemeinsam nach der Musik in unterschiedlichsten Formationen getanzt, immer verbunden mit Freude an der Bewegung. Die Feste waren natürlich erst einmal für die Jugend da, um sich kennenzulernen, aber zum Tanz gehen sollte man in jedem Alter. Später ist die Bewegung nach der Musik die schönste Form, körperlich und geistig fit zu bleiben.

6 Erneuerung durch koordinativ anspruchsvolle Bewegung

Wer tanzt ist stark

Kreis- und Line-Tänze, den Grand Square, Block- oder Paartänze gibt es in den unterschiedlichsten Formationen und überall muss sich jeder auf die ganze Gruppe einlassen. Die grauen Zellen geraten in Stress und danken es mit neuen Verbindungen.

Wer Tanzen geht, hat jedenfalls schon einmal etwas für das Selbstbewusstsein getan. Wer tanzt, ist stark und jeder, der tanzt, hat sich dem Risiko der Peinlichkeit gestellt, hat seinem Herzen einen Stoß gegeben und darauf gepfiffen, was andere denken könnten und sich ganz einfach dem Genuss hingegeben.

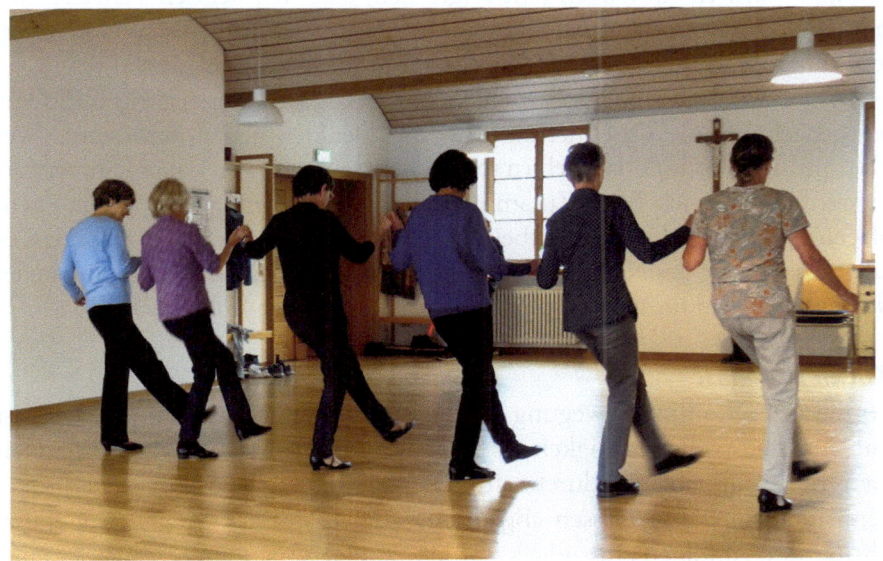

Bild: © Ulrich Scheuerl

Gemeinsam zu tanzen macht Spaß, aber die von der Tanzlehrerin angesagten Schritte und Schritt-folgen sind oft nicht einfach in der gebotenen Kürze umzusetzen. Wenn sich ein schönes einheitliches Bild ergeben soll, müssen die Tänzer sich anstrengen, um nicht "aus der Reihe zu tanzen". Tanzschritte gibt es mehr als hundert, die nach dem vorgegebenen Rhythmus des Liedes kombiniert werden, bei jedem Tanz eine andere Kombination, jeder Tanz eine neue Herausforderung.

Neue Zellen, neue Netze
Im Gehirn hat tanzen eine heilsame neuroplastische Wirkung. Der Koordinationsbedarf für alle beteiligten Muskeln ist groß und oft gibt es, zumindest anfangs, kein neuronales Netz dafür. Es ist fürs Gehirn die gleiche Situation wie bei einem Kind, das zum ersten Mal zu gehen versucht. Und wie das Kind muss der Tänzer so lange üben, bis das Netz gebildet ist.

Eine Forschungsstudie wollte genau wissen, ob es einen Unterschied zwischen Fitness-, Kraft- und Ausdauerübungen einerseits und dem Tanzen andererseits gibt. Die Teilnehmer waren im Schnitt 68 Jahre alt und die eine Hälfte absolvierte ein Sportprogramm, die andere ein anspruchsvolles Tanztraining. Nach einem halben Jahr zeigte sich, dass sich bei den Tänzern Aufmerksamkeit, Flexibilität, der Gleichgewichtssinn und die Wachsamkeit verbessert hatten. Bei den anderen hatte sich nur die Wachsamkeit verbessert.

Bei der Studie wurde auch nachgewiesen, dass sich durch Singen das Arbeitsgedächtnis, die Orientierung und die Denkleistungen verbessern. Wer selbst musiziert, schult das Gehirn in besonderer Weise, von daher kann erwartet werden, dass sich beim Zusammenspiel von Bewegung und Musik ebenfalls ein positiver Faktor ergibt: bei den Tänzern der Studie zeigte sich, dass es zu einem Anstieg des Nervenwachstumsfaktors kam, der für die Bildung neuer Nervenzellen und für das Langzeitgedächtnis eine große Rolle spielt.

Woran liegt das?
Beim Tanzen kommt Bewegung und geistiges Training zusammen. Dies ist eine anspruchsvollere Tätigkeit als in einem Fitnessprogramm stets die gleichen Bewegungsabläufe durchzuführen. Am besten gelingt das natürlich, wenn nicht nur altes Wissen abgerufen, sondern immer wieder neue Tanzschritte und Abfolgen einstudiert werden.

6.9 Tischtennis: Netzerneuerung im Sekundentakt

Superfood für das Gehirn
Wenn die deutsche Alzheimer-Gesellschaft (DALzG) zusammen mit dem Deutschen Olympischen Sportbund (DOSB) das Projekt „Tischtennis zur Steigerung der Lebensqualität" startet und dazu noch der Deutsche Tischtennisbund (DTTB) mit fünf Vereinen an den Start geht, dann lohnt es sich, genauer hinzusehen. Tischtennis ist nach den Erkenntnissen der Alzheimer-Gesellschaft nicht nur geeignet, wirksam der Demenz vorzubeugen, sondern selbst bei beginnender Demenz „die Lebensqualität von Betroffenen zu erhöhen und den Verlauf der Alterskrankheit zu verzögern" (Zitat: Alzheimer Gesellschaft e. V.).

Was aber macht Tischtennis so besonders, dass es nicht nur zur Vorsorge geeignet ist, sondern auch Menschen mit Demenz noch helfen kann? Der Deutsche Tischtennisbund hat zu dieser Frage die Erkenntnisse gesammelt und wie folgt dargestellt.

„Seit einigen Jahren verfolgen wir im Internet Berichte von Wissenschaftlern über positive Effekte des Tischtennisspiels bei Demenzerkrankungen. Die Teilnehmenden unserer Kursangebote Gesundheitssport Tischtennis, „FiTTer in Herz und Gehirn" gehören häufig der älteren Generation an. So konnten unsere Präventionstrainer immer wieder von der positiven Wirkung unseres Bewegungsangebots auf körperliche Aspekte wie Ausdauer, Kraft und Beweglichkeit berichten, besonders aber auch auf Koordination und kognitive Fähigkeiten. „Denken und Bewegen", sogenanntes Dual-Tasking, ist das Superfood für unser Gehirn."
(Zitat: Deutscher Tischtennisbund)

Wirkung im Gehirn
Wenn Tischtennis sportlich ausgeübt wird, Ball und Spieler im Sekundentakt hin und her jagen, wird bei jeder Aktion die Balancefähigkeit des Gehirns aufs neue herausgefordert. Durch die Auge-Hand-Koordination werden die Verbindungen der Gehirnareale gestärkt, durch die schnellen Positionswechsel die dynamische Gleichgewichtsfähigkeit trainiert und die hohe Geschwindigkeit der Ballwechsel sorgt für ein schnelles Gehirn. Zuerst für die Bewegung und in der Folge auch für geistige Tätigkeiten. Tischtennis ist nicht nur Leistungssport, sondern kann als Breitensport bis ins hohe Alter betrieben werden. Es gibt kaum Erkrankungen, bei denen vom Tischtennisspielen abgeraten wird.

Auch wissenschaftliche Studien konnten belegen, dass Tischtennis dazu beitragen kann, Symptome schwerwiegender Krankheiten zu lindern. Nachweislich werden beim Spiel mehrere Areale des Gehirns gleichzeitig angesprochen – Alzheimersymptome, Depressionen und Schlafprobleme können gelindert werden und die Aufmerksamkeit verbessert sich. Tischtennis kann Alzheimer nicht heilen – aber die Erkrankten, die regelmäßig spielen, sind körperlich und geistig fitter. Zudem bringt die sportliche Aktivität den Puls in Wallung, so dass die Durchblutung des Gehirns und des gesamten Körpers gefördert wird.

Raus aus der Wohnung – rein in die Halle
Menschen, die an Demenz erkrankt sind, leiden häufig auch an fehlenden Kontakten und mangelnder Zugehörigkeit zu anderen Menschen. Deshalb ist Tischtennis für sie nicht nur für den Verlauf der Krankheit von Bedeutung, sondern auch für ihre soziale Zugehörigkeit. Die gemeinsamen Erlebnisse rund um den Sport ermöglichen es ihnen, in die Gemeinschaft zu

kommen. Und Tischtennis hat nahezu jede und jeder schon einmal gespielt, oft in der Jugend mit positiven Erinnerungen. Es ist bis ins hohe Alter spielbar und die Erfahrung zeigt, dass man sich noch im Alter von über 75 Jahren ohne spezielle Vorkenntnisse mit koordinativen Übungen und dem spielorientierten Ausdauertraining körperlich und geistig fit halten kann.

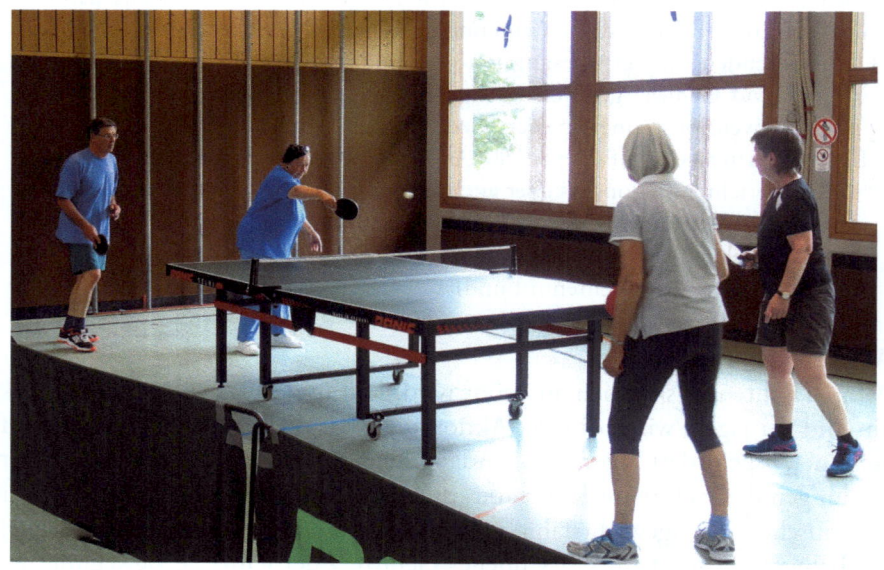

Bild: © Ulrich Scheuerl

Der Tischtennisbund empfiehlt

„Der Ball bewegt sich im Sekundentakt hin und her und die Spieler müssen stets die volle Kontrolle über ihre Aktionen haben. Im Tischtennis werden Entscheidungen im Bruchteil einer Sekunde getroffen und bereits ein einziger Ballwechsel offenbart den Anforderungscharakter des Spiels.
Besonders im hohen Alter ist Tischtennis gesund für Körper und Geist"
    (Zitat: DTTB)

6.10 Klettern: die Königsdisziplin für geistige Gesundheit

Action in der Vertikalen

Starke Muskeln, stabile Knochen, eine ausgeglichene Seele, gute Orientierung, soziale Kontakte, ein ausgebildeter Gleichgewichtssinn und ein gesunder Geist. Klettern ist das Allheilmittel für so ziemlich alles, was man sich im Alter nur wünschen kann. Im Kindesalter geht es erst einmal nicht um die Gesundheit, sondern um die Freude beim Klettern. Kinder nehmen jede Gelegenheit wahr und praktisch jeder Spielplatz hat ein Klettergerüst. Später tut man sich in Seilschaften zusammen, um die Felsen aller Schwierigkeitsgrade in den Bergen zu überwinden. Im Alter bevorzugt man eher Boulder- und Kletterhallen und dort findet man mittlerweile auch seinesgleichen.

Mit therapeutischem Klettern hat es begonnen. Speziell für Kinder wurde es entwickelt, um bei ihnen die Gesundheit für so unterschiedliche Beeinträchtigungen wie Gelenk- und Bewegungsstörungen oder psychomotorische Störungen wie ADHS zu beheben. Was anfangs der Gesundheit von Kindern förderlich sein sollte, hat sich mittlerweile als probates Mittel für viele Arten von körperlichen und psychischen Störungen aller erwiesen und im Alter gilt heute das Klettern als Vorsorge für körperliche und geistige Gesundheit.

In jedem Alter
Klettern ist ein toller Sport. Jeder kann einsteigen und im Alter stärkt es nicht nur den gesamten Körper, sondern fordert den Geist in einer Weise, die geeignet ist, die gefürchtete Alzheimer-Demenz dauerhaft zu vermeiden. Wer möglichst lange geistig fit bleiben will, sollte Bewegung und Sport regelmäßig in seinen Alltag einbauen und das Klettern hat dabei nicht nur für die „alten Hasen", sondern auch für die älteren „Vertikal-Einsteiger" eine besondere Bedeutung.

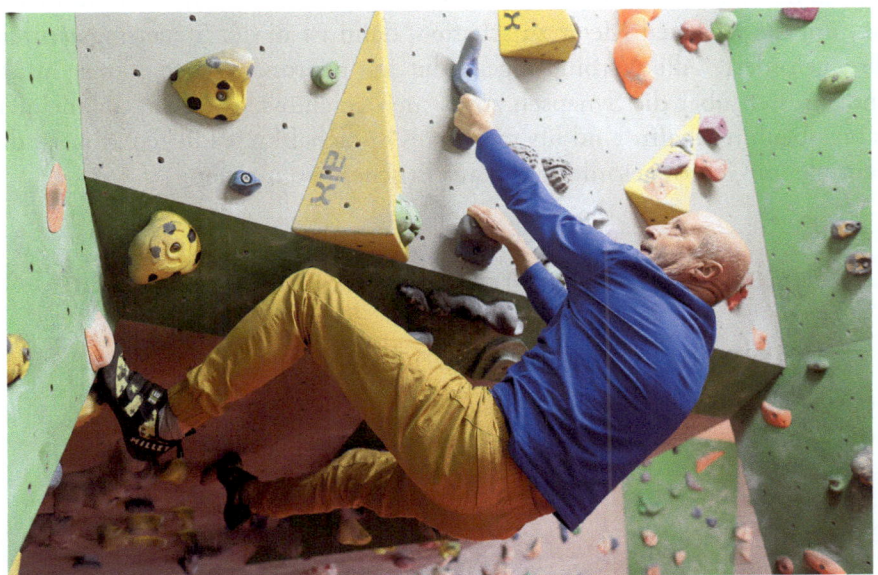

Bild: © Helmut Wenzel

Das Risiko ist überschaubar

Gerade das Bouldern und Klettern in der Halle ist vom Risiko her überschaubar und bietet die Möglichkeit, auch im Alter noch einmal etwas Neues auszuprobieren. Die Anforderungen lassen sich beim Klettern durch unterschiedliche Wandneigungen und Griffgrößen gut steuern. Die eigenen Ziele sind leicht umsetzbar und das steigert nebenbei das Selbstbewusstsein und das Selbstwertgefühl.

Muskeln vermindern die Gebrechlichkeit

Klettern ist auch ein bewährtes Mittel, der Osteoporose entgegenzuwirken. Studien haben gezeigt, dass durch Krafttraining die Knochenmineraldichte erhöht wird. Jedes Training stimuliert und stärkt demnach nicht nur die Muskeln, sondern sorgt zudem für robuste Knochen. Obendrein federn starke Muskeln den Sturz ab und verhindern schon dadurch gefährliche Brüche. Durch **Klettern** werden speziell die Muskeln und Knochen der Hände, Arme, des Rückens und des Schulterbereichs gestärkt. Zuletzt gilt Klettern als eine gute Alternative zum eintönigen Gerätetraining, weil keine Route der anderen gleicht.

Wirkung des Kletterns im Gehirn

Die besondere Herausforderung, alle Muskeln von den Fußspitzen über den Rumpf, die Schultern und Arme bis hin zu den Fingerspitzen zu koordinieren, spiegeln sich im Gehirn des Kletterers wider. Wenn das Auge die Signale an das Gehirn sendet, wie es die mehr als 600 Muskeln zu koordinieren hat, um die nächsten Meter zu schaffen, dann ist in der Steuerungszentrale alles gefordert. Alle Verbindungen, die im neuronalen Schaltkreis intakt sind, müssen über die Synapsen zusammen geschlossen werden, damit man es bis obenhin schafft. Und überall, wo es im Schaltkreis Lücken gibt, ist die Zentrale im Gehirn gefordert, sich ans Erneuern zu machen.

» Klettern heißt, nur mit den Fuß- und Fingerspitzen
und einem vorausschauend planendem Gehirn
den Körper vor dem Absturz zu bewahren.

6.11 Langlauf-Skating: Tanzen im Schnee

Erhalt geistiger Gesundheit auch im Winter

Wenn man die Technik für das Langlauf-Skating erlernen will, steht das Trainieren des Gleichgewichtsgefühls an erster Stelle. Anfänglich vertraut man der eigenen Balancefähigkeit wenig und man vermeidet eine vollständige Gewichtsverlagerung auf den Gleitski. Das ist anstrengend, weil die Arme statt der Füße die Vorwärtsbewegung leisten müssen. Eleganz geht verloren, weil der Schwerpunkt des Läufers stets irgendwo zwischen den beiden Skiern pendelt statt jeweils mehrere Meter zu gleiten. Erst wenn die Muskulatur in den Fußgelenken gestärkt und das neuronale Netz gebildet ist, vertraut man seiner Stabilität und lässt es laufen.

Untersuchungen haben ergeben, dass bei guten Läufern stets der Kopf die seitliche Bewegung bei der Gewichtsverlagerung einleitet. Beim Training kann man selbst feststellen, ob sich das Gehirn auf seine eigene Balancefähigkeit verlässt und sich nach jeder Gewichtsverlagerung die Blickrichtung in Richtung Skispitze des Gleitskis orientiert.

Tanzen im Schnee!

Beim Langlauf braucht es Rhythmus und eine gute Balance. Diese müssen trainiert sein und gut zusammen arbeiten. Wenn die Loipe schlecht gespurt und abschüssig ist, braucht es zusätzlich noch eine schnelle Reaktionsfähigkeit und das Gehirn muss immer bereit sein, sich auf den wechselnden Zustand der Loipe einzustellen.

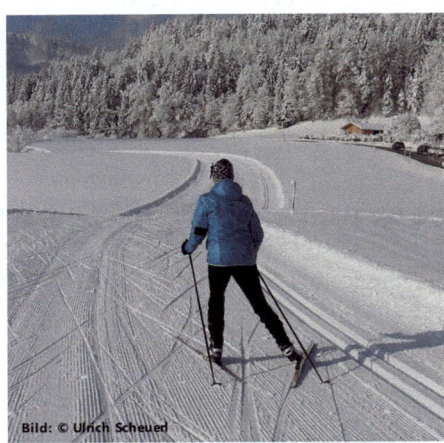

Tanzen im Schnee!

Beim Langlauf braucht es Rhythmus und eine gute Balance. Diese müssen trainiert sein und gut zusammen arbeiten. Wenn die Loipe schlecht gespurt und abschüssig ist, braucht es zusätzlich noch eine schnelle Reaktionsfähigkeit und das Gehirn muss immer bereit sein, sich auf den wechselnden Zustand der Loipe einzustellen.

Bild: © Ulrich Scheuerl

Gehirnjogging
Im Gehirn führt das Skating dazu, dass mit jedem Training die Schaltkreise größer und feiner gesponnen werden. Für Skater ist Langlauf nichts weniger als Gehirnjogging, weil die Loipen im Gegensatz zur klassischen Technik nicht gespurt sind, sondern nur in einer ausreichenden Breite gewalzt. Sie bieten also keine Seitenstabilität für die Skier.

Skating, wenn man es kann, fühlt sich an wie Tanzen im Schnee und so ist es zu einer Ergänzung zum Erhalt geistiger Gesundheit für die Wintermonate geworden. Der Anfang fällt schwer, aber nach einer Woche ist es nur noch eine Willenssache, sich selbst zu verbessern. Praktisch alle Skigebiete bieten Skating-Kurse an.

6.12 Demenzvermeidung, auch wenn Bewegung schwerfällt

Jeder Zweite ist im Alter eingeschränkt
Komplex zu koordinierende Bewegungen können der Altersdemenz wirksam etwas entgegensetzen. Auf dieser Basis fußt der Ansatz dieser Ausarbeitung. Für die Praxis der Demenzvermeidung durch Bewegung stellt sich damit die Frage, was ist mit jenen Menschen, denen Bewegung wegen eines körperlichen Gebrechens schwerfällt. Bleiben die Älteren mit körperlichen Einschränkungen außen vor oder finden sich Antworten, wie es trotzdem gelingen kann?

Leider ist das Thema, wie man Alzheimer trotz Behinderung durch sportliche Aktivitäten abwenden kann, vollkommen unterbelichtet. Bei den Studien, die gemacht werden, müssen die Teilnehmer mehrmals die Woche ein altersgemäßes Ausdauertraining (Midlife Exercise) absolvieren. Die Ergebnisse führen dann stets dazu, dass alle Fachleute eben jenes Ausdauertraining empfehlen.

Allein gelassen
Dass viele Menschen im Alter das Training aus unterschiedlichen Gründen gar nicht machen können, bleibt unberücksichtigt und Menschen mit Einschränkungen sehen sich deshalb bei der Frage, wie sie sich betätigen sollen, alleingelassen.

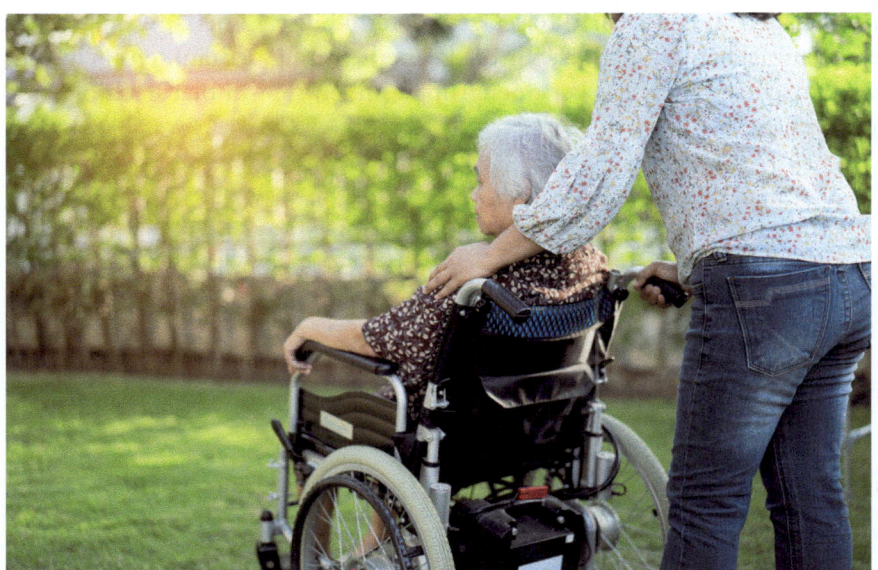

© amazing studio / Stock.adobe.com

Die Frage „Demenzvermeidung bei körperlichen Einschränkungen" ist also offen, und es würde sich die Schlussfolgerung anbieten, dass es die Behinderung ist, die es unmöglich macht. Das aber ist unzutreffend, richtig ist, es gibt viele Möglichkeiten für Menschen mit Behinderung, geistig fit zu bleiben.

Jeder Zweite hat im Alter eine körperliche Behinderung
Behinderungen bestehen vergleichsweise selten seit der Geburt oder dem Kindesalter, sondern entstehen meist erst im fortgeschrittenen Alter. So war rund ein Drittel (34 % der 2,6 Mio.) der schwerbehinderten Menschen zum Jahresende 2021 im Alter ab 75 Jahren. Etwas weniger als die Hälfte (45 % oder 3,5 Mio.) der Schwerbehinderten gehörte der Altersgruppe von 55 bis 74 Jahren an. Also gerade im Alter, wenn man sich zum Erhalt der geistigen Fitness intensiv bewegen sollte, wird Behinderung zunehmend ein Problem.

Weil natürlich auch körperlich Eingeschränkte geistig fit bleiben wollen, ist das Thema für die Gesellschaft und die Betroffenen virulent. Auf die Frage, welche Arten von Aktivitäten das sein könnten, findet man die Antwort wieder bei Bewegungsarten, die im Gehirn das neuronale Netz stärken und Schäden in den Schaltkreisen reparieren können. Vieles, was sportliche Senioren machen können, ist für die körperlich Eingeschränkten nicht möglich. Vorschläge für diese Personengruppe finden sich in den nachfolgenden Beiträgen.

> » Was an koordinativ anspruchsvollen Leistungen von Menschen mit Behinderung möglich ist, konnte man eindrucksvoll bei den Paralympics in Paris bewundern.

6.13 Sitzgymnastik, Demenzprophylaxe auf dem Hocker

Speziell für Menschen mit Einschränkungen

Sitzgymnastik sind Übungen, die auf einem Stuhl oder Hocker durchgeführt werden. Sie sind sehr effektiv und speziell für Menschen mit körperlichen Einschränkungen geeignet. Sitzgymnastik hilft, die Koordination zu fördern und die Grob- und Feinmotorik auszubauen, und da sie auch gut in der Gruppe durchgeführt werden kann, wird auch das Sozialverhalten positiv beeinflusst. Die Kommunikation und der Gemeinschaftssinn verbessern sich und die kognitiven Fähigkeiten werden zusätzlich gestärkt. Diese Art Gymnastik kann für Senioren mit (aber auch ohne) Einschränkungen ein sanfter Weg sein, Muskeln aufzubauen, die Beweglichkeit zu erhalten und geistig fit zu bleiben.

Viele Übungen lassen sich ganz ohne Hilfsmittel durchführen, für andere werden einfache Hilfsmittel wie Bälle, Säckchen oder Tücher benötigt. Anfangs, bei den noch Ungeübten, wird ein stabiler Stuhl mit Armlehnen benötigt. Fittere Senioren können die Übungen auf einem Hocker durchführen. So lange wie möglich sollte für die Sitzgymnastik ein Stuhl ohne Armlehnen gewählt werden, um mehr Bewegungsfreiheit zu ermöglichen.

Steigerung: Sitzball
Außerdem ist es sinnvoll, nicht nur den Körper, sondern auch den Geist zu fördern und die Sitzgymnastik mit kleinen Übungen aus dem Gedächtnistraining aufzulockern. Wer die Herausforderung noch weiter steigern will, kann die Sitzgymnastik auch **auf einem Sitzball** ausführen. Damit wird auch die Balancefähigkeit trainiert und so der Gleichgewichtssinn gesteigert.

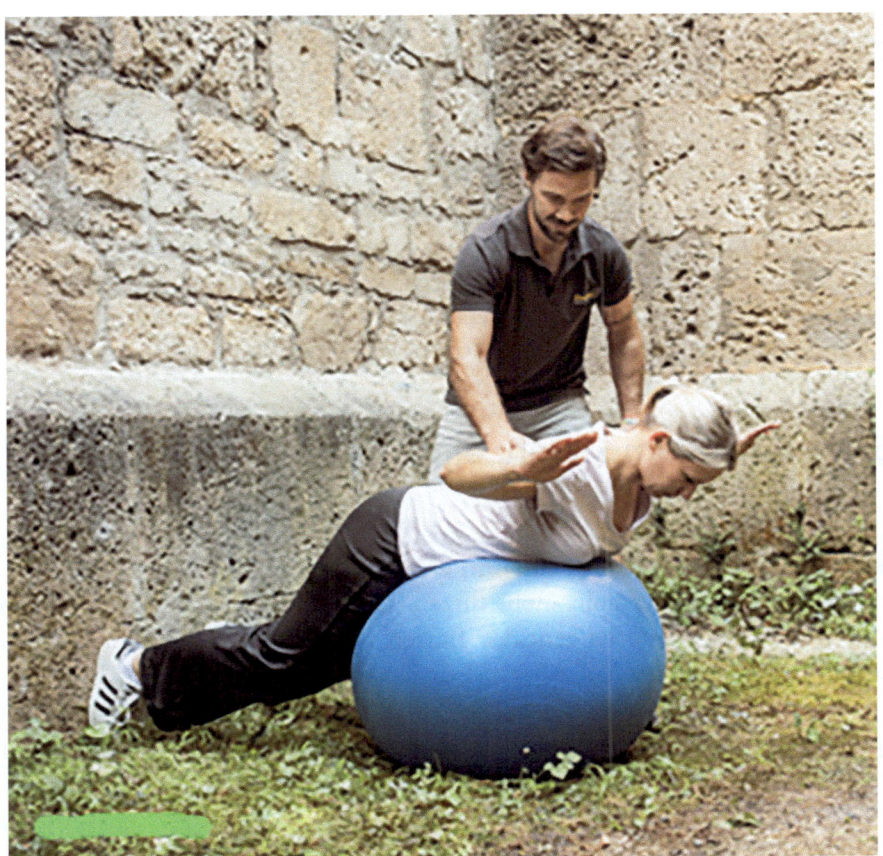

Bild: © Stefan Helminger

Wie profitieren Senioren mit Demenz

Senioren mit Demenz (MCI) profitieren von denselben positiven Effekten der Bewegung wie Senioren ohne Demenz. Der Körper wird gestärkt, die Alltagsfähigkeiten bleiben länger erhalten und das Sturzrisiko sinkt. Wissenschaftliche Studien haben die positive Wirkung von Sport auf die Gehirnfunktion bei Menschen mit Demenz belegt und von regelmäßiger Sitzgymnastik können auch Menschen mit Behinderung profitieren, selbst dann noch, wenn sie neben den körperlichen Einschränkungen zur Gruppe der von MCI Betroffenen gehören.

Gestaltung der Übungen

Als Angehöriger oder Pflegekraft von Demenzerkrankten mit körperlichen Beeinträchtigungen sollte man darauf achten, nicht zu viel von den Erkrankten zu verlangen, um sie nicht zu überfordern. Viele Senioren mit Demenz entwickeln erst mit der Zeit und wachsender Routine ein Gefühl für die Übungen und den Spaß. Wenn (für die Fortgeschrittenen) die Sitzgymnastik zusätzlich das Gehirn fordern soll, ist es erforderlich, dass einzelne Übungen statt auf einem festen Stuhl auf einem wackligen Ball versucht werden. Sitzgymnastik hat dann einen besonders guten Effekt auf das Gehirn, wenn zur Übung noch eine Form des Balancetrainings hinzukommt.

6.14 Tanzen im Sitzen: eine unterschätzte Herausforderung

Spielerisch für die körperliche und geistige Gesundheit

„Und wenn die Füße nicht mehr flitzen, tanzen wir im Sitzen". Reimt sich und will zu Recht motivieren: das Tanzen zählt ebenso wie das Musizieren zu den Möglichkeiten, im Alter geistig fit zu bleiben. Weil Tanzen auf der Fläche aber immer voraussetzt, dass die Beine mitmachen, bleibt es den sportlich fitteren Senioren vorbehalten. Für die weniger fitten und für Menschen mit Demenz gibt es aber die Alternative: Tanzen im Sitzen.

Was ist Sitztanz?

Der Bundesverband Seniorentanzen e. V. hat schon sehr bald für jene Senioren, die nicht mehr so „gut zu Fuß" sind, Tanzen im Sitzen erarbeitet. Heute gilt TiS als eigene Form körperlicher und geistiger Aktivität, die den

Herausforderungen des Tanzes auf der Fläche in keiner Weise nachsteht und so wird es mittlerweile ganz allgemein sportlich wie auch in Pflegeeinrichtungen zur Demenzprophylaxe ausgeübt. Einfach weil es Spaß macht und den Geist fordert.

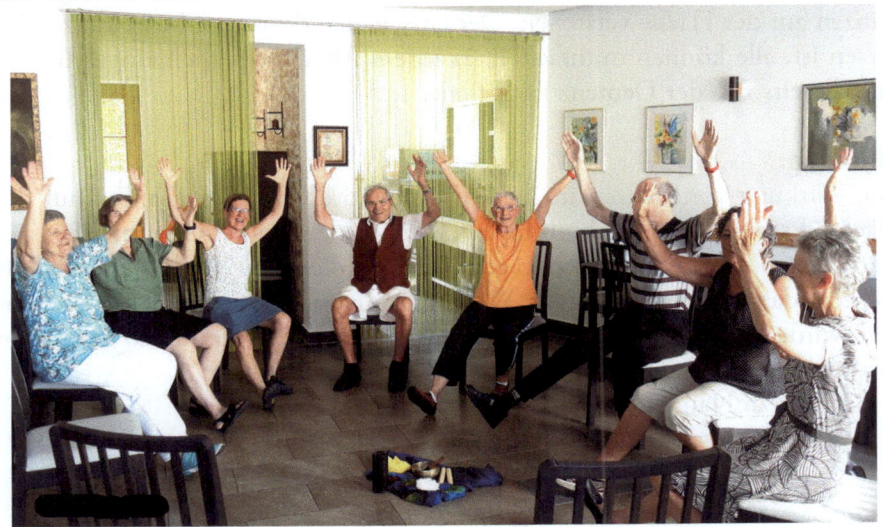

Bild: © Ulrich Scheuerl

Beim TiS wird zum Rhythmus alles was man im Sitzen bewegen kann, nach einer bestimmten Choreografie möglichst gemeinsam bewegt. Natürlich ist dabei die Koordination von besonderer Bedeutung und deshalb ist diese Form des Tanzens gut für die geistige Fitness.

Tanzen im Sitzen? Viele Senioren, insbesondere die männlichen, sind skeptisch, wenn sie den Begriff zum ersten Mal hören. Dabei ist Sitztanz genau das, was der Name sagt: **Tanzen** im **Sitzen,** also Bewegung zum Rhythmus der Musik nach bestimmten Vorgaben; im Grunde genau wie Tanzen auf der Fläche. Das macht Spaß, begünstigt soziale Kontakte **und** fördert die körperliche und geistige Gesundheit. Bei der Bewegung sitzen die Senioren auf Stühlen und die einzelnen Übungen werden mit Musik kombiniert, sodass spielerisch die körperliche und geistige Gesundheit gefördert wird. Experten empfehlen zweimal pro Woche zwischen 35 und 45 min zu tanzen, und um die gesundheitlichen Effekte zu steigern, wird auf einem Sitzball „getanzt".

Zielgruppe:
Geeignet ist der Sitztanz für alle Teilnehmer, denen es an Kraft, Ausdauer, Balance oder Aufnahmevermögen fehlt, aber auch für Teilnehmer die das Tanzen im Sitzen als willkommene Ergänzung und Bereicherung zum Tanzen auf der Fläche verstehen. Der entscheidende Vorteil beim Tanzen im Sitzen ist, alle können mitmachen, in jedem Alter, körperlich eingeschränkt oder bereits von der Demenz Betroffene.

Wirkung:
Die Wirkung von Tanzen im Sitzen ist identisch mit dem Tanzen auf der Fläche: Es werden die Verbindungen zwischen den beiden Gehirnhälften gestärkt und so kann es dazu beitragen, dass die/alle Gehirnareale so verknüpft werden, dass sie in gewünschter Weise zusammenarbeiten. Durch Forschungen wurde die positive Wirkung des Tanzes nachgewiesen und so kann man das auch für den Sitztanz sagen.

Sitztanz zu Hause
https://www.youtube.com/watch?v=ILsmaCzluFE

6.15 Wassergymnastik und Aquafit

Auf die sanfte Art fit bleiben
Wassergymnastik und Aquafitness nutzen den natürlichen Widerstand und den Auftrieb des Wassers. So können Menschen mit körperlichen Einschränkungen oder nach Verletzungen ohne Risiko ein schonendes aber zugleich höchst effektives Fitnesstraining absolvieren. Und weil auch Gleichgewichtssinn, Geschicklichkeit und räumliche Orientierung bei der Wassergymnastik gestärkt werden, können auch Menschen mit beginnender Demenz (MCI) etwas für die geistige Fitness im Alter machen.

Was ist Aquafitness? Gibt es Unterschiede zur Wassergymnastik?
Beide Sportarten ähneln sich, es gibt jedoch Unterschiede. Bei der **Wassergymnastik** steht der gesundheitliche Aspekt im Vordergrund. Meist wird diese Sportart vom Arzt verschrieben, wenn zum Beispiel nach Verletzungen oder Operationen die Beweglichkeit wiederhergestellt werden soll.

6 Erneuerung durch koordinativ anspruchsvolle Bewegung

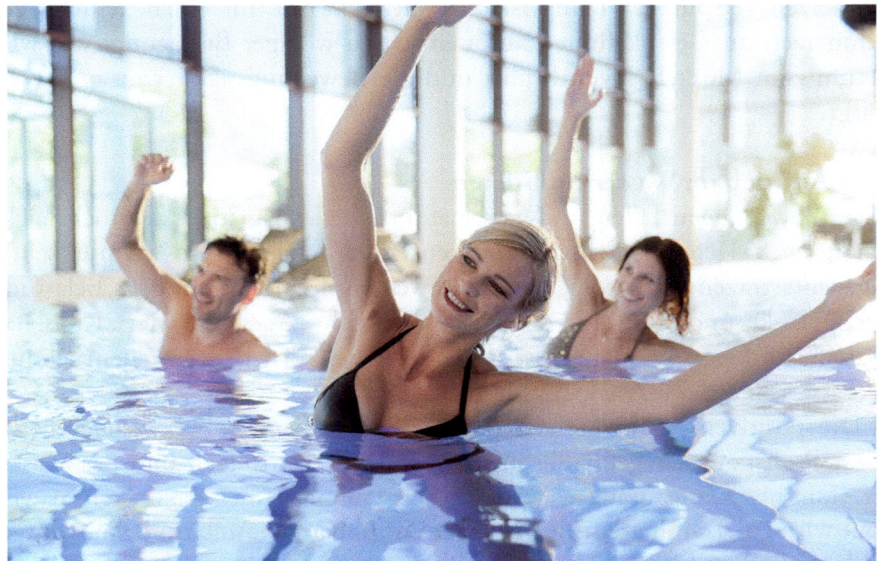

Bild: © Rupertustherme Bad Reichenhall

Aquafitness dagegen richtet sich an Menschen, die eine Kombination aus Sport, Spaß und gelenkschonenden Übungen suchen. Sie möchten sich im Wasser bewegen und ihrem Körper etwas Gutes tun, ohne gleich viele Bahnen zu schwimmen.

Warum ist Aquafitness für Senioren und nach Verletzungen vorteilhaft?
Auch wenn es leicht ausschaut, im Wasser ist alles schwerer. Bei jeder Bewegung muss man gegen den Widerstand des Wassers ankämpfen. So erzielt man einen Muskeltrainingseffekt und bei schnellen Übungen zusätzlich eine Massage, eine Lymphdrainage und obendrein wird das Herz-Kreislauf-System gestärkt.

Leichter wird es allerdings für die Gelenke, das heißt, jeder kann mitmachen. Der entscheidende Vorteil ist, dass man im Wasser auch mit alten oder verletzten Menschen Schnellkraft (Sprünge, Sprints) trainieren kann. Und jede Art von Schnellkrafttraining hat einen hohen koordinativen Effekt, weil dabei das Nerven-Muskel-System mit hoher Impulsfrequenz arbeitet, so als Sturz- und Verletzungsprophylaxe dient. Weil die Gelenke entlastet werden, eignet sich Aquafitness besonders für Senioren, die aufgrund von körperlichen Einschränkungen nicht voll bewegungsfähig sind oder sogar Gelenkschmerzen verspüren. Häufig ist dies auch Ursache für einen Teufelskreis: Schmerzen im Gelenk führen automatisch zu weniger Bewegung, was wiederum zum Muskelschwund führt und die Bewegungsschmerzen noch verstärkt.

Vom Auftrieb im Wasser profitieren
Viele Bewegungen fallen im Wasser aufgrund des Auftriebs deutlich leichter. Je nach Tiefe des Schwimmbeckens muss man nur ein Zehntel seines Gewichts tragen. Die Folge: Mehr Bewegungsfreiheit, geringere Belastung der Gelenke und verminderte Verletzungsgefahr. Auch das Herz-Kreislauf-System wird positiv beeinflusst, weil der Wasserdruck den Venenrückfluss verbessert und das Gewebe massiert.

Die positiven Auswirkungen der Aquafitness sind so überzeugend, das sogar Profisportler regelmäßig ins Schwimmbecken steigen und das Wasser als Trainingspartner nutzen. Wer mit den Übungen im Wasser starten will, dem wird ein Trainingseinstieg in einer Gruppe unter Anleitung einer ausgebildeten Fachkraft empfohlen.

6.16 Hula Hoop: die Hüfte kreisen lassen

Ein Kinderspiel für Körper, Geist und Seele
Einen Reifen um die Hüfte kreisen zu lassen, das gibt es irgendwie schon immer. Jedes Kind hat es zumindest ausprobiert und zumeist auch schnell gekonnt. Hullern heißt es heute und zunehmend wird es auch von den „Alten" entdeckt. Im Alter gelingt es nur den Wenigsten gleich wieder mühelos, aber wenn man dran bleibt, schafft es jeder, versprochen! Dann macht es einfach nur noch Spaß. Wer zum Spaß noch etwas für Körper, Geist und Seele tun will, sollte es aber nicht beim Hüftkreisen belassen. Zum Beispiel Hullern **und** gleichzeitig gehen stellt für das Gehirn schon eine doppelte Herausforderung dar.

Beide Bewegungsformen werden im Gehirn von unterschiedlichen neuronalen Schaltkreisen koordiniert. Sie gleichzeitig im gewünschten Rhythmus auszuüben ist schwierig, da das Gehirn sich entweder auf das eine oder auf das andere konzentrieren will. Anfangs fällt entweder der Reifen zu Boden oder das Gehen will nicht so recht klappen. *Wenn* es dann klappt, hat man die erste Stufe von vielen möglichen weiteren Herausforderungen schon geschafft. Als zweite Stufe ist vorstellbar, beim Hullern sich gegenseitig einen Ball zuzuwerfen. Wenn der Ball kommt, dann ist man versucht, sich kurz nur auf das Fangen zu konzentrieren und schon wieder liegt der Reifen am

Boden. Solche Herausforderungen lassen sich natürlich noch ausbauen: Hullern, Ball zuwerfen und dabei auch noch umhergehen.

Dual-Tasking und Multitasking
Hullern und Gehen gleichzeitig bezeichnet man in der Bewegungslehre als „Dual-Task-Aufgabe". Darüber hinaus, also bei mehr als zwei gleichzeitig auszuführenden Bewegungsarten spricht man von „Multitasking". Da kann man sich beim Hullern vieles vorstellen.

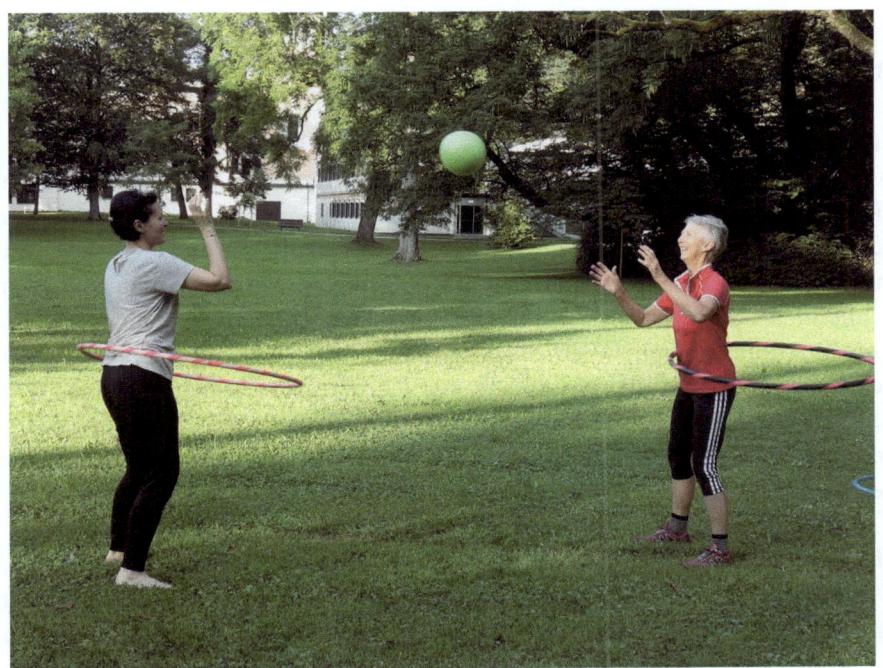

Bild: © Ulrich Scheuerl

Je nach Phantasie und eigenen Vorlieben kann man sich etwas zusammenstellen. Allerdings, mit jeder zusätzlichen Bewegungsart potenziert sich der Anspruch an das Gehirn. Beispiel: wenn man auf einem Wackelbrett steht, dabei hullert und als drittes noch jongliert. Dann glühen die Synapsen und für geistige Vitalität ist gesorgt.

Von Profis lernen
Wer sich vorstellen könnte, es zu probieren oder, noch besser, Hullern lernen will, sollte von Anfang an die richtige Technik erlernen und sich bei der

Reifenwahl beraten lassen. Dafür findet man im Übrigen heute überall Menschen mit entsprechender Ausbildung, die auch live und sozusagen Auge in Auge und mit entsprechendem Wissen und Korrekturen Menschen dazu verhelfen, richtig zu hullern.

> » Wenn man dran bleibt, schafft es jeder, und dann macht es einfach nur noch Spaß.

Hula-Hoop für Körper, Geist und Seele

Für den Körper:
Wer eine halbe Stunde intensiv hullert, verbrennt dabei 210 Kalorien. Beim Hullern trainiert man zuerst einmal die Bauch- und Rückenmuskulatur, den Beckenboden und den Po. So wird die ganze Körpermitte gestärkt, was in jeder Hinsicht gut ist und auch Rückenbeschwerden vorbeugen kann. Schließlich verbessern sich durch die kreisenden Bewegungen nicht nur die Koordination, sondern auch die körperliche Ausdauer. Und bei professioneller Betreuung werden zusätzlich zur Körpermitte Armbewegungen und Beintraining ergänzend eingebaut. Man stärkt also im Grunde gelenkschonend den ganzen Körper und das ist schlechthin DER Gesundheitsaspekt beim Hullern.

Für den Geist:
Die rhythmischen Bewegungen erfordern vom Gehirn viel Konzentration und Koordination. Und je anspruchsvoller die Übungen mit dem Reifen gestaltet werden, desto mehr werden die neuronalen Netze entweder überhaupt erst neu gebildet oder jene, die nicht genügen, mit jedem Training ausgebessert und erweitert. Dass mit einer Stunde hullern in der Woche noch keine geistige Fitness im Alter gewährleistet ist, versteht sich, aber einen Baustein liefert das Training mit dem Reifen allemal.

Für die Seele:
Das Training mit Hula Hoop kann auch positiv auf die Psyche wirken. Drehen Sie Ihre Lieblingsmusik auf und hullern Sie dazu. Und wenn das obendrein noch in einer Gruppe mit Gleichgesinnten ausgeübt wird, stellt sich unvermeidlich Wohlbefinden ein.

> Die Hüfte kreisen
> für einen gesunden Kopf,
> eine ausgeglichene Seele
> und ein starkes Herz.

6.17 Musik spielen und singen im Chor

Musikergehirne haben, so die Studien, einen Vorteil
Wer sein Leben lang regelmäßig musiziert, senkt das Risiko für eine Demenz im Alter. Schon lange deuten Studien darauf hin, dass Musizierende im Vergleich zu jenen, die kein Instrument spielen, weniger befürchten müssen, an Alzheimer zu erkranken. Nicht nur **eine** Studie hat ergeben, dass im Chor singen oder ein Instrument spielen, wirkt. Durch das „multi-tasking", also hören, aufnehmen und mitsingen werden verschiedene Gehirnareale genutzt und ein Musikinstrument fordert, je nach der Schwierigkeit des Stücks, das Gehirn noch einmal mehr.

Um Klarheit zu schaffen, verglich eine Forschergruppe vom Deutschen Zentrum für Neurodegenerative Erkrankungen in Dresden die Gehirnleistung von 70 Musikerinnen und Musikern sowie 70 Kontrollpersonen. Die Musiker waren ähnlich gebildet, lebten in gleichen wirtschaftlichen Verhältnissen und waren in etwa gleich sportlich aktiv. In beiden Gruppen betrug das mittlere Alter 69 Jahre und bei allen 140 Teilnehmern sprach das Profil für eine hohe kognitive Reserve im Alter.

Hirnzellen besser genutzt
Das Ergebnis bei dieser Studie war, wie nicht anders zu erwarten, dass die Musiker sowohl in den Tests zu allgemeinen Denkfunktionen als auch beim Kurzzeitgedächtnis signifikant besser abschnitten. In einer Untergruppe verglichen die Forscherinnen und Forscher die Sprachleistung, das räumlich-visuelle Denkvermögen und Fähigkeiten zur Kontrolle und Selbstregulierung. Auch hier waren die Musiker leistungsfähiger.

Insgesamt deuten die Ergebnisse darauf hin, dass die strukturelle Gehirnsubstanz bei Musikern nicht „besser" ist, sie also nicht mehr Nervenzellen aufweist als bei Nicht-Musizierenden. Musikergehirne haben aber offenbar eine Art Trainingsvorteil, weil, so die Studie, „das lebenslange Musizieren die Fähigkeit fördert, im Alter mehr Leistung aus den Nervenzellen und den bestehenden Netzen herauszuholen".

Studie der Universität Helsinki

Zu einem ähnlichen Ergebnis kam die Universität Helsinki bei einer Untersuchung, bei der die Teilnehmer in einem frühen Stadium von Demenz oder bereits Demenzpatienten waren. Fazit der Studie, musikalische Aktivitäten, insbesondere Singen können dazu beitragen, die Pflege von Demenzpatienten zu verbessern und der gezielte Einsatz von Musik wirkt sich positiv auf das Gedächtnis und die Stimmung aus.

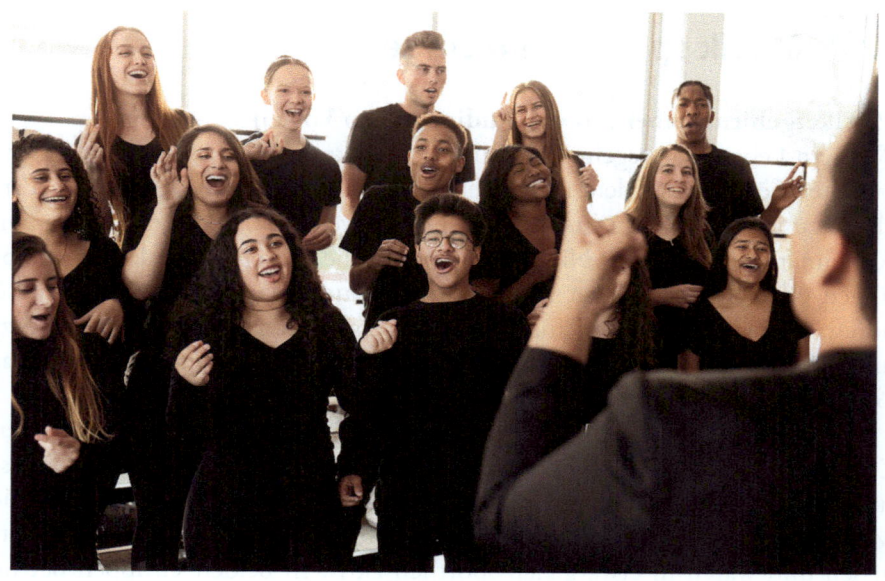

© Monkey Business / Stock.adobe.com

„Unsere Ergebnisse", so Dr. Teppo Särkämö, der Leiter der finnischen Studie, „deuten darauf hin, dass musikalische Freizeitaktivitäten in der Demenzpflege und -rehabilitation leicht anwendbar und weit verbreitet sein könnten. Besonders anregende und ansprechende Aktivitäten wie Singen scheinen für die Aufrechterhaltung der Gedächtnisfunktion im Frühstadium der Demenz sehr vielversprechend zu sein."

6.18 Schnelle Finger: Stricken, häkeln, sticken

Öfter mal die Nadeln klappern lassen

Wer regelmäßig strickt anstatt fernzusehen, kann sein Demenzrisiko vermindern. Wie alles andere wurde auch das Stricken als Möglichkeit gegen Gedächtnisverlust im Alter wissenschaftlich untersucht, und wie nicht anders zu erwarten, kann selbst bei einer Demenzvorstufe das Risiko noch spürbar gesenkt werden. Weil auch Menschen mit körperlichen und geistigen Einschränkungen stricken können und weil man dabei stundenlang und täglich dranbleibt, ist diese Art fit zu bleiben besonders interessant.

Hausmütterchen-Image
Zwar wird Stricken, Sticken, Häkeln, Weben oder Nähen auch heute gerne noch von vielen Zeitgenossen milde belächelt – den Tätigkeiten haftet schließlich immer noch ein Öko- oder Hausmütterchen-Image an. Doch mittlerweile beschäftigt sich sogar die Wissenschaft mit dem Thema und entdeckt Erstaunliches: Wer öfter mal die Nadeln klappern lässt, kann Stress bekämpfen und tut möglicherweise auch etwas für sein Erinnerungsvermögen.

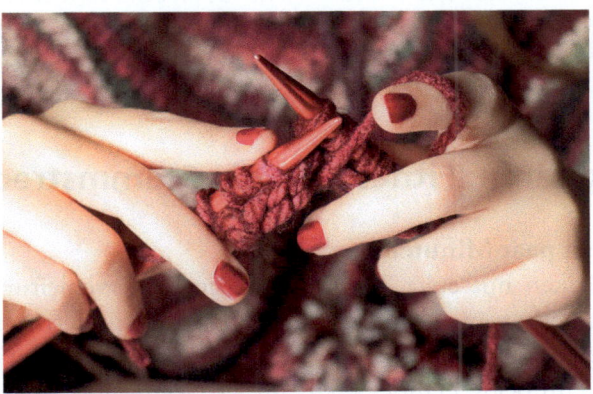

© littleny / Stock.adobe.com

Zustand vollkommener Entspannung
Was das Stricken so besonders macht, ist das Meditative dabei. Wenn man eine Tätigkeit immer wieder ausübt, kommt man wie beim Yoga in einen Zustand vollkommener Entspannung. So senkt Handarbeit ebenso wie andere Entspannungstechniken die Pulsrate und den Blutdruck. Untersuchungen haben gezeigt: Stricken hat bei Probanden den Herzschlag um elf Schläge pro Minute gesenkt. Im Gehirn wird zudem beim Stricken, wie bei allen kreativen Arbeiten, besonders der Hippocampus aktiviert. Und der Hippocampus ist immerhin jener Ort unserer Erinnerungen.

Strickmuster in großer Zahl
Die Faszination am Stricken lässt sich nur schwer erklären, aber wer einmal die Technik der Maschenbildung beherrscht, den lässt die Faszination nicht so schnell wieder los. Ausgeübt wird stricken zumeist im Kindesalter, dann

allerdings erst wieder im Alter, wenn man dafür wieder die Zeit findet. Im Alter ist es zuerst einmal ein Hobby, aber von der Wissenschaft wird empfohlen, stricken auch bewusst für die geistige Fitness einzusetzen. Strickmuster gibt es hunderte. Sehr einfache für den Anfang bis hin zu äußerst schwierigen für die Expertinnen und Experten. Das Ziel beim Stricken sollte sein, sich selbst zu fordern und sich immer wieder neue Strickmuster zu erarbeiten. Auch hier gilt, erst wenn das Gehirn zu komplex zu koordinierenden Geschicklichkeiten herausgefordert wird, wirkt es in den neuronalen Schaltkreisen.

> **Wirkung im Gehirn**
>
> Wie alles, wofür es geschickte und schnelle Hände braucht, verfeinert das Stricken die neuronalen Netze und stärkt die Verbindungen zwischen den Gehirnarealen und speziell die Verbindungen von linker und rechter Gehirnhälfte.

6.19 Jonglieren: Fitness für die Stammstrecken

Täglich nur ein paar Minuten
Über einen Balken mit etwa 300 Mio. winzigen Nervenleitungen sind die beiden Gehirnhälften miteinander verbunden. Koordiniert wird die rechte Hand von der linken Gehirnhälfte und die linke Hand von der rechten. Und immer wenn beide Hände, wie beim Klavierspielen, Stricken oder Jonglieren in schneller Abfolge Unterschiedliches meistern, dann sind Millionen dieser Leitungen in Aktion. Versteht sich, dass täglich fleißig auf seinem Instrument zu spielen oder zu jonglieren für die geistige Fitness bestens geeignet ist und jeder kann mitmachen: jung oder alt, körperlich fit oder eingeschränkt in der Beweglichkeit.

Stammstrecken im Kopf
Mehrere 100 Mio. winzige Fäden haben die Aufgabe, die weit auseinander liegenden 100 Mrd. Nervenzellen optimal zu verbinden. Fäden, die sozusagen die Stammstrecken für die neuronalen Impulse bilden, damit das gesamte Potenzial im Kopf zur Geltung kommen kann.

fMRI von gesunden Probanden während einer Übung der Finger-Feinmotorik

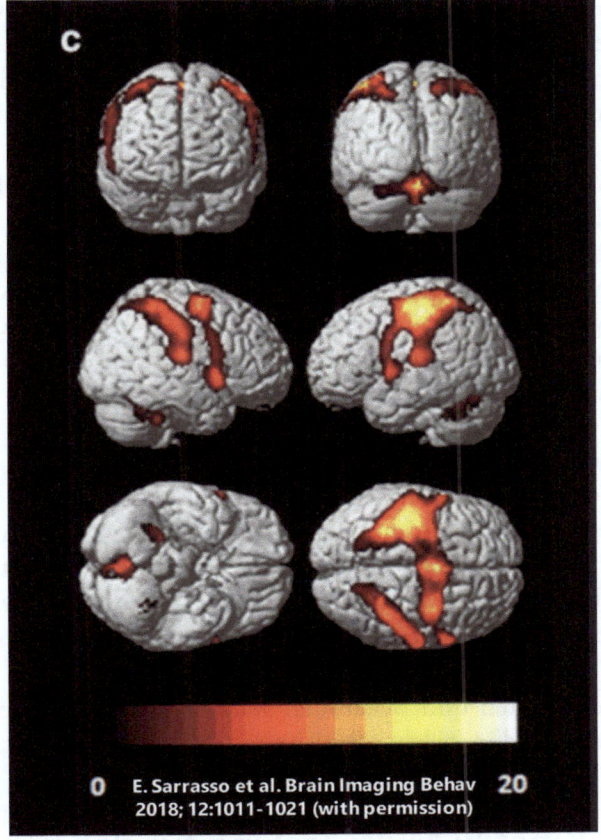

E. Sarrasso et al. Brain Imaging Behav 2018; 12:1011–1021 (with permission)

Wenn für einen weitreichenden Gedankengang oder einen schnellen komplexen Bewegungsablauf weit auseinanderliegende Gehirnareale zusammengespannt werden müssen, dann braucht es diese Stammstrecken, damit die Impulse nicht unnötig kreuz und quer feuern und zuletzt verloren gehen.

Trainiert werden können die vielen Millionen Nervenfasern zwischen den Gehirnhälften sowie den oberen und unteren Arealen des Gehirns durch Übungen, bei denen gleichzeitig die Finger der rechten und die Finger der linken Hand Unterschiedliches in schneller Abfolge ausführen müssen.

Wie wirkt Jonglieren im Gehirn
Durch die sanften Bewegungen beim Werfen und Fangen werden Körper und Gehirn gut durchblutet. Das Gehirn bekommt auf diese Weise Sauerstoff und beide Gehirnhälften müssen zusammenarbeiten. Das fördert die Wahrnehmung und beim Jonglieren wird die Region für die Orientierung ganz besonders aktiviert. Gleichzeitig wird ein Protein (BDNF) gebildet, das für das Wachstum neuer Gehirnzellen sorgt. Forscher der Uni Regensburg fanden in einer Studie im Jahr 2004 heraus, dass das Gehirnvolumen der Probanden nach regelmäßigem Jonglieren zunahm.

Wenn im Alter viele der Nervenleitungen zwischen den einzelnen Gehirnregionen in ihrer Funktion beeinträchtigt sind und sie durch mangelnden Gebrauch nicht mehr regelmäßig aktiviert werden, dann sind die Folgen absehbar: selbst wenn jede Gehirnhälften und die verschiedenen Areale für sich noch leistungsfähig sind, nimmt insgesamt die geistige Leistungsfähigkeit ab, weil erst die Zusammenarbeit aller Gehirnregionen den Horizont erweitert und die Phantasie blühen lässt.

Wenn man seine Frau nicht mehr kennt
Wie wichtig diese neuronalen Nervenfasern zwischen den weit auseinanderliegenden Regionen im Gehirn sind, wird deutlich, wenn zum Beispiel das **Sehzentrum im Hinterkopf** nur noch schlecht mit dem **Frontallappen im vorderen Teil** des Gehirns verbunden ist. Dort vorne ist der Sitz unserer Persönlichkeit, dort entsteht unser Sozialverhalten und dort ist unser gesamtes persönliches Umfeld gespeichert. Die Folge ist, im Sehzentrum nimmt man zwar seine Verwandten und Bekannten wahr, aber man erinnert sich nicht mehr, wer das ist und in welcher Beziehung man zu diesen steht.

6.20 Life Kinetik: Multi-Tasking für das gesamte Netz

In rascher Abfolge hundertmal
Wenn von Gehirnjogging die Rede ist, dann werden damit Sudoku, Memory, Schach spielen und sonstige Denksportarten in Verbindung gebracht. Allerdings kann diese Art von Grübeln einem möglichen geistigen Verfall kaum etwas entgegensetzen, zumindest nicht, wenn das neuronale Netz bereits geschädigt ist und infolge sorglosen Lebens weiter geschädigt wird. „Life Kinetik" könnte jene Art von Gehirnjogging sein, die das neuronale Netz nicht nur nutzt, sondern auch erneuert und neue Verbindungen schafft. Und alle, auch die körperlich schon etwas Gebrechlichen, können mitmachen.

6 Erneuerung durch koordinativ anspruchsvolle Bewegung

Definition: Life- Kinetik

Definition: Bei Life Kinetik wird Bewegung mit Gehirnaufgaben und Wahrnehmung kombiniert. Dafür muss in rascher Abfolge der Körper Bewegungen ausführen, die das Gehirn nötigen, verschiedene Koordinationsaufgaben gleichzeitig zu bewältigen. Damit beide Gehirnhälften dabei gefordert sind, müssen bei jeder Übung Gliedmaßen der rechten und der linken Körperhälfte beteiligt sein, die jeweils im Rhythmus ganz verschiedene Bewegungsabläufe ausführen.

Vier Beispiele von vielen:

Tuchwirbel: Mit der rechten Hand wird ein Ball mehrmals im Rhythmus nach oben geworfen und gleichzeitig wird mit der linken Hand ein Tuch so geschwungen, dass es eine liegende Acht ergibt.

Wenn man bei der Übung auf einem großen Ball sitzt, hat dies zusätzlich einen Effekt für die Balance. So werden die Verbindungen zwischen den Gehirnhälften und der Gleichgewichtssinn gemeinsam gestärkt. Das Gehirn ist gefordert, alles zu koordinieren.

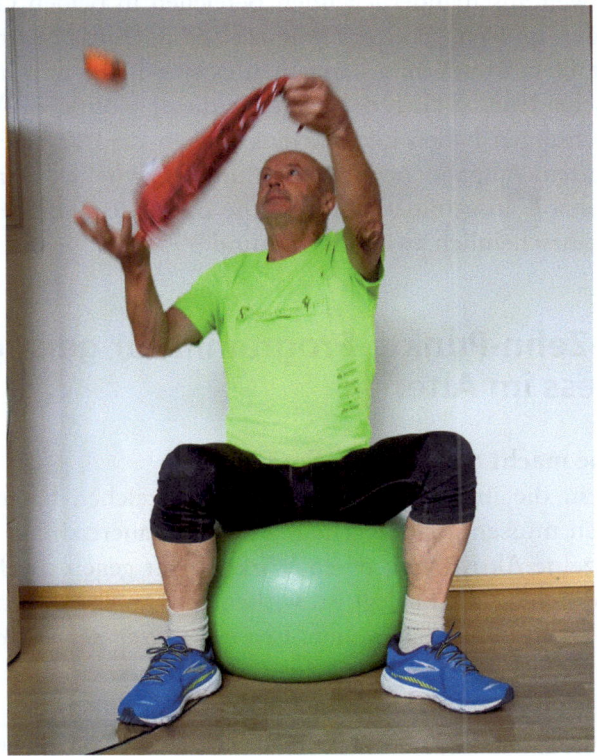

Bild: © Ulrich Scheuerl

Balltanz: Ein Ball wird mit links dem Partner zugeworfen, dann mit rechts gefangen und das jeweils andere Bein (links) wird nach vorne gestellt. Wenn der Partner dabei kurz vor dem Wurf erst festlegt, mit welcher Hand zu fangen ist, dann wird es noch schwieriger.

> **Parallelball:** Zwei Bälle werden hochgeworfen und nach bestimmten Bewegungen, z. B. überkreuzt wieder gefangen.
> **Fingerklavier:** Mit der linken Hand tippen in der Reihenfolge Zeige-, Mittel-, Ring- und kleiner Finger auf den Daumen. Mit der rechten Hand wird in umgekehrter Reihenfolge getippt und selbstverständlich wird beides gleichzeitig und oft hintereinander gemacht.

Das Gehirn kennt niemals ein Zuviel
In der grauen Masse im Kopf gibt es niemals ein Zuviel. Um die Wunden im Netz, die das Leben geschlagen hat, wieder zu heilen, braucht es jede nur erdenkliche Herausforderung an Koordination und Konzentration. Die Life Kinetik kennt mehr als 100 Übungen mit jeweils mehreren Variationen und jede dieser Übungen zeichnet sich dadurch aus, dass im Gehirn Verbindungen zwischen weit auseinanderliegenden Bereichen in beiden Gehirnhälften geknüpft werden müssen. Aber das Potenzial des Gehirns ist unerschöpflich und mit jeder Herausforderung kann man es sich mehr und mehr zunutze machen. Entscheidend ist auch die Frequenz dieser Übungen. Wissenschaftliche Untersuchungen haben gezeigt, dass erst ab ca. 100 Wiederholungen einer bestimmten Aufgabe neue Verbindungen zwischen den beteiligten Nervenzellen stabil ausgebildet werden. Die optimale Zahl der Wiederholungen liegt wahrscheinlich zwischen 100 und 300 Mal!

6.21 Das Zehn-Punkte-Programm für geistige Fitness im Alter

Eine Schwalbe macht noch keinen Sommer
Den Menschen, die im Alter erste deutliche Anzeichen beginnender Demenz feststellen müssen, ist mit gemäßigtem Ausdauertraining nicht geholfen. Auch einzelne Aktivitäten, deren Wirksamkeit gegen das Fortschreiten von Demenz durch Studien belegt ist, wirken auf Dauer nur verzögernd und können den Verlauf nur verlangsamen. Erst ein ganzer Reigen von nachweislich wirksamen Aktivitäten könnte geistige Gesundheit erhalten und die sich schon abzeichnende Demenz im weiteren Verlauf aufhalten.

Dieser „Reigen" sollte ganz unterschiedliche Arten von Bewegungsabläufen umfassen, um das Netz des gesamten Gehirns möglichst weiträumig und engmaschig wiederherzustellen oder neue Verbindungen zu bauen. Kinder lernen in ihren ersten Lebensjahren ja auch nicht nur Gehen und Schaukeln. Zuerst wollen sie krabbeln, dann aufstehen, laufen, schaukeln, radeln, kraxeln, balancieren und vieles mehr. Unermüdlich bleiben sie dran, bis schließlich die neuronalen Netze so geknüpft sind, dass sie in der Schule erfolgreich mitkommen. Wie ein solcher „Reigen" im Alter aussehen könnte, will die folgende Auflistung jeweils für die sportlichen Senioren als auch für die körperlich Eingeschränkten aufzeigen.

A. Für die sportlichen Senioren

1. Tägliche Gymnastik mit einem hohen Anteil an Übungen für den Gleichgewichtssinn
2. Laufen im Gelände über Stock und Stein ist dem üblichen Jogging oder Walken auf geebneten Wegen vorzuziehen
3. Gesellschaftstanz mit historischen und volksnahen Tänzen, die nach dem Rhythmus der Musik ständig wechselnde Schrittfolgen bedingen
4. Tischtennis, möglichst mit hohem Einsatz von Dynamik
5. Bergtouren auf den Steigen jenseits der Forststraßen, dort wo es grobsteinig wird und bei jedem Schritt auf die Balance zu achten ist
6. Klettern mit Freunden am Fels oder in der Kletterhalle, in der für jeden die passenden Schwierigkeitsgrade angeboten werden
7. Langlauf-Skating, das ideale Gehirntraining für den Winter, die Stärkung des Herz-Kreislauf-Systems und eine ausgeglichene Seele sind dabei mit eingeschlossen
8. Jonglieren für die Geschicklichkeit der Hände, um die Verbindung der beiden Gehirnhälften zu stärken
9. Bei Dual-Task-Übungen werden die Balance und die Koordination gleichermaßen gefordert und gefördert
10. Balancieren auf einem Balken, auf der Slackline und wo immer es sich unterwegs anbietet

B. Für Menschen mit Behinderung

Wenn man fit ist, sind die Möglichkeiten sich körperlich zu bewegen sehr vielfältig. Aber auch für Menschen, die in ihren Bewegungsmöglichkeiten mehr oder weniger stark eingeschränkt sind, gibt es diese Möglichkeiten, Aktivitäten also, die den Körper vergleichsweise weniger, umso mehr aber den Geist fordern und fördern.

1. **Gymnastik und Sitzgymnastik, jeweils mit Schwerpunkt auf Balanceübungen**, die den Gleichgewichtssinn stark machen. Es gibt sie im Stehen, im Sitzen und selbst im Liegen, etwa bei Übungen, bei denen der Körper durch die Bauchmuskeln in der Balance gehalten werden muss.

2. Sitztanz, dafür wurden vom Bundesverband Seniorentanz e. V. (BVST) eigens Choreografien ausgearbeitet, die zum Mitmachen animieren und in vielen Pflegeeinrichtungen erfolgreich umgesetzt werden. Sie findet man auch im Internet und in allen Schwierigkeitsgraden.
3. Jonglieren ist wirksames Gehirntraining für die linke und rechte Gehirnhälfte, weil dabei die Augen und der ganze Körper in Bewegung gesetzt werden. Dazu kommen viele Übungsmöglichkeiten mit Bällen (Zuwerfen, Fangen, Zielwerfen). Und: die rechte Hand wird mit der linken Gehirnhälfte koordiniert und umgekehrt. Das macht die Schaltverbindung zwischen den Gehirnhälften stark.
4. **Wassergymnastik** ist speziell für Menschen geeignet, denen selbst einfaches Gehen oder Walken schwerfällt. Im Wasser lässt sich die Balance besonders effektiv trainieren und die Verletzungsgefahr ist gleich null.
5. Life Kinetik und Dual-Tasking sind vielfältige Übungen für die Fingergeschicklichkeit, die beim Dual-Tasking mit „kognitiven Aufsetzern" für das Gehirn besonders fordernd sind.
6. Yoga gibt es auch für Menschen mit Behinderung, „Jeder Körper ist ein Yogakörper". Die Übungen findet man in Anleitungen (Bücher) oder im Internet.
7. **Hula Hoop:** Einen Reifen um die Hüfte kreisen lassen, ist eigentlich ein Kinderspiel. Im Alter kann es aber zu einer Herausforderung werden. Es wieder zu lernen, ist eine gute Gelegenheit, auch für Menschen, die in ihren Bewegungsmöglichkeiten eingeschränkt sind.
8. **Kunsthandwerk** ist für Menschen mit Behinderung besonders geeignet: Töpfern, Porzellanmalerei, Schnitzen, Flechten, Perlenarbeiten, Drahtkunst, Origami und vieles mehr bieten sich an.
9. Singen und Musizieren: Wer im Alter nicht aufhört, regelmäßig zu Hause oder gemeinsam zu musizieren, kann nachweislich geistig länger fit bleiben. Und wer regelmäßig in einem Chor mitsingt, tut ein Übriges.
10. Stricken, Häkeln, Sticken: Wie alles, wurde auch das Stricken als Möglichkeit gegen Gedächtnisverlust im Alter wissenschaftlich untersucht und wie nicht anders zu erwarten, selbst bei ersten Anzeichen von Demenz kann das Risiko noch spürbar gesenkt werden.

6.22 So macht Bewegung dauerhaft Spaß

Dran bleiben!
Warum bei alten Menschen im Vergleich zu den Kindern der Drang, sich zu bewegen so nachlässt, weiß man nicht und dazu hat es noch nicht einmal eine Studie gegeben. Jedenfalls bezweifelt niemand, dass es so ist und wohl

deshalb rennen auf dem Pausenhof der Schule die Kinder herum, während die Lehrer herumstehen, nicht umgekehrt.

Wenn man aber im Alter nicht nachlassen will, muss man sich etwas einfallen lassen und tatsächlich gibt es Tipps, wie man sich auch im fortgeschrittenen Alter noch motivieren kann:

Bloß nicht quälen!
Sich zu quälen beim Sport schadet natürlich nicht, aber um auf lange Sicht den Fitnessgrad zu verbessern, ist Geduld gefragt. Der Körper braucht Zeit, um sich einer höheren Belastung anzupassen. Muskeln können zwar schneller trainiert werden, der passive Bewegungsapparat (Sehnen, Bänder und Kapseln) braucht jedoch viel Zeit, um sich einer erhöhten Anforderung anzupassen, also Motivation, aber keinen Übereifer.

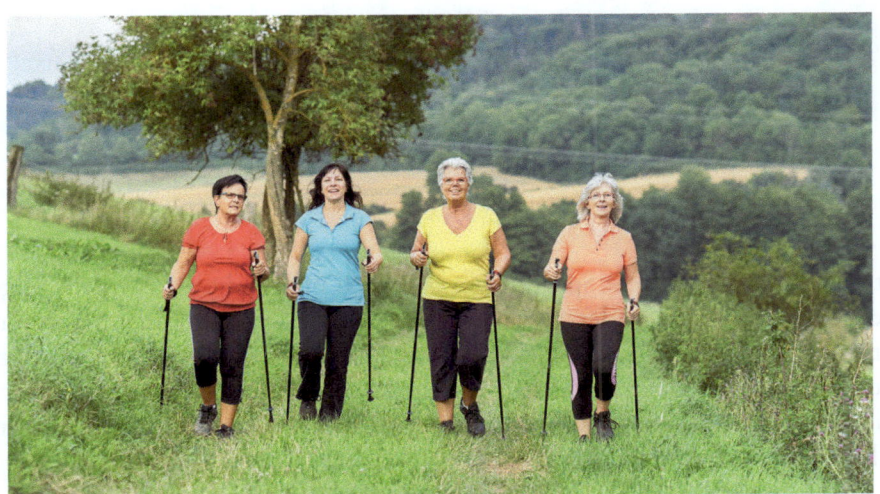

© Jenny Sturm / Stock.adobe.com

Gemeinsam
Wer seinen inneren Schweinehund immer wieder aufs Neue überzeugen muss, dass Sport gut tut, für den wird es leichter sein, sich mit Freunden zum Sport zu verabreden. Zusammen radeln, Bergtouren machen oder zum Gymnastikabend gehen, ist gesund und macht Freude obendrein. Einsamkeit im Alter muss nicht sein und um gemeinsam Sport zu treiben, findet sich immer jemand.

Der Spaß kommt mit der Bewegung

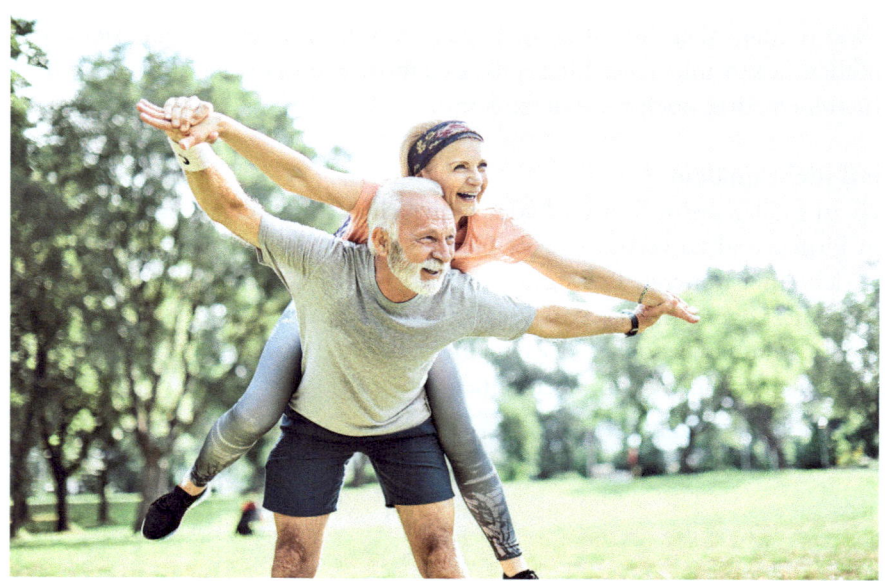

© Lumos sp / Stock.adobe.com

Studien haben bewiesen: Sport macht glücklich und wirkt der Antriebslosigkeit entgegen. So setzt der Sport im Körper die Glückshormone Serotonin und Endorphine frei und gleichzeitig werden die Stresshormone Adrenalin und Cortisol abgebaut. Zudem lindert die Bewegung Schmerzen, steigert die Konzentration und das Selbstbewusstsein, also los, der Spaß kommt von allein.

Die richtige Sportart
Krafttraining und Fitnesskurse sind auf dem besten Weg, die neuen Volkssportarten zu werden. Aber das liegt nicht jedem. Besser ist es, in sich reinzuhören! Vielleicht gibt es eine Sportart, die früher einmal Spaß gemacht hat, aber lange nicht mehr ausgeübt wurde. Vielleicht sollte man aber auch über ganz andere Aktivitäten wie Tanzen, Yoga oder Hula Hoop nachdenken. Kurse findet man bei der Volkshochschule und die Sportvereine freuen sich über jedes neue Mitglied.

Tagebuch führen
Im Alter zählt jede Bewegung. Besonders die anspruchsvolle und solche, zu der man sich jedes Mal überwinden muss. Ein Bewegungstagebuch, das am Monatsende zeigt, ob man fleißig oder faul war, kann helfen, dran zu bleiben oder sich gar zu steigern. Der Überblick motiviert.

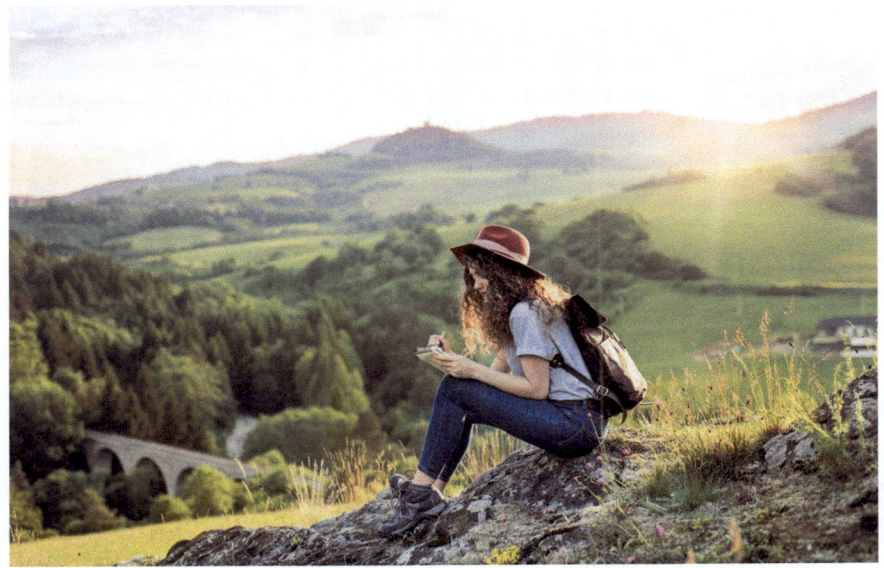

© Halfpoint / Stock.adobe.com

Abwechslung
Obwohl wir Menschen schnell und gerne Gewohnheiten entwickeln, tut Abwechslung immer gut. Das gilt auch für den Sport. So unterschiedlich wie möglich sollten die Trainingstage gestaltet sein. Neben körperlicher Anstrengung zweimal in der Woche und einmal zum Gymnastikabend gibt es für zu Hause täglich Tele-Gym.

Richtige Bekleidung
Schön ist's, bei schönem Wetter rauszugehen. Noch schöner aber, bei Regenwetter von draußen wieder heimzukommen. Natürlich ist das rausgehen erst einmal eine Überwindung, aber für jedes Wetter gibt es die richtige Kleidung.

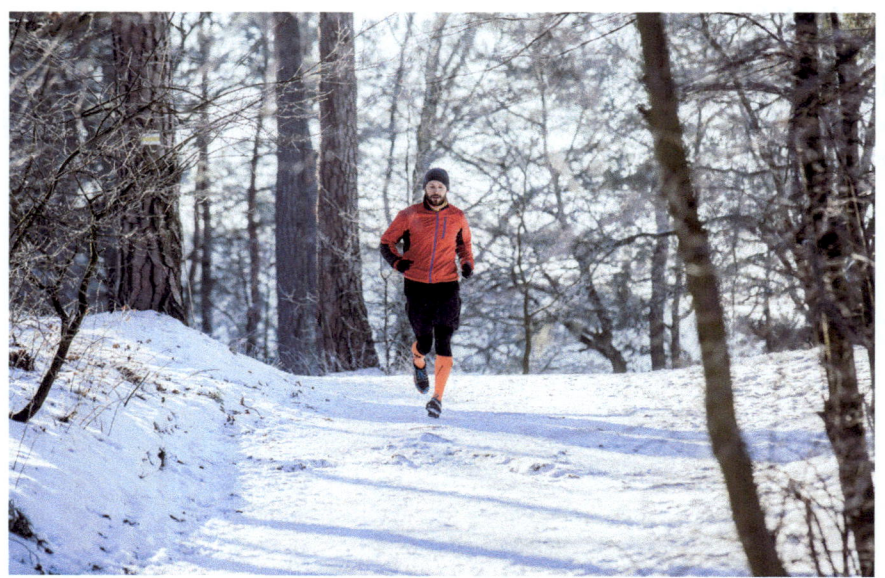

© wip-studio / Stock.adobe.com

Zuerst einmal braucht es wasserdichte Sportschuhe, dann die atmungsaktive Trainingshose für den Regen und die warme Sporthose für den Winter, eine Jacke, nicht zu warm, denn das wird es beim Laufen von allein und zuletzt die passende Mütze. Wenn schlechtes Wetter angesagt ist, dann legt man sich die Sachen schon mal bereit, um noch vor dem Frühstück ein Stück zu laufen.

Doppelter Espresso
Ein Schuss Koffein ist vor dem Sport besonders zu empfehlen. Zum einen wird das Adenosin, das im Körper eher für den gesunden Schlaf benötigt wird, durch das Koffein gehemmt und zum anderen verstärkt es die Freisetzung von Dopamin. Das im Kaffee enthaltene Koffein regt damit unser Motivationssystem an. Ein doppelter Espresso ist die geschmackvollste Art, den inneren Schweinehund zu überwinden.

Heute ist wohnen
Wer anfängt, sollte das Wort „täglich" erst einmal streichen. Täglich rauszugehen ja, aber täglich Sport machen zu *müssen,* ist einfach unmenschlich. Es muss auch mal Ruhe sein. Pippi Langstrumpf sagt es so: „…und dann muss man ja auch noch Zeit haben, einfach da zu sitzen und vor sich hin zu schauen."

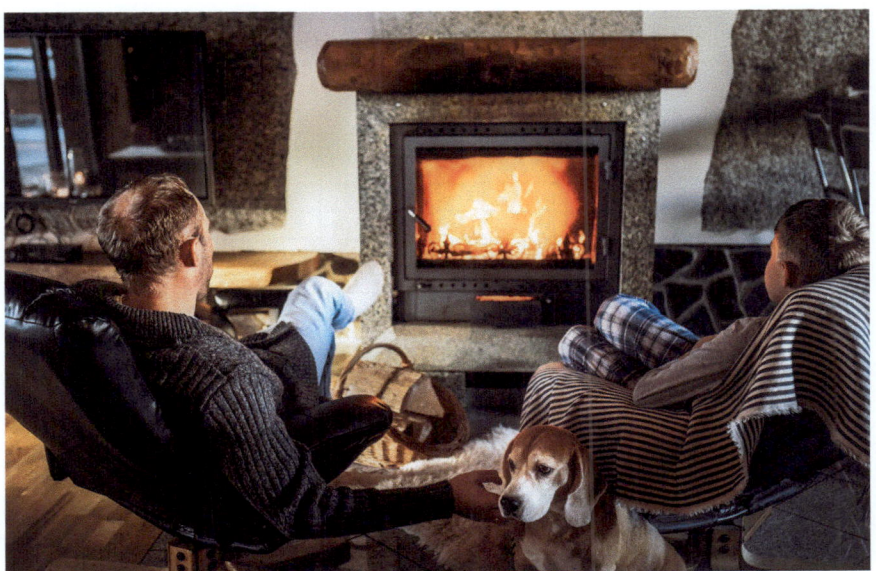

© Soloviova Liudmyla / Stock.adobe.com

Zukunftsprogramm
Wie will ich im Jahr 2030 geistig und körperlich dastehen? Um sich ein Zukunftsprogramm zu erstellen, braucht es Ziele, kurzfristige und langfristige. Ein Ziel für morgen, eines für die nächste Woche, für die zukünftigen Monate, für nächstes Jahr und ein vorläufiges Endziel, zum Beispiel wenn man im Jahr 2030 dann soundso (beispielsweise 80 Jahre) alt ist. Wichtig: die Ziele sind allesamt schriftlich zu formulieren, um sie jährlich, zum Beispiel an Silvester, zu kontrollieren.

Los geht's also gleich morgen. Morgen wird eingekauft! Turnschuhe und Laufbekleidung für jedes Wetter und – ganz wichtig – man beginnt, sich einen „Sportsfreund" zu suchen. Und übermorgen geht es, ganz moderat natürlich, los mit dem ersten Lauf. Nächste Woche kommt eine zweite sportliche Tätigkeit dazu, sodass es dann schon zwei verschiedene Aktivitäten sind, die im Wochenrhythmus ausgeübt werden. Nächsten Monat könnte man sich beim örtlichen Sportverein zur wöchentlichen Gymnastik anmelden und im nächsten Winter nimmt man sich beispielsweise Wassergymnastik vor. Und so kommt dann übers Jahr einiges zusammen, beim nächsten Alpenverein zu einem Kletterkurs anmelden und/oder bei der Volkshochschule zu einem Tanzkurs, je nach Belieben. Ein Wochenplan in Form einer Tabelle hat sich als sehr hilfreich erwiesen.

Trainingsplan Wochenübersicht							
Ziel				Woche 4		Jahr 2019	
Datum							
Uhrzeit	Montag	Dienstag	Mittwoch	Donnerstag	Freitag	Samstag	Sonntag
06:00							
07:00							
08:00							
09:00							
10:00							
11:00							
12:00							
13:00							
14:00							
15:00							
16:00							
17:00							
18:00							
19:00							
20:00							
21:00							
22:00							

Bild: © Ulrich Scheuerl

6.23 Mit Motivation und Ausdauer zurück ins Leben

Erneuerung bei demenzbedingter Pflegebedürftigkeit
Erst wenn es gar nicht mehr geht und zuletzt auch die Angehörigen überfordert sind, kommt man, wie es heißt, „ins Heim". Nichts fürchtet man im Alter mehr, als diesen Schritt gehen zu müssen. Er gilt als endgültig, unumkehrbar und wird zurecht als entwürdigend empfunden. Wenn sich an dieser Situation etwas ändern soll, dann müssten sich die Pflegeheime von heute anders darstellen, weniger als Betreuungseinrichtungen, sondern als Gemeinschaftszentren zur Behandlung und Pflege, um anschließend wieder ins Leben zurückkehren zu können. Allerdings, die Krankheit Demenz gilt bis heute als nicht heilbar, allenfalls der Verlauf lasse sich, so die Fachleute, beeinflussen.

Die Frage, ob Demenz heilbar ist, wagt man gar nicht offen zu stellen. Das Risiko ist groß, darauf nur Spott zu ernten und das Bundesgesundheitsministerium stellt kurz und bündig fest, „wir können Demenz bislang noch nicht ursächlich behandeln oder heilen". Und alle, die demenzbedingt

Pflegebedürftige betreuen (Angehörige, Pfleger in Einrichtungen), versuchen nicht einmal ansatzweise, die Krankheit zu heilen. Allerdings, ein geschädigtes Gehirn zu erneuern, das weiß man aus der Behandlung von Menschen, die einen Schlaganfall erlitten haben, ist möglich. Es ist schwierig, langwierig und gelingt durchaus nicht bei allen Betroffenen. Aber immerhin, Heilung ist möglich und es stellt sich die Frage, ob sie auch bei Demenz gelingen kann.

Pflege oder Therapie
Altenpflegeheime sollten so erst einmal nicht genannt werden. Besser wäre die Bezeichnung „Gemeinschaftszentrum" und dieses sollte zumindest über eine „Tagesklinik zur Demenzbehandlung" mit zwei unterschiedlichen Abteilungen verfügen, zum einen eine Abteilung für jene Patienten, die sich vorübergehend einer Therapie unterziehen wollen und zum anderen eine, in der man dauerhaft untergebracht und nur gepflegt wird.

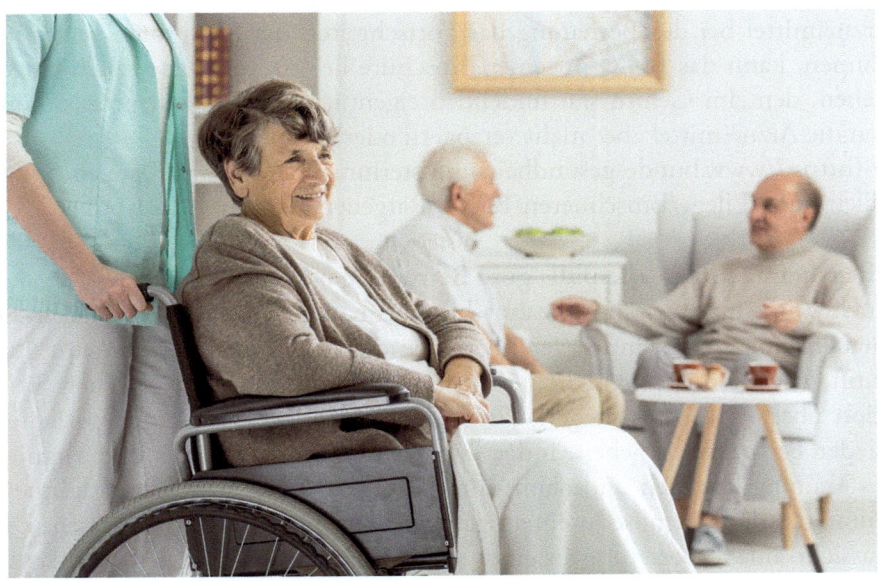

© Photographee.eu / Stock.adobe.com

Dass erstere Abteilung für die Patienten in keiner Weise einem Altenpflegeheim gleicht, versteht sich. Schon das Personal müsste entsprechend geschult sein und eine Ausstattung mit solchen Therapiegeräten haben, die den Patienten koordinativ anspruchsvolle Bewegung abverlangen. Und die Patienten selbst dürfen sich darauf einstellen, Aktivitäten auszuüben, die ihr Gehirn gehörig fordern: Balanceübungen, Tanzen, Tischtennis, Wassergymnastik und vieles mehr. Vor allen Dingen aber sollten sie motiviert sein, täglich koordinativ anspruchsvolle Therapieeinheiten auszuüben bzw. diese nach ihrer Entlassung zu Hause weiter zu betreiben.

Wie bei Demenz regelmäßige Bewegung zur Verbesserung kognitiver Leistungsfähigkeiten führt, ist bei der Alzheimer Gesellschaft Rüsselsheim nachzulesen
   https://www.alzheimer-ruesselsheim.de/files/34/trainingsbroschuere-move-313265-neu-1.pdf

Pflegende Angehörige überfordert
Im Ratgeber Demenz des Gesundheitsministeriums (BGM) heißt es in der Broschüre für pflegende Angehörige: „Für die Mehrzahl der Demenzerkrankungen gibt es derzeit noch keine Therapie, die zur Heilung führt. Deshalb liegt das Hauptziel der Behandlung darin, die Lebensqualität der Betroffenen und ihrer Angehörigen zu verbessern." Lediglich Informationen, welche Arzneimittel bei der Betreuung das Fortschreiten der Symptome verzögern können, kann das BGM in seiner Broschüre liefern, muss aber auch eingestehen, den „im Gehirn stattfindenden eigentlichen Krankheitsprozess können die Arzneimittel aber nicht verzögern oder stoppen".
(https://www.bundesgesundheitsministerium.de/fileadmin/Dateien/5_Publikationen/Pflege/Broschueren/BMG_Ratgeber_Demenz_2021.pdf).

Pflegeheime bieten allenfalls gute Betreuung
Auch wenn man es schon geahnt hat, wenn man vom Arzt die Diagnose Demenz vernehmen muss, verändert sich das Leben und zeichnet eine Zukunft, wie sie düsterer nicht sein kann. Wenn man in einer solchen Situation aber weiß, dass es geriatrische Kliniken gibt, die Demenzpatienten wieder Perspektiven geben, indem sie koordinativ komplexes und kognitives Training anbieten und damit ihre Lage wenigstens stabilisieren können, würde das die Diagnose in einem ganz anderen Licht erscheinen lassen. Die Aussicht auf Verbesserung in einer speziell dafür eingerichteten Klinik mit eigens dafür ausgebildeten Therapeuten würde wohl jeden, der ein solches Angebot bekommt, so motivieren, auch seinen, wenn auch anstrengenden Teil beizutragen.

Ausgebildetes Personal für ein umfangreiches Programm
Schon die Personalausstattung in den Altenpflegeheimen lässt aber bis heute zu wünschen übrig, ganz davon zu schweigen, dass es genügend **ausgebildetes** Personal gäbe, um mit den Patienten ein umfangreiches Pro-

gramm zur Erneuerung der geschädigten neuronalen Netze durchführen zu können. Erste Ansätze dieser Art lassen sich in den geriatrischen Rehaeinrichtungen umsetzen.

Mit Modellprojekten zu neuen Gesundheitsstrukturen?
Ob sich ein flächendeckendes Netz solcher Kliniken in den bestehenden Strukturen verwirklichen lässt, und z. B. die Altenpflegeheime „nur" dafür umgewandelt werden müssen, ist fraglich. Wie auch immer, ob nun neue Kliniken entstehen müssen oder an bestehende Einrichtungen (z. B. Krankenhäuser) angegliedert werden können, der Bedarf ist gegeben. Auch dass es teuer ist und das Gesundheitswesen erst einmal belastet, steht fest. Langfristig wäre jedoch allen geholfen, den Patienten, den Angehörigen und vor allem der Gesellschaft.

Literatur

Dr. Peter Lovatt: Tanz einfach: VAK Verlags GmbH
Bewegung und Kind: Das Kita-Handbuch, herausgegeben von Martin R. Textor
Gehirntraining durch Bewegung: Deutscher Turnerbund (Hrsg.), (Mayer & Meyer Verlag)
Fit im Alter: Froböse, Riedl, Pantel Cavelius (Gräfe und Unzer Verlag)
Das Yoga-Handbuch: Anna Trökes, Dr. med. Detlef Grunert (Nikol-Verlag)
Life Kinetik, Gehirntraining durch Bewegung, Horst Lutz (Gräfe und Unzer Verlag)
Sportklettern für Einsteiger und Fortgeschrittene: Schmied, Schweinheim (Bruckmann)
Klettern, Die Königsdisziplin: DAV Kletterzeitung Panorama 6/2016
Starke Muskeln im Alter: Prof. Dr. Henning Wackerhage und M. Sc. Marie Heiber, Riva
Clemson, Munro, Singh u. a.: Aktiv und sicher durchs Leben mit dem LiFE Programm (Springer Verlag)
Fit im Wasser: Mimi Rodriguez Adami (Dorley Kindersley Verlag)
Sport und Bewegung für Menschen mit Demenz: Backes, Maschke, Wihr (Ernst-Reinhardt Verlag)
Schulung der Bewegungskoordination Andreas Kosel (Hofmann-Verlag)
Koordinationstraining für Senioren: Schaller/Wernz (Meyer-Verlag)

Weblinks

Demenzvorsorge: https://www.stiftung-gesundheitswissen.de/wissen/demenz/diagnostik

Entwicklungszahlen Pflege: https://www.deutsche-alzheimer.de/artikel/deutsche-alzheimer-gesellschaft-stellt-neue-zahlen-zur-demenz-vor-deutlich-mehr-erkrankte-unter-65-jahren-als-bisher-angenommen

Outdoor-Übungen für den koordinativen Spaziergang: https://naturefreex.com/40-bodyweight-uebungen-ohne-equipment/

Der koordinative Sparziergang: https://www.mental-vital-coaching.de/vital-coaching

Der Crosslauf: https://de.wikipedia.org/wiki/Crosslauf

Tanzen: https://de.wikipedia.org/wiki/Volkstanz

Tanzen und Demenz: https://demenz-portal.at/aktuelles/tanzen-und-demenz/#:~:text=Denn%20bei%20den%20T%C3%A4nzern%20der,einer%20leichten%20Demenz%20verz%C3%B6gert%20wird.

Tischtennis und Demenz: https://demenz-portal.at/aktuelles/tanzen-und-demenz/#:~:text=Denn%20bei%20den%20T%C3%A4nzern%20der,einer%20leichten%20Demenz%20verz%C3%B6gert%20wird.

Tischtennis und Demenz: https://www.tischtennis.de/news/welt-alzheimertag-tischtennis-zur-steigerung-der-lebensqualitaet.html

Klettern: https://www.alpenverein.de/chameleon/public/2ff7c3e9-6576-7872-246f-9979f8452c04/Panorama-6-2016-Fitness-Gesundheit-Klettern-im-Alter_27791.pdf

Sport und Motivation: https://eatsmarter.de/blogs/eat-train-laugh/wenn-sport-keinen-spass-macht

7

Geistig gesund bleiben beginnt im Wohnzimmer

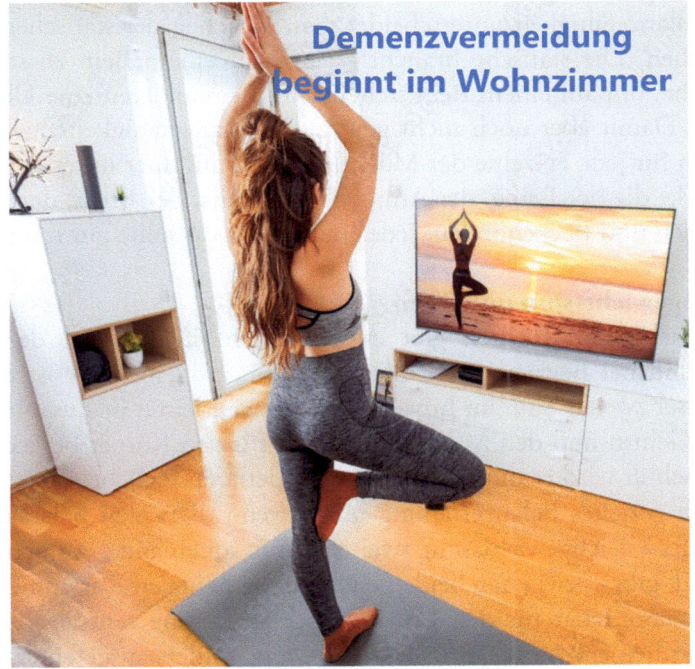

Inhalt siebter Abschnitt

Bei den „Übungen für zu Hause" wird gezeigt, wie Sie daheim Ihre Balancefähigkeit, Koordination und die Fingergeschicklichkeit trainieren können. Mit Übungen für die Balance werden im Gehirn die neuronalen Netze in den einzelnen Regionen gestärkt und mit jenen für Koordination und Fingergeschicklichkeit zudem die Verbindungen zwischen den Regionen.

© Impact Photography / Stock.adobe.com

7.1 Die Bedeutung des Gleichgewichtssinns

Stets ausreichende Stabilität
Der Gleichgewichtssinn ist eine Fähigkeit des Gehirns, die Balance dagegen eine der Muskulatur. Wenn es wackelig wird, ist das Gehirn stets in der Lage, die Signale aus dem Vestibularorgan des Innenohrs so umzurechnen, dass es an die Muskeln gezielte Impulse senden kann, um dem ruhenden oder dem sich bewegenden Körper Stabilität zu verschaffen. Muskeln haben in diesem Sinne nur eine Hilfsfunktion, das Gehirn dagegen eine Führungsfunktion.

Balancefähigkeiten gibt es viele ...
Bei der Balancefähigkeit unterscheidet man zwischen der statischen und der dynamischen. Die statische braucht es, um auf einem Bein zu stehen, die dynamische, um auf einem Bein stehend mit dem anderen eine Übung auszuführen. Damit aber noch nicht genug der Balancefähigkeiten. Es gibt sie auch noch für jede einzelne der Muskelgruppen und hier unterscheidet man sechs große: die der Beine, der Arme, des Rückens, der Brust, der Schultern sowie Bauch und Beckenboden. Jede einzelne davon sollte gut trainiert sein.

... Gleichgewichtssinn nur einen
Gleichgewichtssinn dagegen gibt es nur einen. Er befähigt den Körper, aufrecht und bei Bewegung im Gleichgewicht zu bleiben. Er ist nach dem Hören unser zweiter Sinn im Innenohr und gewährleistet in Zusammenarbeit mit dem Gehirn und den Muskeln Stabilität für den Körper bei jeder Bewegung. Geschult wird er durch die balancefordernden täglichen Verrichtungen und durch gezieltes Balancetraining. Auch wenn die vielen Balancefähigkeiten und der Gleichgewichtssinn zwei getrennt voneinander zu betrachtende Dinge sind, gibt es zwischen beiden einen fundamentalen Zusammenhang.

Das Innenohr hat für den Gleichgewichtssinn eine zentrale Bedeutung. Es ist eigentlich ein Messgerät, allerdings ein besonders ausgefeiltes.

Wasserwaage – Dosenlibelle – Vestibularapparat, drei Messgeräte, die Stabilität und Gleichgewicht ermöglichen
Die **Wasserwaage** ist von keiner Baustelle wegzudenken. Mit einer solchen Waage kann man einzelne Objekte wie Balken oder Steine auf ihre

horizontale Lage prüfen, und sie liefert den Handwerkern die Informationen, ob ein Balken oder eine Mauer waagrecht errichtet ist oder ggf. korrigiert werden muss. Wasserwagen haben oft auch eine zweite Messeinrichtung, mit der die genaue Senkrechte festgestellt werden kann. Wasserwagen funktionieren **eindimensional,** entweder in der Waagrechten oder in der Senkrechten.

Eine **Dosenlibelle** ist ein Messinstrument, das zur Überprüfung der horizontalen Lage von Gegenständen verwendet wird. Sie besteht aus einem Hohlkörper, der mit einer Flüssigkeit und einer Gasblase gefüllt ist. Die Gasblase bewegt sich immer zur höchsten Stelle des Hohlkörpers und zeigt so an, ob ein Gegenstand nach allen Seiten in der Waage ist.

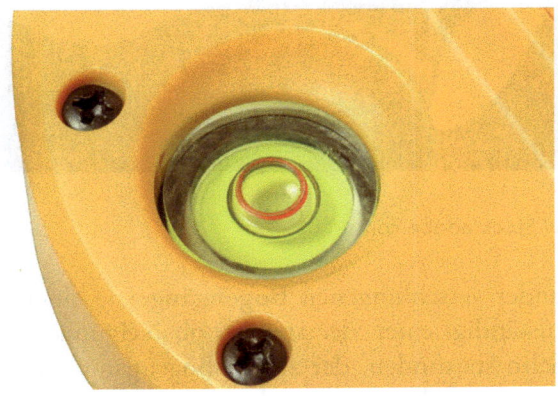

© Olivier DIRSON / Stock.adobe.com

Im Gegensatz zur Wasserwaage, die nur in einer Dimension (der Geraden) misst, kann die Dosenlibelle Neigungswinkel in zwei Dimensionen (der Fläche) anzeigen.

Das **Vestibularorgan** im Innenohr ist der Dosenlibelle und erst recht der Wasserwaage bei Weitem überlegen. Sie funktioniert im dreidimensionalen Raum und kann von keinem auch noch so gut konstruierten technischen Gerät ersetzt werden. Das oft nur wenig beachtete Sinnesorgan im Ohr dient der Feststellung der Bewegung im Raum und ist gleichzeitig Informations-geber für das Gehirn, damit dieses in der Lage ist, zusammen mit vielen Informationen der anderen Sinnesorgane die nötigen Signale für die Kontroll-bewegungen an die an der Bewegung beteiligten Muskeln zu senden. Es dient der Steuerung des Gleichgewichts bei jeder räumlichen Bewegung und benötigt dafür drei Messeinrichtungen.

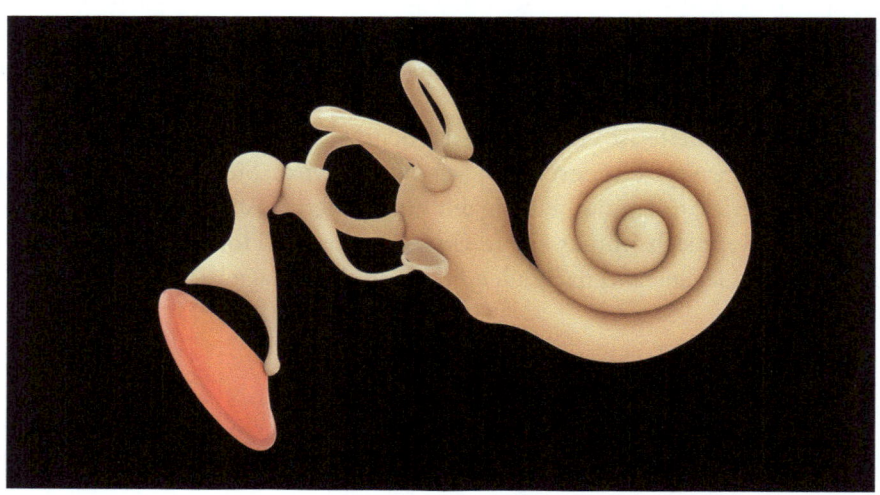

© 7activestudio / Stock.adobe.com

1. Drei ineinander verschlungenen **Bogengänge**: Je ein Bogen ist für eine Richtung zuständig, einer, der anzeigt, ob Neigungen nach oben/unten wie beim Salto stattfinden, der zweite Bogengang der Körperdrehungen wie beim Tanzen wahrnimmt und zuletzt ein Bogengang der anzeigt, ob die Bewegung seitlich gedreht wie eine Saltoschraube beim Turnen abläuft.
2. Mit einer Vielzahl von **Wasserbläschen** in den Bogengängen wird jeweils die Abweichung festgestellt, in der sich der Körper während der Bewegung außerhalb des angestrebten Gleichgewichts befindet.
3. Ganz feine **Sinneshärchen,** die sich am Ende der Bogengänge in der sogenannten Ampulle befinden werden immer dann, wenn sich der Kopf bewegt, von einer Membran mehr oder weniger umgebogen. Damit wird angezeigt, mit welcher Dynamik die Bewegung ausgeführt wird und ob sie sich gerade beschleunigt oder verlangsamt.

Alle diese Informationen aus den Bogengängen, den Wasserbläschen und den Sinneshärchen werden an das Gehirn geliefert und dort zu einem gemeinsamen Bild zusammengesetzt. Zuletzt werden, wie in einem Rechenzentrum, aus den gesammelten Informationen die Befehle für jeden einzelnen Muskel, der für den Ablauf der Bewegung benötigt wird, errechnet und dorthin gesandt.

> Im Netz findet sich unter Wikipedia ein Erklärvideo, das den Gleichgewichtssinn sehr anschaulich darstellt: https://de.wikipedia.org/wiki/Bogeng%C3%A4nge

Ein möglichst hohes Niveau
Balancefähigkeit ist das Ergebnis einer gut trainierten Muskulatur und keine der Muskelgruppen sollte vernachlässigt werden. Der Gleichgewichtssinn ist dagegen das Ergebnis eines gut trainierten Zusammenspiels von dem Vestibularorgan, dem Gehirn und den Muskeln des Körpers.

Der Gleichgewichtssinn sollte ganz speziell im Alter auf einem hohen Niveau gehalten werden, und mit jedem Balancetraining, besonders für die dynamische Balancefähigkeit, wird das Niveau des Gleichgewichtssinns gestärkt. Nach oben hin ist im Übrigen die Skala des Gleichgewichtssinns offen. Je besser jede einzelne Muskelgruppe in ihrer Balancefähigkeit geschult ist, desto höher ist das Niveau des Gleichgewichtssinns.

Störungen der Gleichgewichtsfunktion in Form von Schwindel gibt es leider viele, die auch noch im Alter zunehmen. Die gute Nachricht ist, dass ein Großteil dieser Probleme meist gut behandelbar ist – aber nicht in erster Linie mit Medikamenten. Diese dämpfen meist nur die Wahrnehmung und können höchstens vorübergehend zur Behandlung der oft parallel auftretenden Übelkeit oder des Erbrechens eingesetzt werden. Der erste Schritt in Richtung Heilung ist hier immer eine detaillierte neurologische Untersuchung, um eine exakte Diagnose stellen zu können. Für die Mehrzahl der Schwindelformen gibt es effektive, speziell entwickelte Übungen, die bei richtiger Anwendung in wenigen Tagen bis Wochen zur deutlichen Symptombesserung führen und wieder einen sicheren Gang möglich machen. Wer hierüber mehr erfahren will, der kann auch die Webseite des Deutschen Schwindelzentrums konsultieren (https://www.lmu-klinikum.de/schwindelzentrum).

Warum macht eine gute Balance fit im Kopf?
Warum sind Übungen, die speziell den Gleichgewichtssinn trainieren, geeignet für geistige Fitness im Alter? Die Antwort darauf kann man auf den Spiel- und Sportplätzen der Kinder beobachten. Wenn sie sich etwas Neues aneignen wollen, ist es stets mit Herausforderungen an das Gleichgewicht verbunden.

Kindheit ist eigentlich nur ein anderes Wort für Bewegungsdrang und die Kinder wollen sich so bewegen, dass sie dabei ihre Fähigkeiten, stets in der Balance zu bleiben, perfektionieren. Uns „Alten" führen sie damit anschaulich vor, wie der Erhalt geistiger Fitness geht.

> » Gleichgewichtssinn hat der Mensch nur einen. Ihn gilt es auf einem möglichst hohen Niveau zu halten.

Ein Ratgeber wie der vorliegende hat nur wenig Platz, um Übungsbeispiele abzubilden. Auf den folgenden Seiten wird deshalb nur eine Auswahl von Balanceübungen dargestellt, die den Gleichgewichtssinn steigern. Sie sind so gewählt, dass alle großen Muskelgruppen trainiert werden. Für jede Muskelgruppe gibt es unzählige Übungen. Sie finden sich im Netz, in entsprechenden Ratgebern und in den morgendlichen Telegym-Sendungen.

7.2 Übungen für den Gleichgewichtssinn

7.2.1 Balance für die Fußspitzen, Fußgelenke und Beine

Der Baum

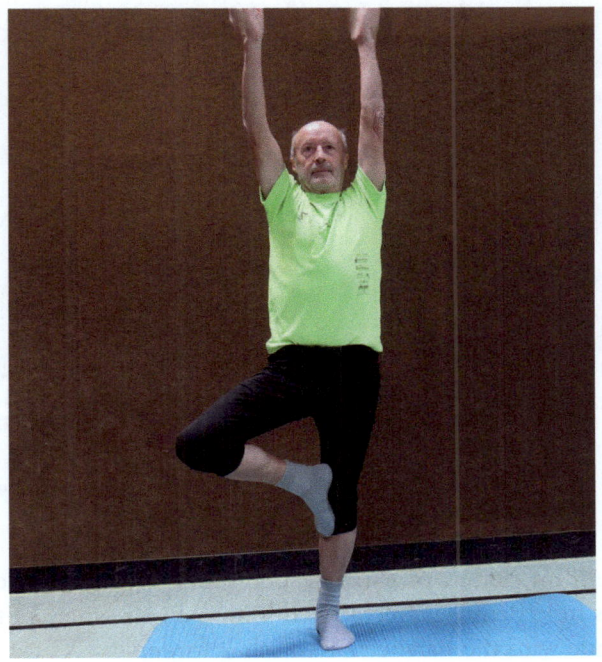

Beim Baum schult man besonders das Fußgelenk des Standbeins. Damit auch das dynamische Gleichgewicht trainiert wird, werden mit den Händen kleine kräftige Hackbewegungen ausgeführt.

Wirkung: Die Muskeln der Fußgelenke werden gestärkt und sie müssen vom Gehirn so gesteuert werden, dass sie den Oberkörper in der Balance halten.

Die Standwaage

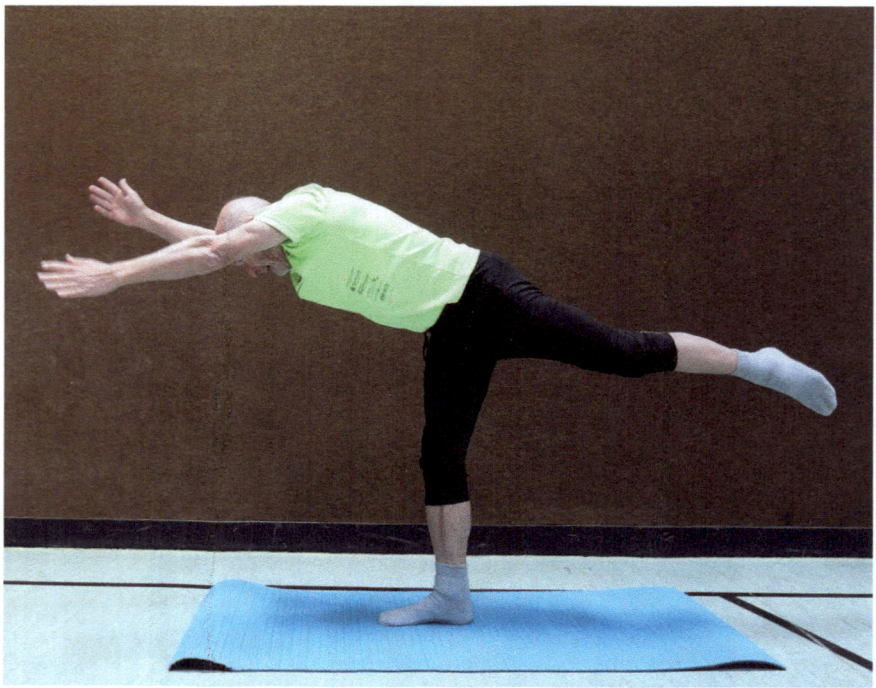

Auf einem Bein im Boden verwurzeln, den Oberkörper und die Arme nach vorne und das freie Bein waagrecht nach hinten ausstrecken. Mit Hackbewegung der Hände wird die Balance zusätzlich gefordert

Wirkung: Alle Muskeln des Standbeins sind gefordert und die Leistung des Gehirns ist es, den Oberkörper in dieser kippeligen Querlage im Gleichgewicht zu halten, besonders bei den Hackbewegungen der Hände.

Das Homeballett

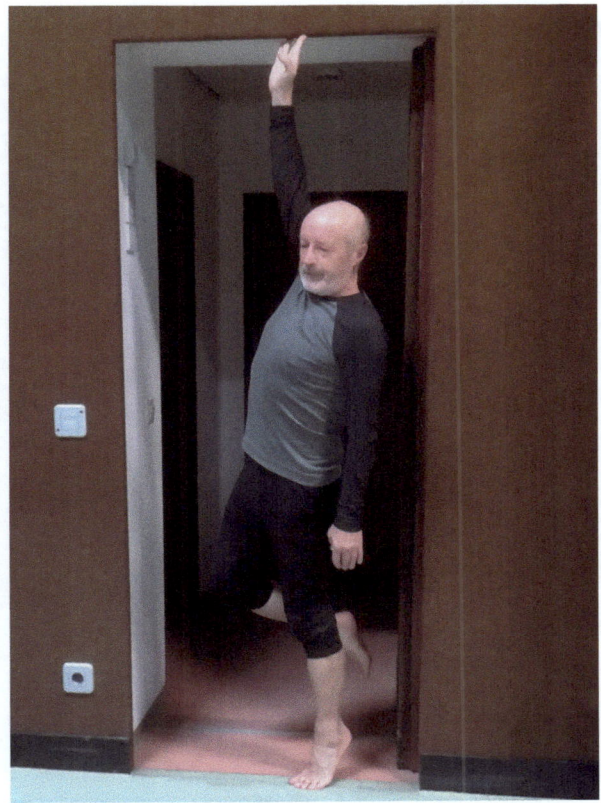

Auf die rechte Fußspitze stellen und mit der linken Fingerspitze oben anhalten. Für das dynamische Gleichgewichtsgefühl dreht man sich um die eigene Achse.

Eine Steigerung der Übung ergibt sich, wenn man sich auf die **rechte** Zehenspitze stellt und sich oben auch mit der **rechten** Fingerspitze fixiert.

Wirkung: Starke Muskeln in der **Fußspitze** bekommt man eigentlich nur beim Ballett. Wenn das Gehirn den Körper bei der Drehung in der Balance halten soll, ist das eine Herausforderung für die neuronalen Netze und bedarf trainierter Muskeln vom Knie bis zum Fußballen.

7.2.2 Balance der Körpermitte

Die tiefe Sitzhocke

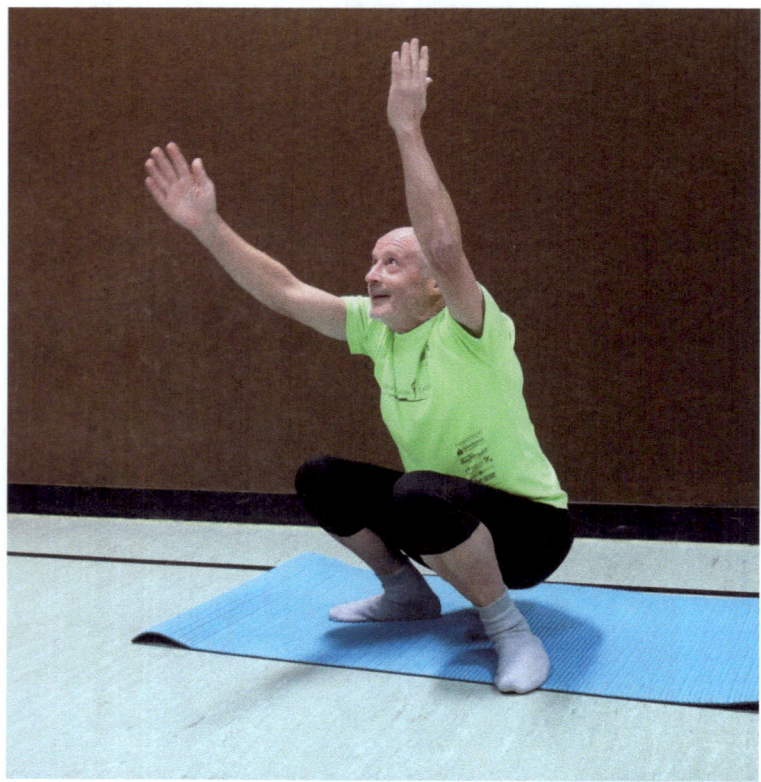

Hüftbreit hinstellen, die Fußspitzen leicht nach außen gedreht und mit durchgedrücktem Rücken in die Hocke gehen. Um gleichzeitig die Muskeln des Beckenbodens und die Bauchmuskeln zu stärken, werden die Hände nach oben gestreckt und der Blick folgt.

Für die dynamische Gleichgewichtsfähigkeit machen die gehobenen Arme kleine Hackbewegungen.

Die Bauchmuskelbalance

Wirkung: um die Balance zu halten muss das Gehirn in einer (seltenen) Kombination von Bauch-, Becken und Schienbeinmuskeln die Balance halten.

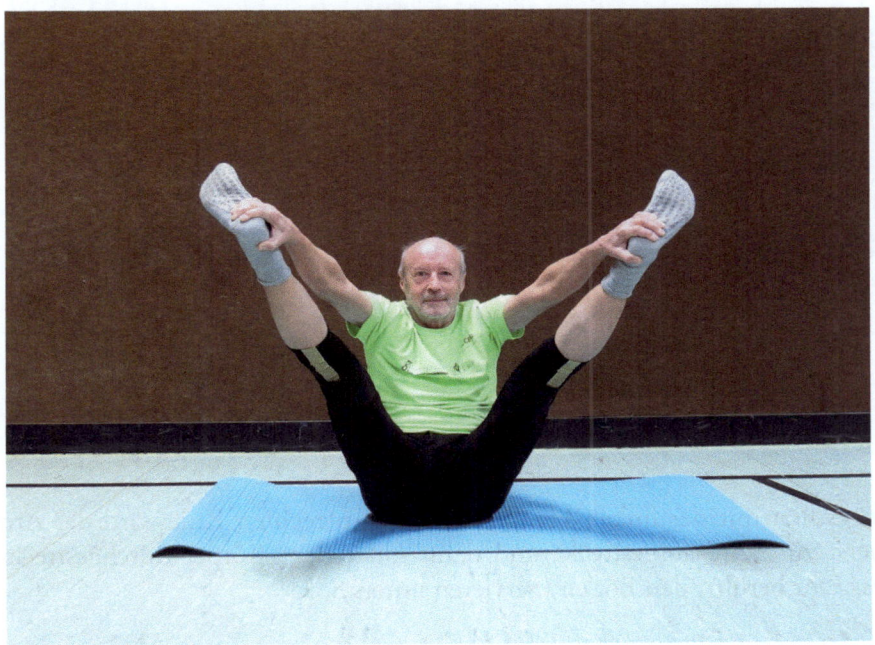

Im Sitzen wird das Rückgrat durchgedrückt, beide Beine mit den Händen an der Fußsohle gehalten und nach oben gestreckt. Die Dynamik wird durch abwechselndes einziehen und strecken der Knie erzeugt.

Wirkung: Die Bauchmuskeln sind bei dieser Übung extrem gefordert und werden stark gemacht. Um nicht nach vorn oder hinten zu kippen, braucht es ein „schnelles" Gehirn, um die Balance zu halten.

Der Bodenservice

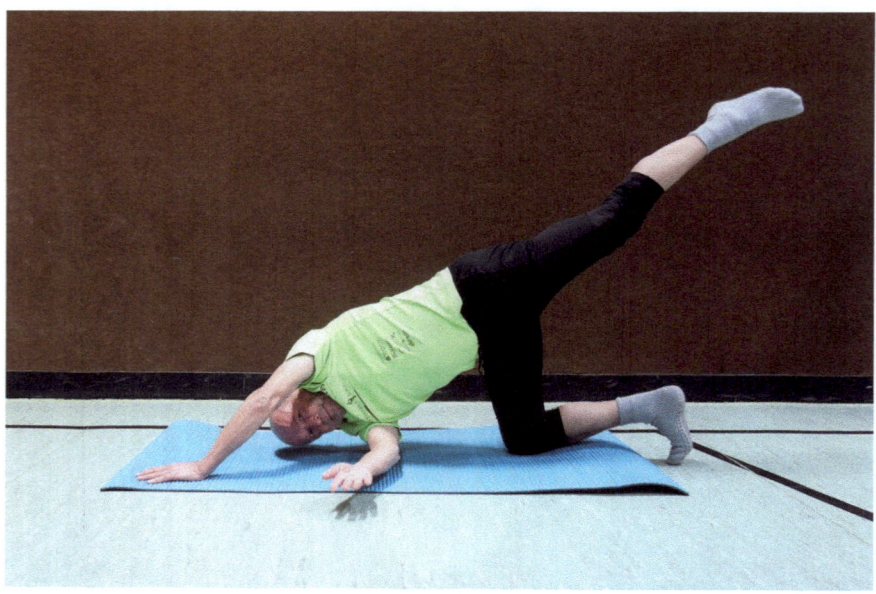

Abgestützt mit der linken Hand und auf dem rechten Knie wird der Arm zuerst zur Seite ausgestreckt und dann unter dem Körper durchgestreckt. Das Ohr berührt den Boden (Servieren unters Sofa)

Wirkung: Nur die seitlichen Bauchmuskeln stellen zusammen mit dem Gehirn die Balance her. Die Übung ist sehr wackelig. Umkippen auf die Seite ist gefahrlos.

Die Schubkarrenrunde

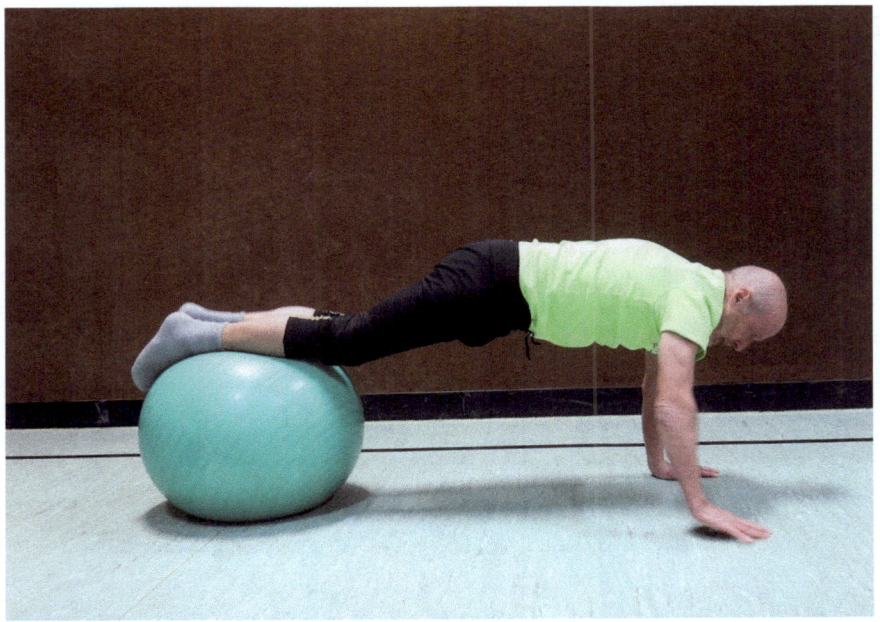

Für Kinder ist das Schubkarrenrennen ein großer Spaß. Bei jedem „Schritt" ist die Balance gefordert. Zu Hause kann die „Schubkarre" simuliert werden, indem man die Füße auf einen Hocker oder einen Ball stellt und Schritt für Schritt mit den Händen eine Runde dreht

Wirkung: Speziell bei dieser Übung wird die Balancefähigkeit für Schulter und Handgelenke ausgebildet. Diese geht im Alter, weil nie gefordert, oft verloren und mit ihr verlieren sich die neuronalen Schaltkreise in gleicher Weise.

7.2.3 Ganzkörperspannung und Balance

Der Frontstütz

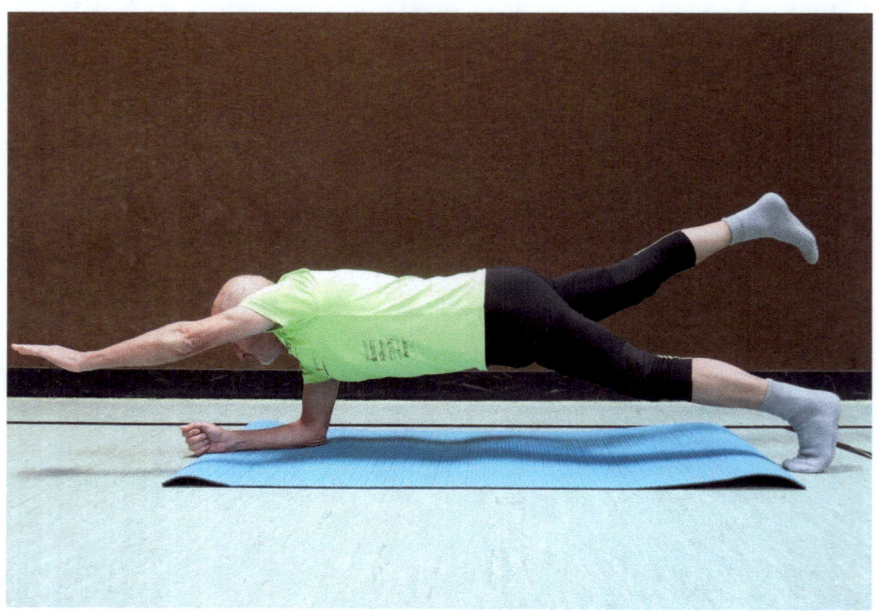

In der Bauchlage auf die Ellbogen stützen, die Knie weg vom Boden, sodass eine Waagrechte von den Fußspitzen zu den Ellbogen entsteht. **Dynamik:** ein Bein und der gegenüberliegende Arm werden gleichzeitig angehoben und einige Sekunden gehalten.

Wirkung: Im Frontstütz wird die gesamte Körpermuskulatur angespannt und trainiert. Gehirnleistung kommt hinzu, wenn diagonal Arm und Bein gehoben werden. Alle Muskeln des Körpers müssen koordiniert werden, um die Balance zu halten.

Der Seitstütz Hampelmann

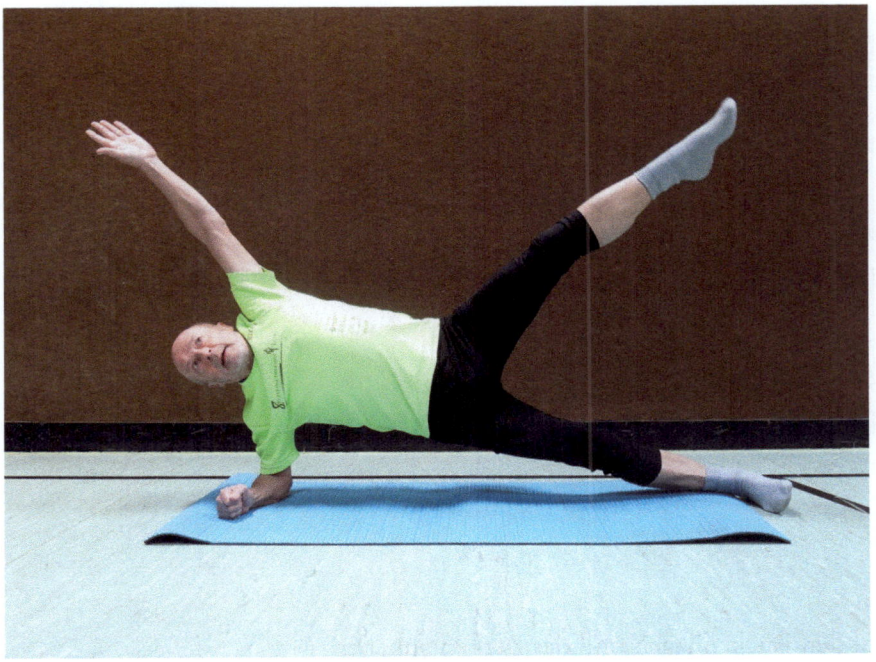

Auf den Ellbogen gestützt wird das Becken angehoben.

Dynamik: Gleichzeitig wird das obere Bein und der obere Arm in einem Halbkreis an die Decke gehoben. Der Blick folgt dem Arm nach oben.

Wirkung: Von der Schulter bis zum Fußgelenk wird die gesamte seitliche Muskulatur angespannt. Um die Balance zu halten, bedient sich das Gehirn bei dieser Übung neben der seitlichen Muskulatur besonders der Bauchmuskeln und der der Oberschenkel.

Der Rückenstütz mit Fußkreisen

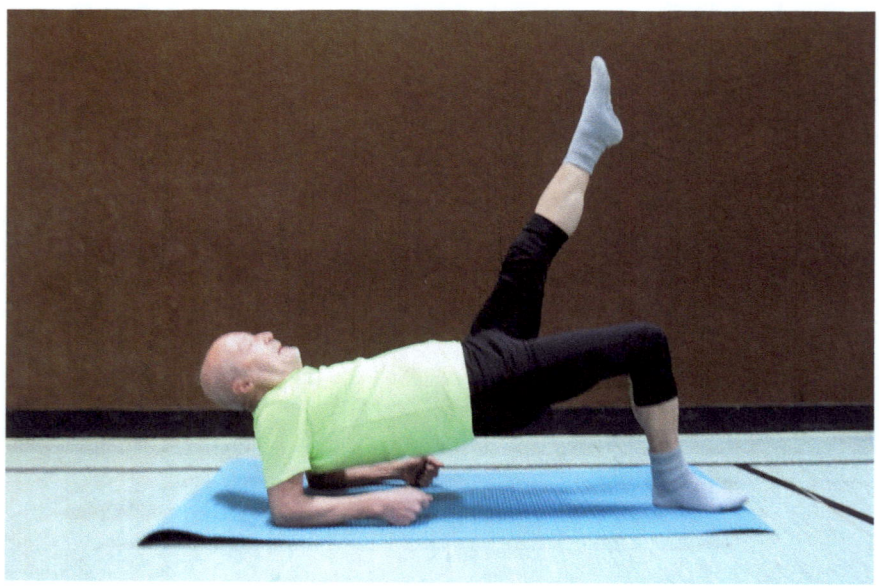

Auf den Rücken legen und das Becken anheben

Dynamik: Mit einem angehobenen Bein werden schwungvoll große Kreise in die Luft gemalt, sodass Beckenboden-, Bauchmuskeln und das Gehirn gemeinsam gefordert sind, die Balance zu halten.

Wirkung: Der Rückenstütz ist eine Übung speziell für den Beckenboden und die Bauchmuskeln. Das Gehirn hat nicht oft die Aufgabe, mit diesen Muskelbereichen für die Balance des Körpers sorgen zu müssen und so wird das neuronale Netz dafür brüchig.

Die Bauchmuskelschaukel

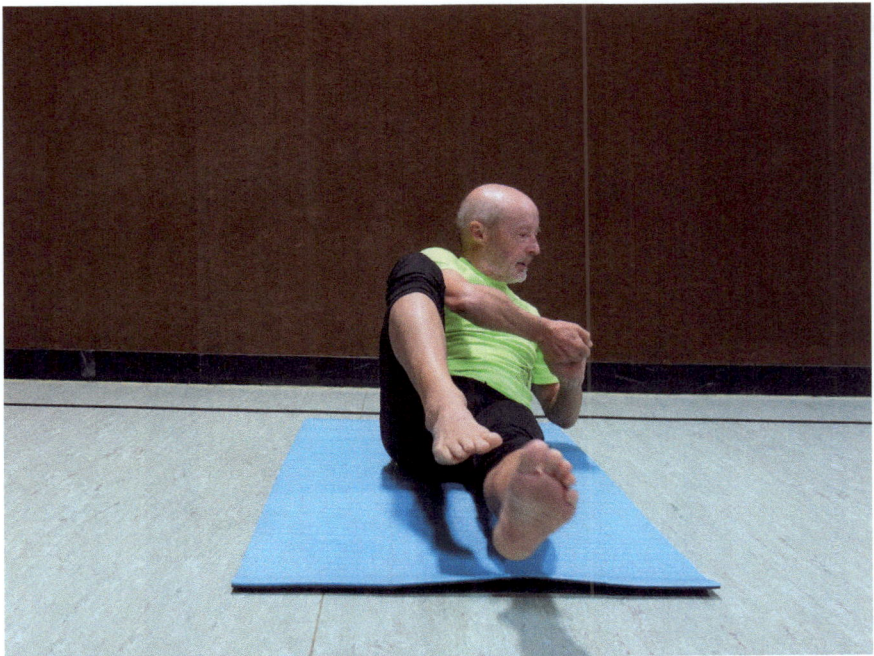

Mit ausgestrecktem Rücken so nach hinten neigen, dass sich die Bauchmuskeln anspannen. Die Beine werden angehoben und eines nach vorne ausgestreckt. Die Hände werden vor der Brust verschränkt.

Dynamik: Damit die Bauchmuskeln „balancieren" müssen, werden im Takt die Ellbogen abwechselnd nach rechts und links zum Boden gebeugt und die Beine abwechselnd angezogen und gestreckt

Wirkung: Das Gehirn hat alle „Hände voll zu tun", um die Bewegung speziell mit den seitlichen Bauchmuskeln auszubalancieren.

7.2.4 Balance für Hände und Schulter

Kopfstand

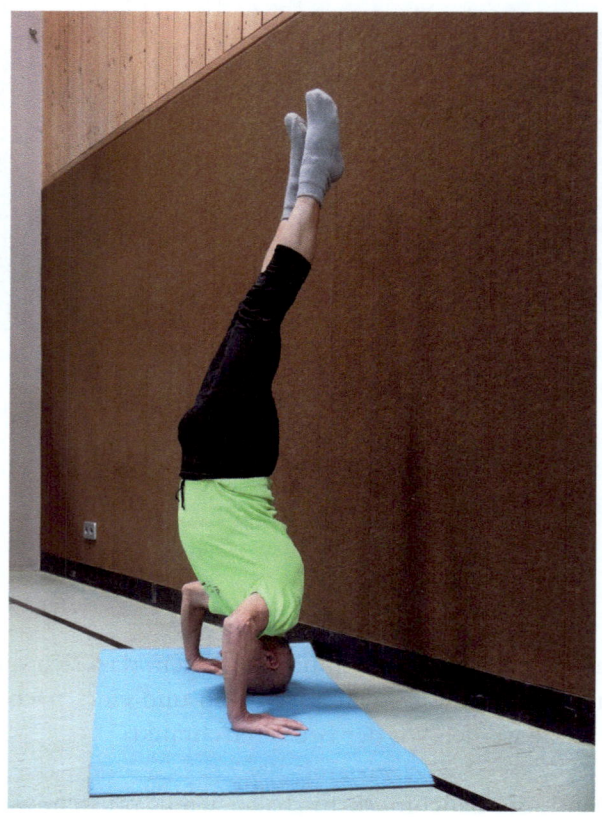

Mit dem Kopfstand werden die Muskeln um die Halswirbelsäule sehr gefordert.
Dynamik: Dies geschieht erst recht, wenn man die Hände nicht voll zur Abstützung einsetzt, weil es dann rund um die Halswirbelsäule auch noch wacklig wird.

Wirkung: Wenn das Gehirn zur Balance des Körpers bei diesen Übungen nur die Muskeln rund um die Halswirbelsäule und die der Unterarme zur Verfügung hat, dann werden im Kopf ganz neue Netzverbindungen geschaffen, die es allemal in der Kindheit gegeben hat.

Kerze

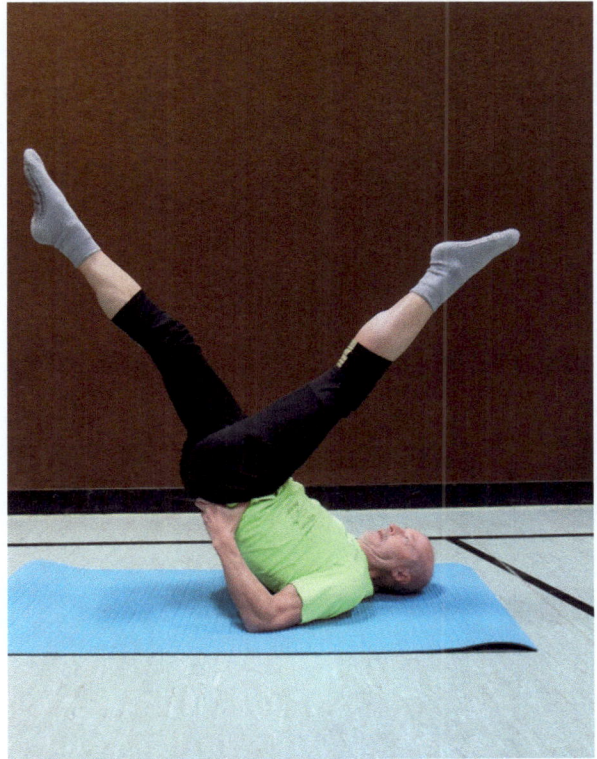

Die Kerze ist eigentlich eine Übung für Kinder. Im Alter wird sie vernachlässigt. Mit den Händen in der Hüfte abgestützt, werden die Beine mit den gestreckten Zehen möglichst gerade nach oben gestreckt.

Dynamik: Um auch die Balance zu fordern, machen die Beine Scherenbewegungen vor und zurück.

Handstand

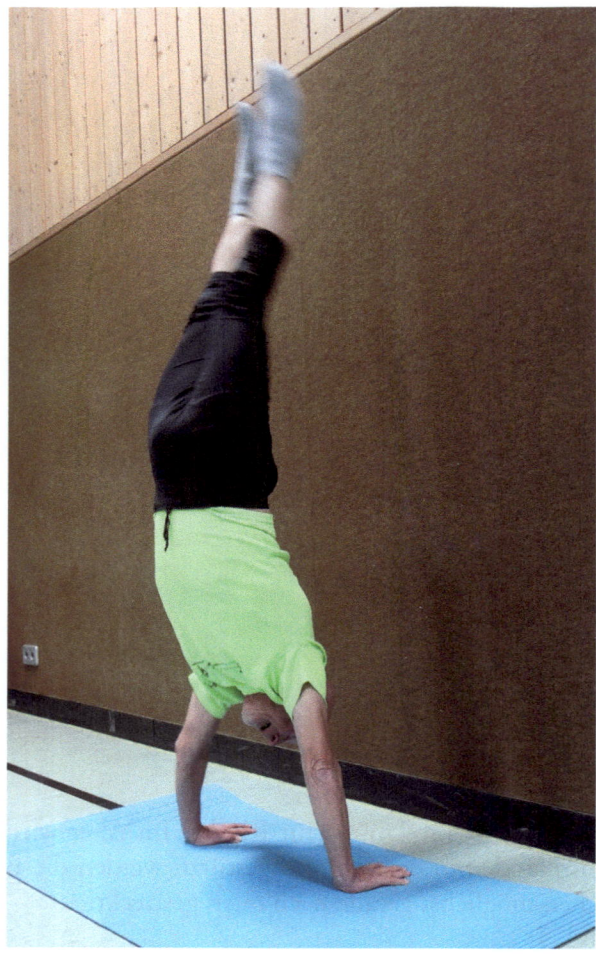

Wer den Handstand noch schafft, der sollte dran bleiben und ihn regelmäßig in seine Übungen für Körperspannung und Balance einbauen.

Dynamik: Beim Handstand ist im übrigen „nur" die statische Gleichgewichtsfähigkeit gefordert. Für die dynamische Gleichgewichtsfähigkeit bräuchte es das Handstand-Gehen!

30 Minuten Gleichgewichtsübungen mit Gabi Fastner, die es in sich haben:
https://www.youtube.com/watch?v=Qm4AHu7I0oY

7.3 Die Bedeutung der Geschicklichkeit der Hände

Verfeinerung der Verbindungen im Netz
Die **Geschicklichkeit der Hände ist** ähnlich den Balanceübungen zu bewerten. Als die Hände mit dem aufrechten Gang zum ersten Mal bei einem Lebewesen frei wurden, waren sie nur für grobe Arbeiten und weniger für die Feinmotorik geeignet. Die Fertigkeiten der Hände haben sich aber seither so verfeinert, dass sie chirurgische Arbeiten ausführen, kleinste Uhrwerke reparieren und Klavierstücke im Presto spielen können. Dies alles wurde nur deshalb möglich, weil sich die neuronalen Schaltkreise im Gehirn extrem verfeinerten. Übungen für die Fertigkeit der Hände sind für den Erhalt des Geistes im Alter deshalb ebenso unabdingbar wie die Balance.

Unterschiedliche Wirkungen
Balance und Geschicklichkeit haben zwei unterschiedliche Wirkungen im Gehirn; durch Balanceübungen werden weiträumige Netze gebildet. Weiträumig deshalb, weil die Impulse von allen 656 Muskeln, zumeist gleichzeitig und aus den weit auseinanderliegenden Regionen des Körpers, ins Gehirn gelangen und dort zur Netzbildung und Netzerweiterung führen. Für diese Netzbildung wird entsprechend dem Umfang und der Qualität der Impulse das gesamte Gehirnareal benötigt.

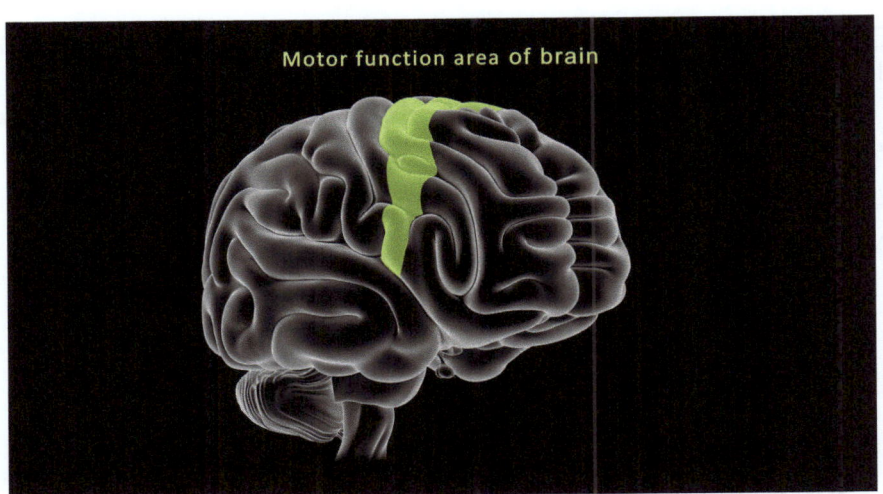

Die **Geschicklichkeit der Hände** dagegen verfeinert die Verbindungen der Netze. Weil die Impulse „nur" von den Fingern und von den Händen ins

Gehirn gesandt werden, lösen diese dort „nur" aus, dass die bestehenden weiträumigen Netze zudem noch fein und engmaschig gesponnen werden.

Balanceübungen für den Gleichgewichtssinn machen große weiträumige Netze. Sie sorgen für den Überblick und das strategische Denken.

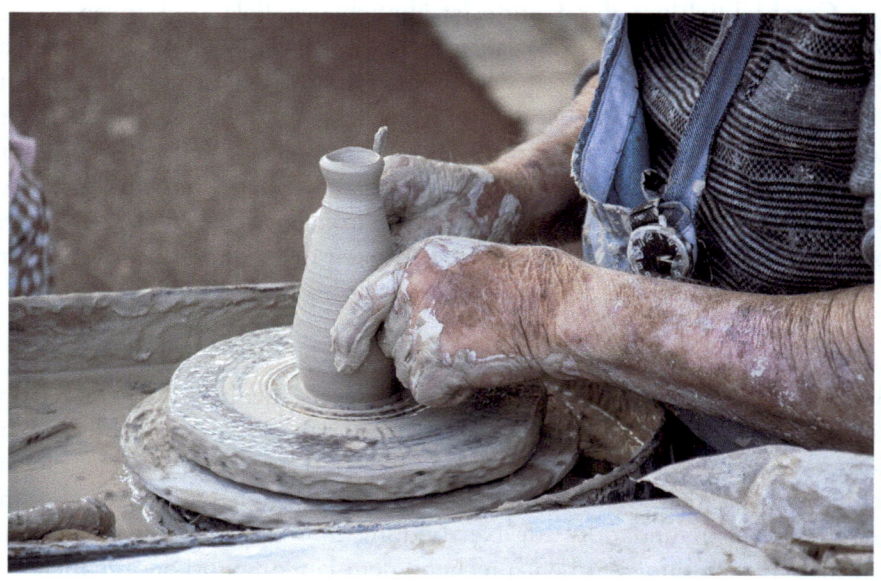

© pixarno / Stock.adobe.com

Geschicklichkeitsübungen für die Hände machen feine Netze. Sie sorgen für die Details und das feinsinnige Denken.

Balanceübungen mit Geschicklichkeitstraining (Bild) machen große und feingesponnene Netze in einem.

> **Die 5 Sinne beieinander?**
> Ob man „alle fünf Sinne beieinander hat", hängt sehr davon ab, ob die neuronalen Verbindungen zwischen den Gehirnarealen intakt sind.
> Immer wenn beide Hände Unterschiedliches ausführen müssen (z. B. Klavier spielen), werden diese Verbindungen so gestärkt, dass man für die körperlichen und geistigen Aktivitäten des Tages das gesamte Gehirn optimal nutzen kann.

Nachfolgend werden Geschicklichkeitsübungen und Übungen der Life Kinetik beispielhaft dargestellt. In der Literatur und im Internet findet man davon noch viele andere

7.4 Die Übungen für die Geschicklichkeit der Hände

7.4.1 Übungen für beide Hände

Knie-Nase-Ohr: Im Sitzen mit beiden Händen zwei Mal auf die Knie tippen und ohne Zögern fasst die rechte Hand das linke Ohr und die linke Hand die Nasenspitze. Beim nächsten Mal die linke Hand das rechte Ohr und die rechte die Nasenspitze. So lange, bis es automatisch geht.

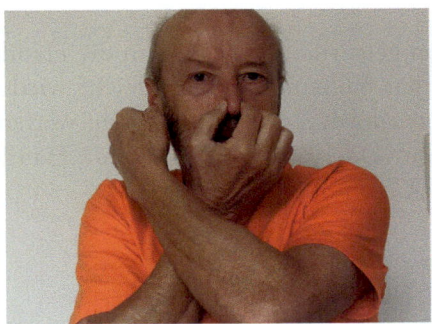 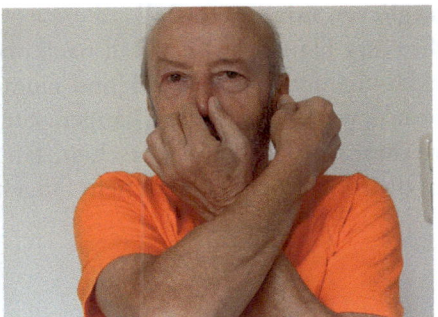

Hase-Jäger: Mit der linken Hand bilden Zeige- und Mittelfinger den Hasen. Die rechte Hand bildet mit Daumen und Zeigefinger den Jäger. Und zwar so, dass der Jäger Richtung Hase zielt. In möglichst schneller Folge wechseln dann die Hände ab. Einmal links der Hase, einmal rechts der Hase.

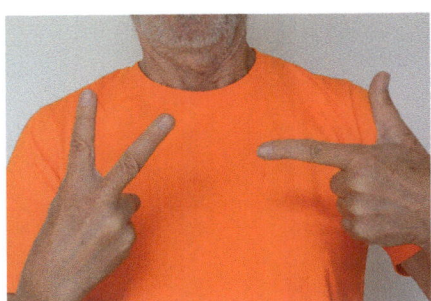 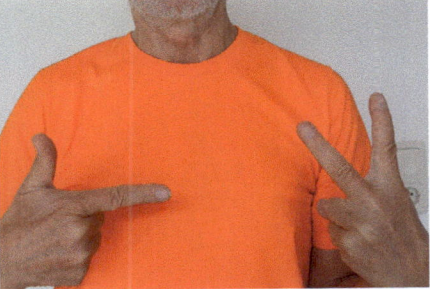

Beim Fingerklavier spielen die acht Finger beider Hände auf den Daumen im Rhythmus Klavier. Dabei tippen Zeige-, Mittel-, Ring- und kleiner Finger von vorne nach hinten und mit der anderen Hand von hinten nach vorne. In schneller Folge geht's gegenläufig vor und zurück u.s.w.

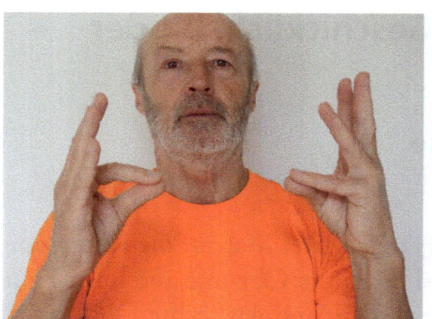 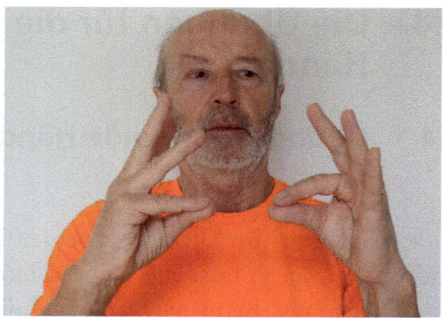

Jonglieren mit einem Ball
Mit einer Hand wird der Ball nach oben geworfen, dann kurz in die Hände geklatscht und die andere Hand fängt den Ball auf. Und das gleiche wieder zurück: werfen, klatschen, fangen. Steigerungen sind viele möglich: werfen, **zweimal** in die Hände klatschen, fangen. Oder werfen, dann beide Hände auf die Oberschenkel klatschen, fangen: Üben, üben, üben!

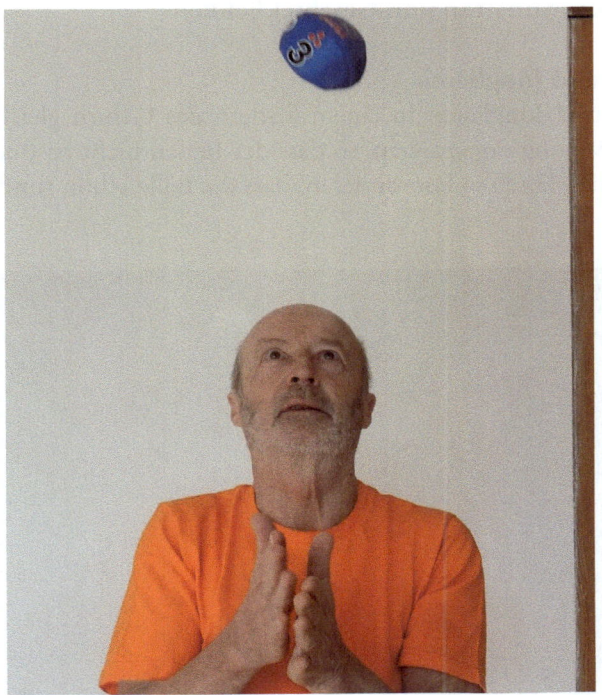

Ziel: jonglieren mit 3 Bällen
Mit einem Ball zu jonglieren ist der erste Schritt, „richtig" jonglieren zu lernen. Wenn mit einem Ball das Werfen und Fangen im Rhythmus klappt, dann geht es auch bald mit dem zweiten Ball. Und das Ziel ist natürlich, schon nach einigen Wochen mit drei Bällen zu jonglieren.

> **Die Anleitung zum Jonglieren mit drei Bällen gibt es bei Youtube:** https://www.youtube.com/watch?v=NBTDBL3Iq2Y

7.4.2 Dual-Task-Übungen

Bis heute weiß man nicht genau, welche Art des sportlichen Trainings positive Effekte im Gehirn verursacht. Man weiß es nicht, aber Dual-Task-Aufgaben sind es bestimmt. Dabei werden sowohl die Gleichgewichts- als auch die Koordinationsfähigkeit (Beispiel 1) trainiert oder aber es werden gleichzeitig einfache rhythmische Bewegungen, koordinative Übungen ausgeführt und obendrein der Geist gehörig gefordert (Beispiel 2).

Beispiel 1: Koordination und Geschicklichkeit

Hula Hoop und Jonglieren
Hula Hoop und Jonglieren in einem fordern das Gehirn gleich doppelt. Es muss die Bewegung organisieren, so dass der Reifen nicht zu Boden fällt, und gleichzeitig die Hände so koordinieren, dass die Bälle schön rund zirkulieren.

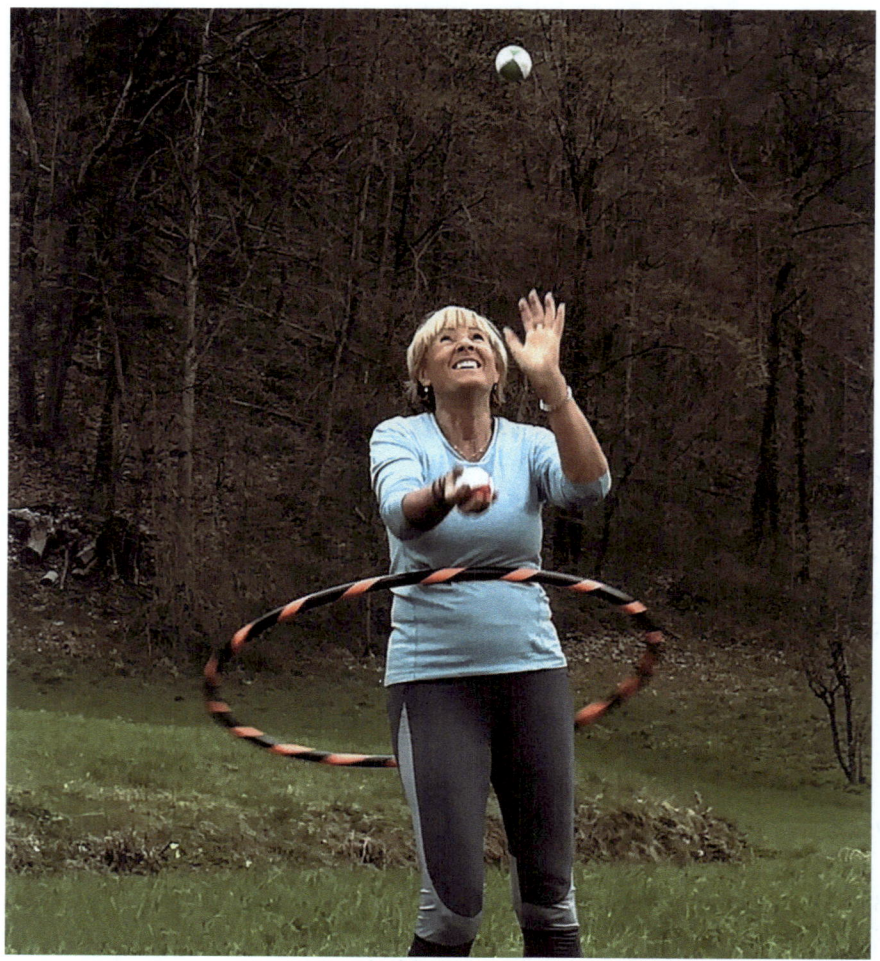

Beispiel 2: Venenpumpe mit Fingerübung und Gedicht aufsagen
Das Highlight unter den Dual-Task-Aufgaben ist das folgende Übungsprogramm:

7 Geistig gesund bleiben beginnt im Wohnzimmer 205

1. Zuerst einfach nur abwechselnd mit dem linken und dem rechten Fuß auf die Fußspitze rollen (Venenpumpe, linkes Bild) und das im Rhythmus weitermachen.

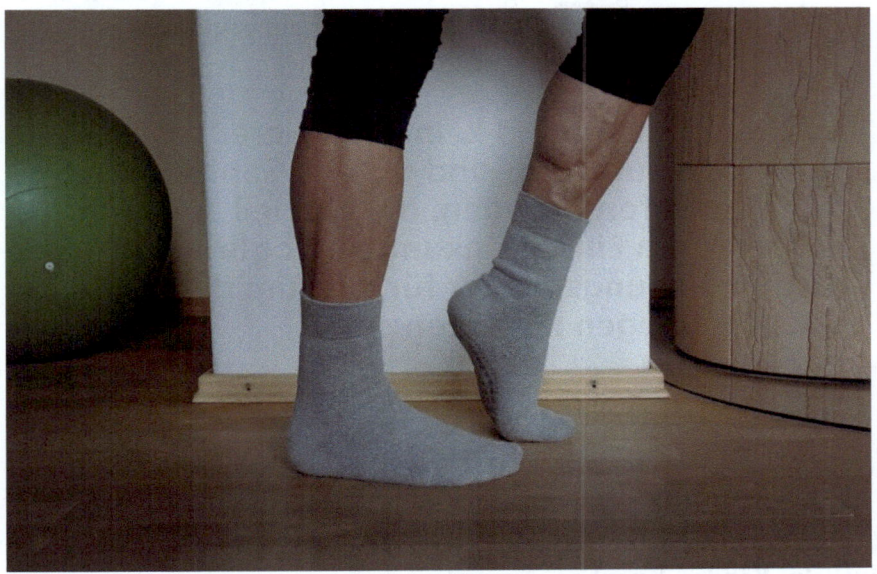

2. Im Rhythmus der Beine wird dann mit den Händen das sogenannte Fingerklavier gespielt: also mit dem Daumen in der Folge auf die 4 Finger gedrückt und mit der anderen Hand ebenso, aber gegenläufig. Nähere Erläuterung s.o. bei den Life-Kinetik-Fingerübungen.

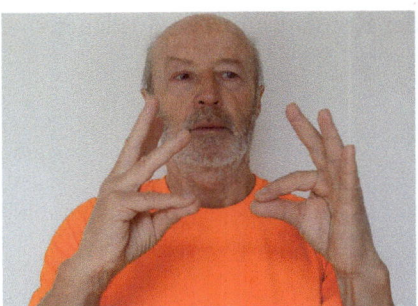

3. Wenn das mit den Füßen und Fingern gleichzeitig nach einigem Üben gut funktioniert, kommt als Drittes noch die geistige Aufgabe dazu. Zum Beispiel ein Gedicht aufsagen: im gleichen Takt werden die Beine (Venenpumpe) zu den Fingern (Fingerklavier) bewegt und dazu werden die Silben eines beliebigen Gedichts gedanklich oder laut gesprochen.

> Solche Übungen sind keine „Spielerei":
> Dual-Task-Aufgaben sind für das Gehirn wichtige Herausforderungen, die speziell auch mit körperlichen Einschränkungen möglich sind.
> Also Bewegungsmuster für alle, um der Demenz etwas entgegen zu setzen.

7.5 Anhang 1: Die körperlichen Säulen für die Netzerneuerung

Muskeln, Bänder, Knochen, Ausdauer
Der Dreh- und Angelpunkt zwischen Körper und Geist ist die Koordination. Jede körperliche Aktivität ist mehr oder weniger mit Gehirntätigkeit verbunden, je komplexer die Bewegung, desto anspruchsvoller wird es für den Geist, die Bewegung zu koordinieren. Bevor aber etwas koordiniert werden kann, muss der Körperbau ausgebildet und für den Gebrauch geeignet sein. Das sind die Muskeln, Bänder, Sehnen und Gelenke, die Knochen, der Kreislauf und die Ausdauer.

Die Muskeln

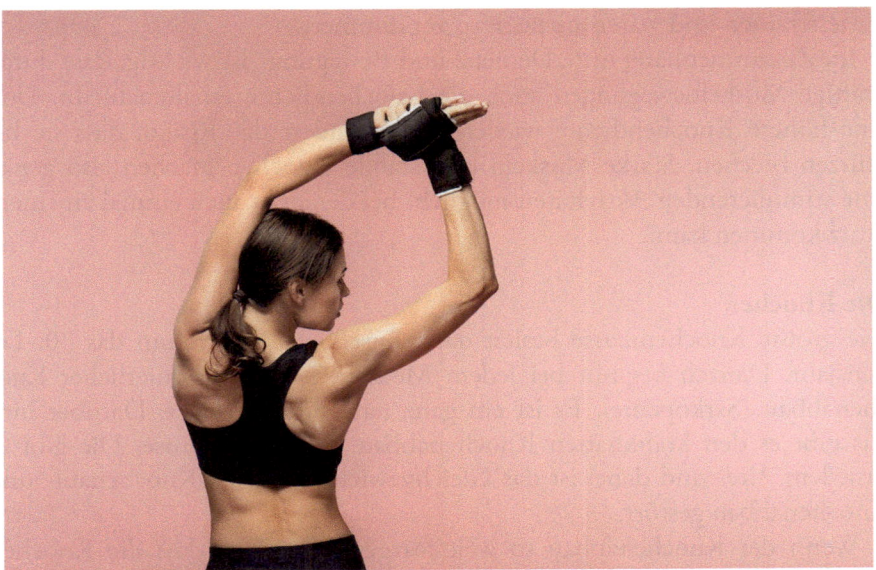

© puhhha / Stock.adobe.com

Angeblich besitzt jeder Mensch 656 Muskeln. Ein jeder davon sollte regelmäßig gebraucht bzw. trainiert werden. Man findet sie durch Anspannung. Mit den Zehen eine kräftige Faust gemacht, spürt man die beteiligten Muskeln bis hinauf zum Knie und im Gesicht ist es schon mit kauen, lachen und blinzeln getan. Werden Muskeln nicht benutzt, so kommt es zum Muskelschwund (Atrophie/Sarkopenie). Bei starker Aktivität erfolgt ein Muskelzuwachs (Hypertrophie). Sie gewinnen an Volumen und werden kräftiger.

Wichtig für das Thema Demenz ist dabei die Frage, wie steht es mit dem Muskelzuwachs im Alter. Muskeln können immer aufgebaut werden, sagen Fitnesstrainer, und waren sie noch so verkümmert.

Im Zusammenhang mit „Demenz und Bewegung" ist wichtig, dass durch kräftige Muskelbewegungen auch die Knochendichte erhalten bleibt. Und eine höhere Knochendichte wiederum vermindert das Risiko, dass sie bei Stürzen brechen. Starke Muskeln und stabile Knochen machen also genau jene stimulierenden Aktivitäten möglich, bei denen es auch einmal zu einem Sturz kommen kann.

Die Knochen
Die größte Knochenmasse besitzt das menschliche Skelett um das 30. Lebensjahr. Danach beginnt bei jedem Menschen ein kontinuierlicher Knochenabbau (Sarkopenie). Es ist ein ganz natürlicher Prozess. Darüber hinaus gibt es den krankhaften Knochenabbau, die Osteoporose. Die gibt es in jedem Alter und dabei ist das Gleichgewicht zwischen Knochenauf- und Knochenabbau gestört.

Wenn der Knochenabbau so weit fortgeschritten ist, dass die Knochen porös und brüchig sind, steigt die Gefahr für Knochenbrüche deutlich an. Dann wird es problematisch für den im Alter so wichtigen Sport.

Jeder ist deshalb auch hier selbst gefordert. Damit die Knochen bis ins hohe Alter gesund und stark bleiben, kann man etwas tun. Eine ausgewogene Ernährung, starke Muskeln, viel Bewegung und Aufenthalte in der Sonne fördern den Knochenstoffwechsel, Schlagworte, die jeder Mediziner bestätigt.

Bänder und Sehnen

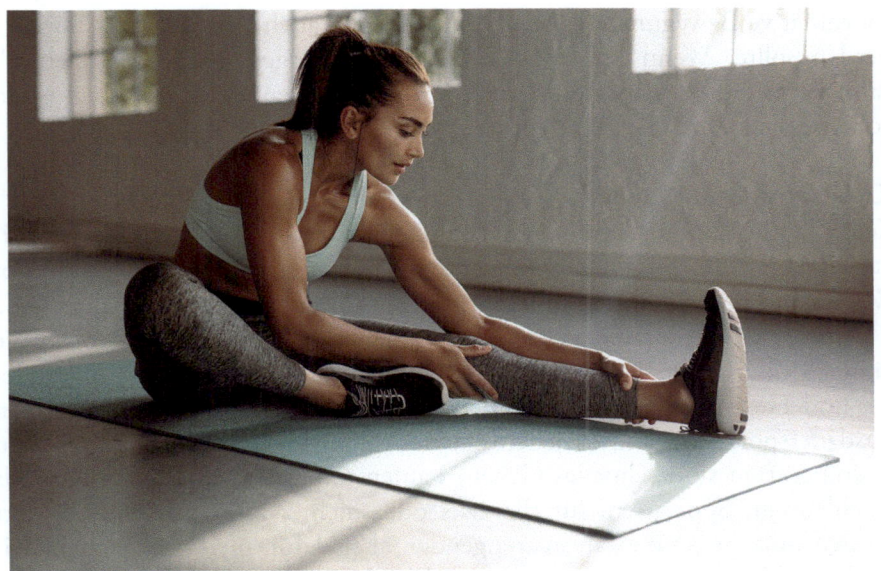

© Jacob Lund / Stock.adobe.com

Die Sehne führt vom Muskel zum Knochen. Das Band von Knochen zu Knochen, um ein Gelenk zu halten. Sie unterliegen nicht dem Schwund sondern verkürzen sich und verlieren ihre Elastizität, wenn sie nicht beansprucht werden. Gymnastik, Dehnungsübungen und ihr ständiger Einsatz beim Sport verhindern die typischen Alterserscheinungen bei diesen äußerst wichtigen Mitwirkenden für jede Bewegung.

Im Unterschied zu den Muskeln, für die es nicht so leicht eine Übertreibung gibt, sollte man hier die Überbeanspruchung vermeiden. Und wenn man lange nicht trainiert hat oder im Alter wieder loslegen will: Vorsicht! Aufwärmen vor dem Sport mindert das Risiko für Verletzungen.

Faszien

Faszien sind Bindegewebsstrukturen, die wie ein Geflecht den gesamten Körper durchziehen und Muskeln, Knochen, Nervenfasern sowie Organe umhüllen, stützen und schützen. Sie sind quasi das ergänzende verbindende Netzwerk zu den Muskeln, Sehnen und Knochen unseres Körpers.

Wenn den Faszien früher kaum eine funktionelle Bedeutung beigemessen wurde, wissen wir heute, dass diese anatomische Struktur enorm wichtig für koordinative Bewegungsabläufe ist und deshalb auch entsprechend trainiert werden sollte. Wenn Faszien – z. B. bei Mindergebrauch – „verkleben", dann kann dies zu enormen Schmerzen führen, denn Faszien haben einen hohen Anteil von Schmerzrezeptoren.

Kreislauf und Ausdauer
Keine Zeit! Oft scheitert es daran. Studien sagen aber, dass schon zehn Minuten täglich für ein gutes Ergebnis sorgen. Zwei Trainingseinheiten in der Woche sind notwendig, wenn man einen schon erreichten Stand halten will.

Was für den Kreislauf zu tun ist, weiß jeder: Bewegung, was sonst. Sie zählt zu den besten Möglichkeiten, wirkungsvoll die Ausdauer zu trainieren und Herz-Kreislauf-Erkrankungen vorzubeugen. Der große Vorteil von Ausdauersport: Er kann in jedem Alter begonnen werden. Die klassischen Trainingsarten sind schnelles Gehen, Laufen und jeder Sport, der den Puls beschleunigt. Sportarten, für die zwei oder mehr Muskelbereiche aktiviert werden müssen, sind zwar anstrengender, aber dafür auch geistreicher. Beispiele sind Tennis spielen im Sommer, Langlaufen im Winter oder der ganz normale Waldlauf.

7.6 Anhang 2: Die koordinativen Fähigkeiten für gelingende Bewegung

Gleichgewicht, Orientierung, Reaktion, Rhythmus ...
Koordinativsport bezieht sich auf die Fähigkeiten, die ein Sportler benötigt, um Bewegungen funktionsbezogen präzise und effizient auszuführen. Diese Fähigkeiten ermöglichen es, motorische Aktionen in vorhersehbaren (Stereotyp) und unvorhersehbaren (Anpassung) Situationen sicher zu beherrschen und Bewegungen relativ schnell zu erlernen. In der Sporttheorie ist die Koordination definiert als das „Zusammenwirken von Zentralnervensystem und Muskulatur innerhalb eines gezielten Bewegungsablaufs". Man könnte es auch das „Hirn-Muskel-System" nennen, das ebenso trainiert werden muss wie das „Herz-Kreislauf-System".

7 Geistig gesund bleiben beginnt im Wohnzimmer

Kinder erlernen die Koordinationsleistungen spielerisch. Das Problem im Alter ist, wenn sie nicht trainiert werden, gehen sie verloren. Im Detail bewirken sie im Gehirn, dass die Befehle an die Muskeln zeitlich richtig aufeinander folgen und die beteiligten Muskeln von der Anzahl und in der Stärke dosiert abgestimmt aktiviert werden. Klingt kompliziert, ist kompliziert und deshalb gibt es nicht **die eine** Koordination. Sportfachleute nennen sieben koordinative Fähigkeiten. Und weil sie für den Sport und die Bewegung so wichtig sind, seien sie einzeln und im Detail vorgestellt.

1. Gleichgewichtsfähigkeit

Wenn die Gleichgewichtsfähigkeit verloren geht, drohen die im Alter so gefährlichen Stürze. Nach der Definition gibt es die statische und die dynamische Gleichgewichtsfähigkeit. Die statische bezieht sich auf den Gleichgewichtserhalt in relativer Ruhestellung, die dynamische dagegen auf den Gleichgewichtserhalt im Verlauf komplexer Bewegungsabläufe.

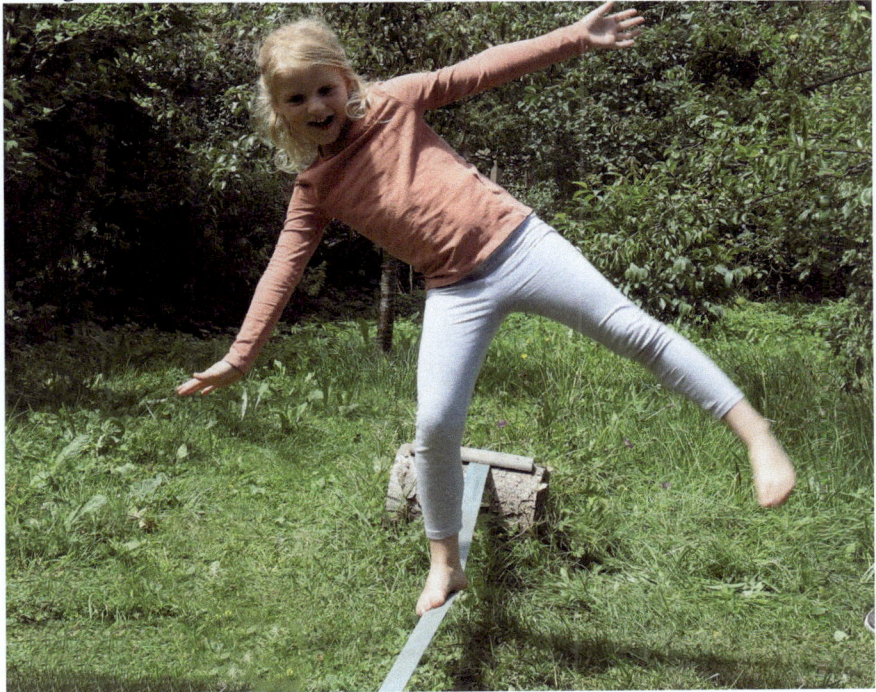

Es gibt also nicht die Gleichgewichtsfähigkeit, es gibt deren mehr als ein Dutzend: für jede Muskelgruppe gibt es die statische und die dynamische Gleichgewichtsfähigkeit und es gilt, sie alle zu trainieren.

Im Kindesalter muss für jede Bewegungsart (Gehen, Radfahren, Balancieren) die Gleichgewichtsfähigkeit neu erworben werden. Im Alter sollte jede Gelegenheit genutzt werden, die Balance auf stabilem und wackligem Untergrund zu trainieren. Mit Übung (Körperspannung und Balance) bleibt im Alter die Gleichgewichtsfähigkeit erhalten und mit viel üben kann man selbst auf der Slackline die Balance halten.

2. Differenzierungsfähigkeit
Sie ist die Voraussetzung für die Feinabstimmung einer Bewegung. Zum Beispiel das Zusammenspiel zwischen Auge und Hand, wenn man den Faden in eine Nadel führt. Es läuft ein dauernder Austausch von Informationen über die augenblickliche Position der Hand und die notwendige Stellungskorrektur bis es klappt. Muskulatur ohne Feinabstimmung ist „eine dumme Kraft". Tennis als Sportart erfordert diese Feinabstimmung besonders: kleiner Ball, kleiner Schläger und dazu noch ein relativ kleines Feld sowie hohe Ballgeschwindigkeiten.

3. Die Orientierungsfähigkeit
Der Klassiker bei der Demenz ist der Verlust der Orientierungsfähigkeit. Schon viele Jahre bevor man nicht mehr vom Bäcker heim findet, beginnt diese Fähigkeit verloren zu gehen. Nach der Definition ist die Orientierungsfähigkeit die Fertigkeit zur Bestimmung der momentanen Lage und wie sich diese durch irgendeine Bewegung des Körpers verändert.

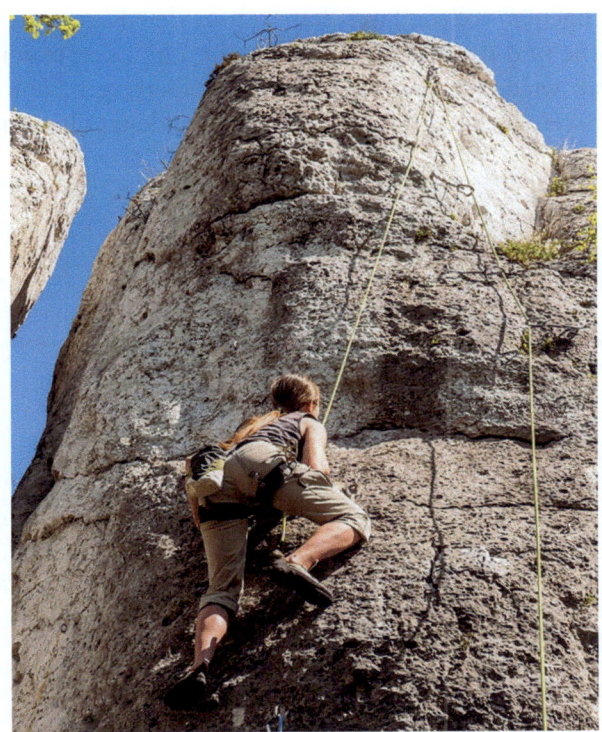

Dabei ist die Wahrnehmung der räumlichen Bedingungen der Handlung von Bedeutung: Wo bin ich, wo will ich hin und wie mache ich das. Im Alltag braucht es die Orientierungsfähigkeit besonders im Straßenverkehr und beim Einkaufen und natürlich in unbekanntem Gelände.

4. Die Rhythmisierungsfähigkeit

Wenn im Alter die Rhythmisierungsfähigkeit verloren geht, dann werden Bewegungen unsicher und zögerlich. Jede Bewegung hat ihren eigenen Rhythmus. Die Bewegungsqualität, so die Definition, wächst mit dem Erfassen und Umsetzen des Rhythmus einer Bewegung.

In allen Sportarten hat die Rhythmisierungsfähigkeit einen wichtigen Anteil daran, wie gut man im Sport wird. Dribbeln können will beim Fußball jedes Kind und beim Langlauf ist es schön zu sehen, wenn die Rhythmisierung klappt.

5. Umstellungsfähigkeit

Die Umstellungsfähigkeit ist beim Stabhochsprung schön zu erkennen. Um die im Anlauf gewonnene Energie in die Biegung des Stabes zu übertragen, muss der Springer in vollem Lauf den Stab in den Kasten treffen und die Füße nach vorne und dann nach oben bringen. Die Energie wird dann vom gebogenen Stab wieder in den Körper zurück übertragen, um ihn mit den Füßen voraus in einer Spiraldrehung nach oben zu katapultieren.

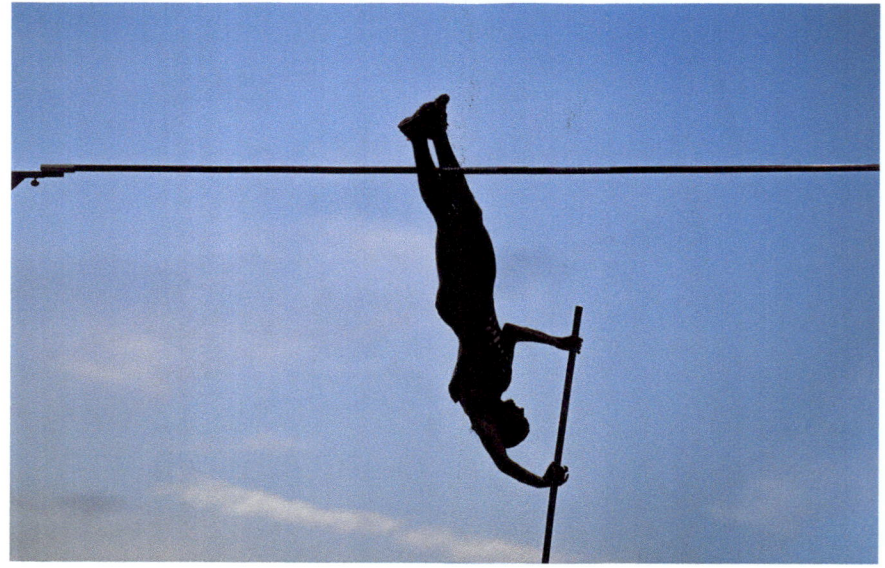

© Louis Beauchet / Stock.adobe.com

Oben, wenn sich Flieh- und Schwerkraft die Waage halten, wird von Grob- auf Feinmotorik umgestellt. In Sekundenbruchteilen muss der Springer sich vom Rücken auf den Bauch drehen, den Körper so über die Latte zaubern, dass sie von ihm nicht gerissen wird und gleichzeitig wird dem Stab ein kleiner Schubs nach hinten gegeben. Zuletzt, wenn es nach unten geht, erfolgt die letzte Drehung, um verletzungsfrei zu landen.

6. Die Antizipierungsfähigkeit

Der „Abstauber" beim Fußball ist derjenige, der früher als der Gegner ahnt, wo er den Ball gleich vor die Füße bekommt. Antizipieren ist also die Fähigkeit, künftige Situationen zu erahnen, um sich rechtzeitig darauf einzustellen. Bei allen Ballsportarten, wie beim Tennis, berechnet das Gehirn automatisch anhand der Flugbahn und Geschwindigkeit exakt die Stelle, wohin der Ball fliegen wird.

Auch in vielen Situationen des Alltags ist die Fähigkeit, gedanklich vorweg zu berechnen wichtig. Im Straßenverkehr gar überlebenswichtig, wenn man überholen will oder bei dichtem Verkehr die Straße überquert. Im

Alter kann man es sich deshalb nicht leisten, die Antizipationsfähigkeit zu vernachlässigen. Übungen gibt es genug. Praktisch jede Ballsportart fördert diese Fähigkeit. Federball spielen empfiehlt sich, Übungen mit dem Luftballon sind etwas leichter und Seilspringen trainiert zur Fähigkeit, den Umlauf des Seils voraus zu berechnen, zusätzlich die Ausdauer.

7. Kopplungsfähigkeit
Die Kopplungsfähigkeit ist die Königin unter den Koordinierungsfähigkeiten. Sie muss zwei, drei oder im Extremfall alle Koordinierungsfähigkeiten an einem Zügel zusammenspannen. Beim Eiskunstlauf, wenn die Paare ihre akrobatischen Vorführungen darbieten kann man sich gut vorstellen, wie sie ihre Fähigkeiten, die Balance zu halten, das Zusammenspiel von Augen und Hände (Differenzierungsfähigkeit), die Orientierungsfähigkeit, die Umstellungsfähigkeit und besonders die Orientierungsfähigkeit zusammenspannen müssen.

Eigentlich koordiniert sie selbst gar keine Bewegung und ist ein Sonderfall unter den Koordinierungsfähigkeiten. Sie muss „nur" Netze verbinden. Jede Koordinierungsfähigkeit wird im Gehirn auf einem anderen Netz abgewickelt. Sobald eine Bewegung zwei Koordinierungsfähigkeiten erfordert, müssen diese Netze neuronal verbunden, also **gekoppelt** werden.

Die koordinativen Fähigkeiten sind nicht angeboren und können verloren gehen. Sie müssen erlernt, weiterentwickelt und immer wieder praktisch ausgeführt werden. Im Kindesalter ist die Lernfähigkeit im Bereich der koordinativen Fähigkeiten besonders groß. Im fortgeschrittenen Alter dagegen, wenn der Alltag keine koordinativen Herausforderungen mehr bringt, müssen sie gezielt trainiert werden. Ansonsten gehen sie verloren und mit ihnen die Balance, die Orientierung, die Reaktion, der Rhythmus oder die Sicherheit im Straßenverkehr.

Leider kann man vielen älteren Menschen ihre schwindende Koordinationsfähigkeit an den vorsichtigen und zögerlichen Bewegungen ansehen. Wenigstens einen Teil des Bewegungsdrangs der Kinder sollte man sich deshalb im Alter bewahren.

7.7 Was zu tun bleibt – das Fazit

Es besteht kein Zweifel, das Problem der Alzheimer-Krankheit wird uns in den nächsten Jahren „um die Ohren fliegen". Die zu Pflegenden werden mehr, die Bereitschaft bei den professionell und informell (Angehörige) Pflegenden wird weniger und die Kosten explodieren. Wir möchten deshalb empfehlen, das Thema Demenz in der Gesundheitspolitik vom Ansatz her neu aufzugreifen. Nicht in der bisher üblichen schicksalsergebenen Art, mit

Schwerpunkt auf Begleitung und Betreuung der Betroffenen, sondern mit Optimismus und Zuversicht, denn wir wissen mittlerweile, dass sich bis zu 50 % der Demenzerkrankungen vermeiden lassen.

Einen Paradigmenwechsel zu veranlassen, ist die Aufgabe der Politik: Sie müsste den Aufbau von Strukturen für die Beratung und fachliche Unterstützung alter Menschen organisieren und obligatorische Demenzvorsorgeuntersuchungen wie bei der Krebsvorsorge ermöglichen. Parallel dazu wären Motivations- und Aufklärungskampagnen durchzuführen, um sowohl die Bereitschaft zur Vorsorgeuntersuchung als auch evtl. erforderliche Demenzprophylaxe zu fördern. Ein solcher Wechsel hin zur Vorsorge kostet viel Geld, ist aber im Vergleich zum nachsorgenden Pflegeaufwand gering.

Die Bereitschaft, sich zu bewegen, verliert sich in zwei Stufen
Mit zunehmenden Alter wird bei der Vermeidung von Demenz der Faktor Bewegung wichtig. Die anderen Faktoren (Ernährung, Stress, Alkohol etc.) bleiben wichtig, verlieren aber an Bedeutung. Wenn das Gehirn im Alter in der Folge von Jahrzehnten ungesunden Lebens längst geschädigt ist, bleibt nur die Bewegung. Leider verliert sich im Alter aber die Bereitschaft, sich zu bewegen und schon Jahre vorher werden die geistig anspruchsvollen Aktivitäten aufgegeben. Gründe gibt es für die Menschen im Alter genug: körperliche Einschränkungen, die Angst zu stürzen oder einfach, weil es anstrengend ist. Eher noch sieht man sie walken, laufen im Park und Rad fahren. Also jene Sportarten, die „nur" Herz und Kreislauf fordern.

> **Hirngesundheit fördern**
>
> Wir haben nur ein Gehirn – also sollten wir es nutzen und fördern, doch vielen Menschen erscheint dieses Organ so kompliziert und fremd, dass sie sich nicht trauen, damit näher zu beschäftigen. Was wir während der gesunden Entwicklung vielleicht als Kinder noch intuitiv richtig machen, verkehrt sich im Laufe des Lebens meist sogar in das Gegenteil. Wir verhalten uns nicht mehr „artgerecht", sondern sitzen zu viel, bewegen uns zu wenig und oft nicht richtig, essen schlecht, wiegen zu viel und verbringen viel zu viel Zeit mit *smart phones* und *social media* statt den direkten Kontakt zum Nachbarn zu suchen. Laut WHO entspricht „Hirngesundheit jenem Zustand, der jedem Individuum die Gelegenheit gibt, seine kognitiven, sensorischen, motorischen, sozial-emotionalen und verhaltensbezogenen Fähigkeiten sowie deren Potenziale voll entfalten zu können". Wir sollten spätestens ab dem 40. Lebensjahr aktiv daran arbeiten, denn dann entscheidet sich, ob wir einen dynamischen „Zustand von Wohlbefinden, Produktivität, Kreativität und Bewältigung von Lebenssituationen" auch noch im Alter aufrechterhalten.

Transformation der Gesellschaft
Der negative Trend hin zu weniger geistig fordernder Bewegung ist wohl mit eine wichtige Ursache für die steigenden Zahlen bei Alzheimer. Eine Gesundheitspolitik, die mit einer ungebremsten Zunahme Pflegebedürftiger konfrontiert ist, sollte ihre Politik überdenken, was aber nicht weniger als eine Transformation der Gesellschaft zur Folge hätte, insbesondere eine Hinwendung zu mehr Bewegung der älteren Generation, vor allen Dingen hin zu jener, die zielgerichtet den Geist fordert. Das ist eine große Herausforderung für die Politik und jeden einzelnen, aber sie muss begonnen werden, jetzt!

Literatur

Weblinks

Gleichgewichtssinn: https://www.gesundheitsinformation.de/wie-funktioniert-der-gleichgewichtssinn.html
Erklärvideo des Gleichgewichtssinns: https://de.wikipedia.org/wiki/Bogeng%C3%A4nge
Störung des Gleichgewichts: https://www.gesundheitsinformation.de/wie-funktioniert-der-gleichgewichtssinn.html
Balancetraining: https://www.youtube.com/watch?v=Qm4AHu7I0oY
Geschicklichkeit der Hände: https://www.3sat.de/wissen/wissenschaftsdoku/230525-sendung-unsere-hand-wido-100.html
Bewegungskontrolle: https://de.wikipedia.org/wiki/Bewegungskontrolle
Jonglieren: https://www.youtube.com/watch?v=NVgxdgbm3IM
Anleitung Jonglieren: https://www.youtube.com/watch?v=NBTDBL3Iq2Y
Statische und dynamische Gleichgewichtsfähigkeit: https://de.wikipedia.org/wiki/Gleichgewichtsf%C3%A4higkeit
Die acht Koordinationsfähigkeiten und Tipps im Überblick: https://www.fitnessagony.de/koordination

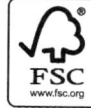

MIX
Papier aus verantwortungsvollen Quellen
Paper from responsible sources
FSC® C105338

If you have any concerns about our products,
you can contact us on
ProductSafety@springernature.com

In case Publisher is established outside the EU,
the EU authorized representative is:
**Springer Nature Customer Service Center GmbH
Europaplatz 3, 69115 Heidelberg, Germany**

Printed by Libri Plureos GmbH
in Hamburg, Germany